职业病危害与防治

主 编 张嘉勇 巩学敏 刘 楠
副主编 高福佳 许 慎

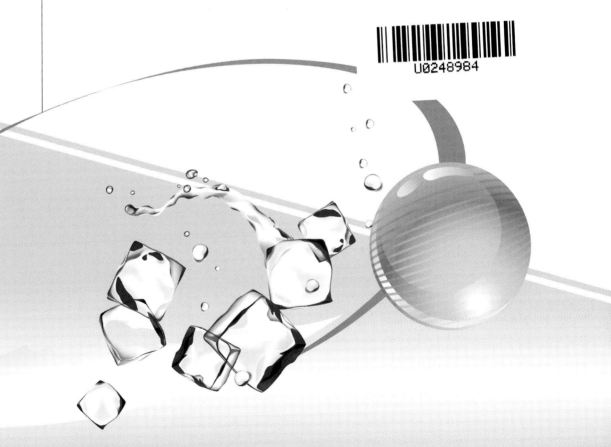

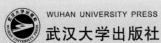
WUHAN UNIVERSITY PRESS
武汉大学出版社

图书在版编目(CIP)数据

职业病危害与防治/张嘉勇,巩学敏,刘楠主编.—武汉:武汉大学出版社,2018.5(2024.8 重印)
ISBN 978-7-307-20182-8

Ⅰ.职… Ⅱ.①张… ②巩… ③刘… Ⅲ.职业病—防治
Ⅳ.R135

中国版本图书馆 CIP 数据核字(2018)第 098208 号

责任编辑:谢文涛　　　责任校对:李孟潇　　　版式设计:韩闻锦

出版发行:**武汉大学出版社**　　(430072　武昌　珞珈山)
　　　　　(电子邮箱:cbs22@whu.edu.cn 网址:www.wdp.com.cn)
印刷:武汉科源印刷设计有限公司
开本:787×1092　1/16　印张:19.25　字数:445 千字　插页:1
版次:2018 年 5 月第 1 版　**2024 年 8 月第 5 次印刷**
ISBN 978-7-307-20182-8　　定价:39.00 元

前　言

　　当前我国职业病危害问题日益突出，群发性职业病危害事件时有发生，其中尘肺病和职业中毒居高不下，对劳动者的职业安全健康造成极大的威胁，导致极其恶劣的社会影响。随着我国国民经济的快速发展和人民生活质量的不断提高，职业危害防护技术作为企业安全工作的重要内容，正日益成为企业生产经营、市场准入的必要条件，从而越来越受到社会各界的重视。

　　《职业病防治法》坚持"预防为主，防治结合"的方针，强调从源头预防和控制职业病的危害。职业危害防护的目的，是促进和保持所有作业工人身体、精神和社会活动的健康水平，预防工作环境对工人健康的影响，保护工人不受工作中有害因素的危害，改善职业环境并使之适合工人的生理和心理状况。因此我们编写《职业病危害与防治》的最终目的，是预防和减少职业危害。

　　本教材共分十五章，包括十大类 132 种职业病的危害及其防护基础知识、职业性有害因素的识别与评价、职业卫生个体防护工具、职业病防治法及其修订过程等内容。同时通过案例展现了主要职业病的发生、发展过程和防护知识。本教材由以下教师参加编写：第一章职业病基础知识、第二章职业性尘肺病及其他呼吸系统疾病、第三章职业性皮肤病、第四章职业性眼病、第五章职业性耳鼻喉疾病、第六章职业中毒、第七章物理因素所致职业病、第八章职业性放射性疾病、第九章职业性传染病、第十章职业性肿瘤、第十一章其他职业病、第十二章职业性危害因素的识别及评价、第十三章职业危害因素检测由华北理工大学张嘉勇、巩学敏、刘楠编写；第十四章职业卫生个体防护、第十五章职业病防治法修订的内容由华北理工大学高福佳、许慎编写。

　　本书可以使学生更好地了解我国最新职业病法律法规和职业病防治基础知识，扩大学生就业范围，提高我国职业病防治水平。本书亦可供其他从事职业安全卫生事业的研究人员、工程技术人员或管理人员参考。

　　由于编者水平有限，书中不妥之处，敬请读者批评指正。

作　者

2018 年 3 月

目　　录

第一章　职业病的基础知识 ……………………………………………………… 1

    第一节　职业病的发病模式及特点 ……………………………………………… 1

    第二节　职业病的分类和目录 …………………………………………………… 4

第二章　职业性尘肺病及其他呼吸系统疾病 ………………………………… 10

    第一节　生产性粉尘的特点和防护 …………………………………………… 10

    第二节　硅肺及其防治 ………………………………………………………… 16

    第三节　煤尘的危害和煤工尘肺及其防治 …………………………………… 26

    第四节　其他尘肺病及其防治 ………………………………………………… 32

第三章　职业性皮肤病 …………………………………………………………… 42

    第一节　职业性接触性皮炎 …………………………………………………… 42

    第二节　职业性痤疮 …………………………………………………………… 43

    第三节　职业性皮肤溃疡 ……………………………………………………… 44

第四章　职业性眼病 ……………………………………………………………… 47

    第一节　职业性化学性眼部灼伤 ……………………………………………… 47

    第二节　职业性急性电光性眼炎 ……………………………………………… 49

    第三节　职业性白内障 ………………………………………………………… 50

    第四节　职业性眼病的危害因素 ……………………………………………… 52

    第五节　职业性眼病的主要预防措施 ………………………………………… 53

第五章　职业性耳鼻喉疾病 ……………………………………………………… 55

    第一节　职业性噪声聋 ………………………………………………………… 55

    第二节　铬鼻病 ………………………………………………………………… 60

    第三节　职业性牙酸蚀病 ……………………………………………………… 61

第六章　职业中毒 ………………………………………………………………… 64

    第一节　职业卫生毒理基础 …………………………………………………… 64

    第二节　金属与类金属中毒及其防治 ………………………………………… 77

    第三节　危险气体与有机溶剂中毒及其防治 ………………………………… 85

第四节　其他有机类毒物和农药中毒及其防治 …………………………………… 108

第七章　物理因素所致职业病 ………………………………………………… 128
　第一节　高、低温对人体的不良影响及预防 …………………………………… 129
　第二节　高、低气压对人体的不良影响及预防 ………………………………… 138
　第三节　振动对从业人员的危害及预防 ………………………………………… 144
　第四节　激光所致眼损伤 ………………………………………………………… 147

第八章　职业性放射性疾病 …………………………………………………… 150
　第一节　外照射急性放射病 ……………………………………………………… 153
　第二节　外照射亚急性放射病 …………………………………………………… 154
　第三节　外照射慢性放射病 ……………………………………………………… 156
　第四节　内照射放射病 …………………………………………………………… 157
　第五节　放射性皮肤疾病 ………………………………………………………… 159
　第六节　放射性骨损伤 …………………………………………………………… 161
　第七节　其他放射性疾病 ………………………………………………………… 163

第九章　职业性传染病 ………………………………………………………… 168
　第一节　职业性传染病的特点及防治措施 ……………………………………… 168
　第二节　职业性传染病的类型 …………………………………………………… 169

第十章　职业性肿瘤 …………………………………………………………… 173
　第一节　职业性致癌因素及其作用特征 ………………………………………… 173
　第二节　常见职业性肿瘤及其病源 ……………………………………………… 176
　第三节　职业性癌变的识别与预防 ……………………………………………… 178

第十一章　其他职业病 ………………………………………………………… 182
　第一节　金属烟热 ………………………………………………………………… 182
　第二节　滑囊炎（限于井下工人） ……………………………………………… 185
　第三节　股静脉血栓综合征、股动脉闭塞症或淋巴管闭塞症
　　　　　（限于刮研作业人员） ………………………………………………… 187

第十二章　职业危害因素的识别及评价 ……………………………………… 191
　第一节　工作场所职业卫生调查 ………………………………………………… 191
　第二节　作业环境职业病危害因素监测 ………………………………………… 193
　第三节　接触评定与危险性评定 ………………………………………………… 195
　第四节　建设项目职业病危害评价 ……………………………………………… 198
　第五节　职业健康监护 …………………………………………………………… 201

第十三章　职业危害因素的检测 ·· 207
　第一节　工作场所空气采样 ·· 208
　第二节　职业危害因素检测方法 ·· 237

第十四章　职业卫生个体防护 ·· 266
　第一节　个人防护用品的概念和作用 ·· 266
　第二节　个人防护用品的分类 ·· 270
　第三节　个人防护用品的选择与维护 ·· 275

第十五章　职业病防治法修订的内容 ·· 279

附录　职业病防治法 ··· 284

参考文献 ··· 300

第一章　职业病的基础知识

第一节　职业病的发病模式及特点

一、职业病

从医学的角度看，当职业性有害因素作用于人体的强度与时间超过一定限度时，人体不能代偿其所造成的功能性或器质性病理改变，从而出现相应的临床症状，影响劳动能力，这类疾病统称为职业病。职业病在我国职业病防治法中定义为："职业病是指企业、事业单位和个体经济组织的劳动者在职业活动中，因接触粉尘、放射性物质和其他有毒、有害物质等因素而引起的疾病。"可见，广义地讲职业性有害因素所引起的特定疾病统称为职业病，但在立法意义上，职业病却有特定的范围，即指政府所规定的法定职业病。

职业病患者必须具备四个条件：

（1）患病主体是企业、事业单位或个体经济组织的劳动者；

（2）必须是在从事职业活动的过程中产生的；

（3）必须是因接触粉尘、放射性物质和其他有毒、有害物质等职业病危害因素引起的；

（4）必须是国家公布的职业病分类和目录所列的职业病。

职业病的分类和目录也经历了由少到多，不断完善的过程。1957 年我国首次发布了《职业病范围和职业病患者处理办法的规定》，将职业病确定为 14 种。1987 年对其进行调整，增加到 9 类 99 种：职业中毒、尘肺、物理因素职业病、职业性传染病、职业性皮肤病、职业性眼病、职业性耳鼻喉疾病、职业性肿瘤、其他职业病。2002 年，原卫生部联合原劳动保障部发布了《职业病目录》，将职业病增加到 10 类 115 种，与1987 年职业病分类比较，增加 1 类，即将职业性放射性疾病从物理因素所致疾病分类中提出，单独分为一类。

随着我国经济快速发展，新技术、新材料、新工艺的广泛应用，以及新的职业、工种和劳动方式不断产生，劳动者在职业活动中接触的职业病危害因素更为多样、复杂。不少地方、部门和劳动者反映现行《职业病目录》历时 10 余年，已不能完全反映当前职业病现状，有必要进行适当调整。2011 年 12 月 31 日，第十一届全国人民代表大会常务委员会第二十四次会议审议通过了《关于修改〈中华人民共和国职业病防治法〉

的决定》，其中规定"职业病的分类和目录由国务院卫生行政部门会同国务院安全生产监督管理部门、劳动保障行政部门制定、调整并发布。工会组织依法对职业病防治工作进行监督，维护劳动者的合法权益"。根据《职业病防治法》的有关规定，为切实保障劳动者健康及其相关权益，国家卫生计生委、国家安全监管总局、人力资源社会保障部和全国总工会联合对《职业病分类和目录》进行了调整。调整后的《职业病分类和目录》由原来的 115 种职业病调整为 132 种（含 4 项开放性条款）。其中新增 18 种，对 2 项开放性条款进行了整合，另外，对 16 种职业病的名称进行了调整（表 1-1 和表 1-2）。

表 1-1　　　　　　　　　　　　　　我国职业病目录的沿革

时间	发布部门	文件名称	职业病种类
1957 年	卫生部	职业病范围和职业病患者处理办法的规定	14 种职业病，未分类
1987 年	卫生部、劳动人事部、财政部、全国总工会	修订《职业病范围和职业病患者处理办法的规定》	9 大类 99 种职业病
2002 年	卫生部、社保部	职业病目录	10 大类 115 种职业病
2013 年	卫计委、安监、社保部、全国总工会	职业病分类和目录	10 大类 132 种职业病

表 1-2　　　　　　　　　　　2002 年和 2013 年职业病目录对比

职业病	2002 年职业病目录	职业病	2013 年职业病分类和目录
因素致疾病	尘肺	因素致疾病	职业性尘肺病及其他呼吸系统疾病
	职业性放射性疾病		职业性放射性疾病
	职业中毒		职业性化学中毒
	物理因素所致职业病		物理因素所致疾病
	生物因素所致职业病		职业性传染病
	职业性皮肤病		职业性皮肤病
靶器官疾病	职业性眼病	靶器官疾病	职业性眼病
	职业性耳鼻喉口腔疾病		职业性耳鼻喉口腔疾病
职业癌	职业性肿瘤	职业癌	职业性肿瘤
其他职业病	其他职业病	其他职业病	其他职业病

二、职业病的发病模式

接触有害因素对健康损害的机会和程度往往存在很大的差异。劳动者接触职业性有害因素，由于机体的修复和代偿作用，不一定会发生职业性疾患、伤残或死亡。形成职业性疾患必须具有一定的致病条件，即符合一般疾病的致病模式。也就是说，职业性有害因素本身的性质、作用条件和接触者个体特征三个因素要联系在一起，才能对人体发生职业性损害。

（一）职业性有害因素的性质

有害因素本身的理化性质和作用部位决定了其毒作用的大小。例如，粉尘浓度越大对呼吸系统的致病作用越强；苯的毒作用强于甲苯和二甲苯；二硫化碳具有脂溶性，对神经组织影响明显。因此，应在不影响产品质量前提下尽量用低毒物质代替高毒物质，用危害小的物质代替危害大的物质，并尽可能降低职业性有害因素的强度。

（二）作用条件

（1）接触机会，如在生产工艺过程中，经常接触某些有毒有害因素。

（2）接触方式，如经呼吸道、皮肤或其他途径可进入人体或由于意外事故造成病伤。

（3）接触时间，每天或一生中累计接触的总时间。

（4）接触强度，接触浓度或水平。后两个条件是决定机体接受危害剂量的主要因素，常用接触水平来表示，与实际接受量有所区别。据此，改善作业条件，控制接触水平，降低进入机体的实际接受量，是预防职业性病损的根本措施。为此，我国制定了"工作场所有害因素接触限值"及职业卫生监督中的定期环境有害物质监测制度，以便控制劳动者的职业性有害因素接触水平。所谓工作场所有害因素接触限值，是指作业环境中接触这些有害物质一般不引起健康损害的最高限值。

（三）个体因素

个体对有害因素的防御功能是多方面的。机体能通过自我修复、恢复和通过生物转化过程将毒物降解和排出。由于个体的这种功能存在差异，因此在同一生产环境从事同样作业的工人，个体发生职业性损害的机会和程度可有很大的差别，即存在个体易感性。个体易感性主要取决下列个体因素：

（1）遗传因素。现代基因序列和基因位点的多态性研究表明，基因序列和位点上的微小差异，经过蛋白质表达放大，会造成机体内某些酶和细胞因子量的较大差异，直接影响机体的代谢过程。例如，某些人由于胆碱酯酶活性过低，就不能直接接触有机磷农药；患有某些遗传性疾病或存在遗传缺陷（变异）的人，会容易受某些有害因素的作用。

（2）年龄和性别差异。包括妇女从事接触对胎儿、乳儿有影响的工作，以及未成年和老工人对某些有害因素作用的易感性。

（3）营养不良。机体的营养和健康状况与机体的防御和修复功能密切相关，如不合理的膳食结构可致机体抵抗力降低。

（4）其他疾病。例如，患有皮肤病，降低皮肤防护能力；肝病影响对毒物解毒功能；患有呼吸系统疾病，对粉尘的危害较敏感等。

（5）文化水平和生活方式。例如，缺乏卫生及自我保健意识，以及吸烟、酗酒、缺乏体育锻炼、过度精神紧张等，均能增加职业性有害因素的致病机会和程度。

以上这些因素统称为个体危险因素。存在这些因素者在接触职业性有害因素时其反应比一般人强，即较易感，故称易感者或高危对象。在就业前或已接触人群中及时鉴别易感者，使其尽量避免或脱离职业性有害因素，对其加强医学监护，是职业病预防工作的一个重要环节。

三、职业病的特点

职业病具有如下五个特点：

（1）病因明确，病因即职业性有害因素。每个职业病患者均有明确的职业性有害因素接触史，在控制病因或其作用条件后，可以消除或减少发病。

（2）所接触的职业性有害因素大多是可以检测和识别的，且其强度或浓度需达到一定程度才能致病，一般存在接触水平（剂量）-效应（反应）关系。但在某些职业性肿瘤（如接触石棉引起的胸膜间皮瘤），则不存在接触水平（剂量）-效应（反应）关系。

（3）在接触同样职业性有害因素人群中常有一个定数量发病，很少出现个别病例。

（4）大多数职业病若能早期诊断、及时治疗、妥善处理，则预后较好。但有些职业病如硅肺，迄今为止所有治疗方法均无明显效果，只能对症处理，减缓进程，故发现越晚疗效越差。

（5）除职业性传染病外，治疗个体无助于控制人群发病，必须有效"治疗"有害的工作环境。从病因上说，职业病是完全可以预防的。发现病因，改善劳动条件，控制职业性有害因素，即可减少职业病的发生，故必须强调"预防为主"。

职业性疾病可累及全身各器官、系统，涉及临床医学的各个专科，包括内科、外科、神经科、皮肤科、眼科、耳鼻喉科等。因此，需要牢固掌握和充分运用临床多学科的综合知识和技能，做到早期发现，及时诊断，有效治疗，积极康复。还需要掌握职业性禁忌证、劳动能力鉴定等问题。所谓职业性禁忌证，是指劳动者从事特定职业或者接触特定职业病危害因素时，比一般职业人群更易于遭受职业病危害和罹患职业病，或者可能导致原有自身疾病病情加重，或者在从事作业过程中诱发可能导致对他人生命健康构成危险的疾病的个人特殊生理或病理状态。

第二节　职业病的分类和目录

2013 年 12 月 23 日，国家卫生计生委、人力资源社会保障部、安全监管总局、全国总工会 4 部门联合印发《职业病分类和目录》。该《分类和目录》将职业病分为职业性尘肺病及其他呼吸系统疾病、职业性皮肤病、职业性眼病、职业性耳鼻喉口腔疾病、职业性化学中毒、物理因素所致职业病、职业性放射性疾病、职业性传染病、职业性肿瘤、其他职业病 10 类 132 种。《职业病分类和目录》自印发之日起施行。2002 年 4 月

18 日原卫生部和原劳动保障部联合印发的《职业病目录》予以废止。

一、职业性尘肺病及其他呼吸系统疾病（19 种）

（一）尘肺病（13 种）

（1）矽肺；

（2）煤工尘肺；

（3）石墨尘肺；

（4）碳黑尘肺；

（5）石棉肺；

（6）滑石尘肺；

（7）水泥尘肺；

（8）云母尘肺；

（9）陶工尘肺；

（10）铝尘肺；

（11）电焊工尘肺；

（12）铸工尘肺；

（13）根据《尘肺病诊断标准》和《尘肺病理诊断标准》可以诊断的其他尘肺。

（二）其他呼吸系统疾病（6 种）

（1）过敏性肺炎；

（2）棉尘病；

（3）哮喘；

（4）金属及其化合物粉尘肺沉着病（锡、铁、锑、钡及其化合物等）；

（5）刺激性化学物所致慢性阻塞性肺疾病；

（6）硬金属肺病。

二、职业性皮肤病（9 种）

（1）接触性皮炎；

（2）光接触性皮炎；

（3）电光性皮炎；

（4）黑变病；

（5）痤疮；

（6）溃疡；

（7）化学性皮肤灼伤；

（8）白斑；

（9）根据《职业性皮肤病诊断标准（总则）》可以诊断的其他职业性皮肤病。

三、职业性眼病（3 种）

（1）化学性眼部灼伤；

（2）电光性眼炎；

（3）白内障（含放射性白内障、三硝基甲苯白内障）。

四、职业性耳鼻喉疾病（4种）

（1）噪声聋；

（2）铬鼻病；

（3）牙酸蚀病；

（4）爆震聋。

五、职业中毒（60种）

（1）铅及其化合物中毒（不包括四乙基铅）；

（2）汞及其化合物中毒；

（3）锰及其化合物中毒；

（4）镉及其化合物中毒；

（5）铍病；

（6）铊及其化合物中毒；

（7）钡及其化合物中毒；

（8）钒及其化合物中毒；

（9）磷及其化合物中毒；

（10）砷及其化合物中毒；

（11）铀及其化合物中毒；

（12）砷化氢中毒；

（13）氯气中毒；

（14）二氧化硫中毒；

（15）光气中毒；

（16）氨中毒；

（17）偏二甲基肼中毒；

（18）氮氧化合物中毒；

（19）一氧化碳中毒；

（20）二硫化碳中毒；

（21）硫化氢中毒；

（22）磷化氢、磷化锌、磷化铝中毒；

（23）氟及其无机化合物中毒；

（24）氰及腈类化合物中毒；

（25）四乙基铅中毒；

（26）有机锡中毒；

（27）羰基镍中毒；

（28）苯中毒；

（29）甲苯中毒；

（30）二甲苯中毒；

（31）正己烷中毒；

（32）汽油中毒；

（33）一甲胺中毒；

（34）有机氟聚合物单体及其热裂解物中毒；

（35）二氯乙烷中毒；

（36）四氯化碳中毒；

（37）氯乙烯中毒；

（38）三氯乙烯中毒；

（39）氯丙烯中毒；

（40）氯丁二烯中毒；

（41）苯的氨基及硝基化合物（不包括三硝基甲苯）中毒；

（42）三硝基甲苯中毒；

（43）甲醇中毒；

（44）酚中毒；

（45）五氯酚（钠）中毒；

（46）甲醛中毒；

（47）硫酸二甲酯中毒；

（48）丙烯酰胺中毒；

（49）二甲基甲酰胺中毒；

（50）有机磷农药中毒；

（51）氨基甲酸酯类农药中毒；

（52）杀虫脒中毒；

（53）溴甲烷中毒；

（54）拟除虫菊酯类农药中毒；

（55）铟及其化合物中毒；

（56）溴丙烷中毒；

（57）碘甲烷中毒；

（58）氯乙酸中毒；

（59）环氧乙烷中毒；

（60）上述条目未提及的与职业有害因素接触之间存在直接因果联系的其他化学中毒。

六、物理因素所致职业病（7种）

（1）中暑；

（2）减压病；

（3）高原病；

7

（4）航空病；

（5）手臂振动病；

（6）激光所致眼（角膜、晶状体、视网膜）损伤；

（7）冻伤。

七、职业性放射性疾病（11 种）

（1）外照射急性放射病；

（2）外照射亚急性放射病；

（3）外照射慢性放射病；

（4）内照射放射病；

（5）放射性皮肤疾病；

（6）放射性肿瘤（含矿工高氡暴露所致肺癌）；

（7）放射性骨损伤；

（8）放射性甲状腺疾病；

（9）放射性性腺疾病；

（10）放射复合伤；

（11）根据《职业性放射性疾病诊断标准（总则）》可以诊断的其他放射性损伤。

八、职业性传染病（5 种）

（1）炭疽；

（2）森林脑炎；

（3）布鲁氏菌病；

（4）艾滋病（限于医疗卫生人员及人民警察）；

（5）莱姆病。

九、职业性肿瘤（11 种）

（1）石棉所致肺癌、间皮癌；

（2）联苯胺所致膀胱癌；

（3）苯所致白血病；

（4）氯甲醚、双氯甲醚所致肺癌；

（5）砷及其化合物所致肺癌、皮肤癌；

（6）氯乙烯所致肝血管肉瘤；

（7）焦炉逸散物所致肺癌；

（8）六价铬化合物所致肺癌；

（9）毛沸石所致肺癌、胸膜间皮瘤；

（10）煤焦油、煤焦油沥青、石油沥青所致皮肤癌；

（11）β-萘胺所致膀胱癌。

十、其他职业病（3 种）

（1）金属烟热；

（2）滑囊炎（限于井下工人）；

（3）股静脉血栓综合征、股动脉闭塞症或淋巴管闭塞症（限于刮研作业人员）。

习　题

1. 什么是职业病？职业病的发病模式？
2. 职业病的特点有哪些？
3. 职业病的分类？
4. 结合矿山企业的特点，阐述一下可能发生的职业病类型？

第二章 职业性尘肺病及其他呼吸系统疾病

第一节 生产性粉尘的特点和防护

粉尘是指直径很小的固体颗粒，可以是自然环境中天然生成的，也可以是生产或生活中由于人为因素生成。生产性粉尘是指在生产过程中形成的，并能长期悬浮在空气中的固体颗粒，其粒径多在 $0.1\sim10\mu m$。生产性粉尘的产生不仅污染环境，还影响工作人员的身心健康。根据粉尘的不同特性，对人的机体可引起多种危害，其中以呼吸系统的危害最为明显和严重，包括上呼吸道炎症、肺炎（如锰尘）、肺肉芽肿（如铍尘）、肺癌（如石棉尘、砷尘）、尘肺以及其他职业性肺部疾病等。

一、粉尘的来源和分类

生产性粉尘的来源十分广泛。例如，矿山开采、隧道开凿、建筑、运输等；冶金工业中的原料准备、矿石粉碎、筛分、选矿、配料等；机械制造工业中原料破碎、配料、清砂等；耐火材料、玻璃、水泥、陶瓷等工业的原料加工、打磨、包装；皮毛、纺织工业的原料处理；化学工业中固体颗粒原料的加工处理、包装等过程。由于工艺的需要和防尘措施的不完善，上述生产领域均可产生大量粉尘，造成生产环境中粉尘浓度过高。

生产性粉尘的来源决定了粉尘的接触机会和行业。在各种不同生产场所，可以接触到不同性质的粉尘。例如，在采矿、开山采石、建筑施工、铸造、耐火材料及陶瓷等行业，主要接触的粉尘是石英的混合粉尘；在石棉开采、加工制造石棉制品时，接触的是石棉或含石棉的混合粉尘；在焊接、金属加工及冶炼时，接触金属及其化合物粉尘；农业、粮食加工、制糖工业、动物管理及纺织工业等，以接触植物或动物性有机粉尘为主。

根据生产性粉尘的性质，可分为以下三类。

（一）无机粉尘

根据来源不同，又可分为：

（1）金属矿物粉尘，如铅、锌、铝、铁、锡等金属及其化合物等。

（2）非金属矿物粉尘，如石英、石棉、滑石、煤等。

（3）人工合成无机粉尘，如水泥、玻璃纤维、金刚砂等。

（二）有机粉尘

（1）植物性粉尘，如木尘及烟草、棉、麻、谷物、亚麻、甘蔗、茶粉尘等。

（2）动物性粉尘，如畜毛、羽毛、角粉、角质、骨、丝等。

（3）人工有机粉尘，如树脂、有机染料、合成纤维、合成橡胶等粉尘。

（三）混合性粉尘

混合性粉尘是指上述各类粉尘的两种或多种混合存在，称为混合性粉尘。此种粉尘在生产中最常见，如清砂车间的粉尘含有金属和型砂粉尘。由于混合性粉尘的组成成分不同，其毒性和对人体的危害程度有很大的差异。在防尘工作中，常根据粉尘的性质初步判定其对人体的危害程度。对混合性粉尘，查明其中所含成分，尤其是游离二氧化硅所占比例，对进一步确定其致病作用具有重要的意义。

二、生产性粉尘的理化特性及卫生学意义

粉尘的理化特性不同，对人体的危害性质和程度也不同，发生致病作用的潜伏期等亦不相同。影响粉尘损害机体的特性如下。

（一）粉尘的化学成分

作业场所空气中粉尘的化学成分及其在空气中的浓度是直接决定其对人体危害性质和严重程度的重要因素。化学性质不同，粉尘对人体可引起炎症、肺纤维化、中毒、过敏和肿瘤等。例如，含有游离二氧化硅的粉尘，可引起硅肺，而且含硅量越高，病变发展越快，危害性就越大；石棉尘可引起石棉肺；如果粉尘含铅、锰等有毒物质，吸入后可引起相应的全身铅、锰中毒；如果是棉、麻、牧草、谷物、茶等粉尘，不但可阻塞呼吸道，而且可以引起呼吸道炎症和变态反应等肺部疾患。

成分相同的粉尘，由于化学构形、表面结构和包裹情况的变化造成对人体的毒作用程度不一。例如，二氧化硅具有致纤维化作用，但其游离型的作用远远高于结合型，结晶型的作用又大于非结晶型。实际生产过程中，粉尘的性质还会随工艺流程发生变化。比如在陶瓷的生产过程中，其原料高岭土中含大量游离二氧化硅，是陶瓷粗坯生产过程中的主要职业危害，具有很强的致硅肺作用。但当粗坯经过高温煅烧，部分游离二氧化硅转化成结合型二氧化硅，粉尘致硅肺能力将减弱。又比如同是金属粉尘，某些金属粉尘通过肺组织吸收，进入血循环，引起中毒；另一些金属粉尘可导致过敏性哮喘或肺炎。此外，某些粉尘还能引发接触性皮炎。

（二）粉尘浓度和接触时间

同一种粉尘，在作业环境中浓度越高，暴露时间越长，对人体危害越严重。由于机体对侵入体内的粉尘有一定的清除能力，因此，较低浓度的粉尘对机体的损伤相对较小，即使长期接触也可以不引起任何临床症状。而高浓度粉尘作业可能在短时间内即造成明显的病损。对于能在机体蓄积或者其损伤能蓄积的粉尘，其造成的机体损伤与累积粉尘接触剂量（粉尘浓度×时间）密切相关。因此，为保护粉尘作业工人的身体健康，应对车间空气中生产性粉尘的最高容许浓度作具体的规定。所谓粉尘最高允许浓度，是指工人工作地点空气中含尘浓度不应超过的数值。工作地点是指工人在生产过程中经常或定期停留的地点。我国规定车间空气中一般粉尘的最高允许浓度为 $10mg/m^3$，含 10% 以上游离二氧化硅的粉尘则为 $2mg/m^3$。

（三）粉尘分散度

分散度是指物质被粉碎的程度，以粉尘粒径大小的数量或质量组成百分比来表示。前者称粒子分散度，粒径小的颗粒越多则分散度越高；后者称质量分散度，质量轻的颗粒占总质量百分比越大，质量分散度越高。粉尘粒子（简称尘粒）的大小一般以直径微米（μm）表示。

粉尘被机体吸入的机会与其在空气中的稳定程度和分散度有关，粉尘粒子分散度越高，由于质量轻，在空气中飘浮的时间越长，沉降速度越慢，被人体吸收的机会就越多。分散度越高，单位体积总表面积越大，越易参与理化反应，对人体危害也越大。总表面积是指单位体积中所有粒子表面积的总和。随着粒子表面积增加，表面吸附能力随之增强。分散度高的粉尘，由于其表面大，在液体或溶液中的溶解度也会增加。

粉尘分散度与粉尘在呼吸道中的阻留有关。不同直径的粉尘粒子在呼吸道的沉积部位不同，一般认为，空气动力学直径小于 15μm 的粒子可以吸入呼吸道，进入胸腔范围，因而称为可吸入粉尘或胸腔性粉尘。其中 10~15μm 的粒子主要沉积在上呼吸道。空气动力学直径小于 5μm 的粒子可到达呼吸道深部和肺泡区，称之为呼吸性粉尘。呼吸性粉尘是粉尘颗粒中损伤机体的关键性部分。

（四）粉尘的硬度

坚硬且外形尖锐的尘粒可能引起呼吸道黏膜机械损伤，而进入肺泡的尘粒，由于质量轻，肺泡环境湿润，并受肺泡表面活性物质影响，对肺泡的机械损伤作用可能不很明显。

（五）粉尘的溶解度

粉尘溶解度大小与其对人体危害有关。溶解度高的粉尘常在呼吸道溶解吸收，而溶解度低的粉尘在呼吸道不能溶解，往往能进入肺泡部位，在体内持续作用，如石英尘。一般来说，有毒粉尘如铅等，溶解度越高，对人体毒作用越强；相对无毒粉尘如面粉，溶解度越高作用越低。此外，正常情况下，呼吸道黏膜的 pH 值为 6.8~7.4，如果吸入的粉尘溶解引起 pH 范围改变，会引起呼吸道黏液纤毛上皮系统排除功能障碍，导致粉尘阻留。

（六）粉尘的荷电性

物质在粉碎过程和流动中互相摩擦或吸附空气中离子而带电。尘粒的荷电量除取决于其粒径大小、密度外，还与作业环境的温度和湿度有关。飘浮在空气中 90%~95% 的粒子带正电或负电。荷电性对粉尘在空气中的稳定程度有影响。同性电荷相斥，增强了空气中粒子的稳定程度；异性电荷相吸，使尘粒碰击、聚集并沉降。一般来说，荷电性的颗粒在呼吸道内易被阻留，危害大。

（七）粉尘的爆炸性

爆炸性是某些粉尘特有的，例如高分散度的煤尘、面粉、糖、亚麻、硫磺、铅、锌等可氧化的粉尘，在适宜的温度和浓度下（如煤尘浓度 35g/m³，面粉、铝、硫磺 7g/m³，糖 10.3g/m³），一旦遇到明火、电火花或放电时，会发生爆炸，导致重大人员伤亡和财产损失。

三、生产性粉尘在人体内的代谢过程

粉尘通过呼吸道、眼睛、皮肤等进入人体,其中以呼吸道为主要途径。因此,本节主要讨论粉尘从呼吸道吸入后的代谢过程。

(一)粉尘在呼吸道的过程

被人体吸入的粉尘,在没有阻力的情况下,会经气管、主支气管、细支气管后,进入气体交换区域的呼吸性细支气管、肺泡管和肺泡,并在进入的过程中产生毒作用,影响气体交换功能。而实际上,可吸入粉尘被吸入呼吸道后,主要通过撞击、重力沉积、随机热动力冲击(又称布朗运动)、静电沉积、截留而沉降,只有极少部分粉尘能进入肺泡区。

(二)人体对粉尘的防御和清除

人体对吸入的粉尘具备有效的防御和清除机制。一般认为有三道防线。

1. 腔、喉、气管、支气管树的阻留作用

大量粉尘粒子随气流吸入时通过撞击、重力沉积、静电沉积、截留作用阻留于呼吸道表面,减少了粉尘进入气体交换区域的含量。气道平滑肌收缩使气道截面积缩小,减少含尘气流的进入,增大粉尘截留,并可启动咳嗽和喷嚏反应,排除粉尘。

2. 呼吸道上皮黏液纤毛系统的排除作用

呼吸道上皮存在黏液纤毛系统,是由黏膜上皮细胞表面的纤毛和覆盖其上的黏液组成。正常情况时,阻留在气道内的粉尘黏附在气道表面的黏液层上,纤毛向咽喉方向有规律地摆动,将黏液层中的粉尘逐渐移出。但如果长期大量吸入粉尘,损害黏液纤毛系统的功能和结构,将极大降低粉尘清除量,导致粉尘在呼吸道滞留。

3. 肺泡巨噬细胞的吞噬作用

进入肺泡的粉尘多数黏附在肺泡腔的表面,会被活动于肺泡腔及从肺间质进入肺泡的巨噬细胞吞噬,形成尘细胞。大部分尘细胞通过自身阿米巴样运动及肺泡的舒张转移至纤毛上皮表面,再通过纤毛运动而清除。绝大部分粉尘通过这种方式约在 24 h 内排出体外;小部分尘细胞因粉尘作用受损、坏死、崩解,粉尘颗粒重新游离到肺泡腔,再被新的巨噬细胞吞噬,如此循环往复。很小部分粉尘从肺泡腔进入肺间质后被间质巨噬细胞吞噬,形成尘细胞,这部分尘细胞多数进入淋巴系统,沉积于肺门和支气管淋巴结,有时也可经血液循环到达其他脏器;极少数坏死、崩解释放出尘粒,再被其他巨噬细胞吞噬。尖锐的纤维粉尘,如石棉可穿透脏层胸膜进入胸腔。

人体通过各种清除功能,可排除进入呼吸道 97%~99% 的粉尘,有 1%~3% 的尘粒沉积在体内。但长期较大量吸入粉尘可削弱上述各项清除功能,导致粉尘过量沉积,酿成肺组织病变,引起疾病。

四、生产性粉尘对人体的危害

所有粉尘对身体都是有害的。根据生产性粉尘的不同特性,可能引起机体的不同损害。例如,可溶性有毒粉尘进入呼吸道后,能很快被吸收入血流,引起中毒;放射性粉尘,则可造成放射性损伤;某些硬质粉尘可损伤角膜及结膜,引起角膜浑浊和结膜炎

等；粉尘堵塞皮脂腺和机械性刺激皮肤时，可引起粉刺、毛囊炎、脓皮病及皮肤皲裂等；粉尘进入外耳道混在皮脂中，可形成耳垢等。

（一）对呼吸系统的影响

粉尘对机体影响最大的是呼吸系统损害，包括尘肺、粉尘沉着症、上呼吸道炎症、游离二氧化硅肺炎、肺肉芽肿和肺癌等肺部疾病。

尘肺是由于在生产环境中长期吸入生产性粉尘而引起的以肺组织纤维化为主的疾病。它是职业性疾病中影响面最广、危害最严重的一类疾病。据统计，尘肺病例约占我国职业病总人数的2/3以上。根据粉尘性质不同，尘肺的病理学特点不一，其病变过程将在后续章节中详细论述。

根据临床观察、X射线胸片检查、病理尸检和实验研究资料，我国按病因将尘肺分为以下五类：

（1）硅肺，由于长期吸入游离二氧化硅含量较高的粉尘所致。

（2）硅酸盐肺，由于长期吸入含有结合二氧化硅的粉尘如石棉、滑石、云母等所致。

（3）炭尘肺，由于长期吸入煤、石墨、炭黑、活性炭等粉尘所致。

（4）混合性尘肺，由于长期吸入含游离二氧化硅粉尘和其他粉尘如煤尘等所致。

（5）金属尘肺，由于长期吸入某些致纤维化的金属粉尘如铝尘所致。

为了更好地保护工人健康，2013年12月23日卫生计生委等4部门关于印发《职业病分类和目录》中，规定了13种尘肺名单，即矽肺、煤工尘肺、石墨尘肺、炭黑尘肺、石棉肺、滑石尘肺、水泥尘肺、云母尘肺、陶工尘肺、铝尘肺、电焊工尘肺、铸工尘肺以及根据《尘肺病诊断标准》和《尘肺病理诊断标准》可以诊断的其他尘肺。在13种尘肺中，其病变轻重程度主要与生产性粉尘中含的二氧化硅量有关，以矽肺最严重，煤工尘肺次之。其他尘肺病理改变和临床表现均较轻。

有些生产性粉尘如锡、铁、锑等粉尘，主要沉积于肺组织中，呈现异物反应，以网状纤维增生的间质纤维化为主，在X射线胸片上可以看到满肺野结节状阴影，主要是这些金属的沉着。这类病变又称粉尘沉着症，不损伤肺泡结构，因此肺功能一般不受影响，脱离粉尘作业，病变可以不再继续发展，甚至肺部阴影逐渐消退。有机性粉尘也引起肺部改变，如棉尘病、职业性变态反应肺泡炎、职业性哮喘等。这些均已纳入职业病范围（其他呼吸系统疾病）。某些粉尘如石棉、放射性粉尘，含镍、铬、砷等的粉尘能引起呼吸系统肿瘤。粉尘接触还常引起粉尘性支气管炎、肺炎、哮喘、支气管哮喘等疾病。

（二）局部作用

粉尘作用于呼吸道黏膜，早期引起其功能亢进、黏膜下毛细血管扩张、充血，黏液腺分泌增加，以阻留更多的粉尘，长期则形成黏膜肥大性病变，然后由于黏膜上皮细胞营养不足，造成萎缩性病变，呼吸道抵御功能下降。粉尘产生的刺激作用，可引起上呼吸道炎症。皮肤长期接触粉尘可导致阻塞性皮脂炎、粉刺、毛囊炎、脓皮病。金属粉尘还可引起角膜损伤、浑浊。沥青粉尘可引起光感性皮炎。

（三）全身中毒作用

含有可溶性有毒物质的粉尘如含铅、砷等，可在呼吸道黏膜很快溶解吸收，导致全身中毒，呈现出相应毒物的急性中毒症状。

五、生产性粉尘的控制与防护

我国政府对粉尘控制工作一直给予了高度重视，具体通过以下措施实施。

（一）法律措施

中华人民共和国成立以来，我国政府颁布了一系列的政策、法令和条例来防止粉尘危害，保护工人健康。2002 年 5 月 1 日开始实施的《中华人民共和国职业病防治法》，充分体现了对职业病预防为主的方针，为控制粉尘危害和防治尘肺病的发生提供了明确的法律依据。

2013 年 12 月 23 日，国家卫生计生委、人力资源社会保障部、安全监管总局、全国总工会 4 部门联合印发《职业病分类和目录》。其将职业病分为职业性尘肺病及其他呼吸系统疾病、职业性皮肤病、职业性眼病、职业性耳鼻喉口腔疾病、职业性化学中毒、物理因素所致职业病、职业性放射性疾病、职业性传染病、职业性肿瘤、其他职业病等 10 类 132 种。

此外，一些粉尘危害严重的行业还制定了该行业的防尘规程，如《耐火材料企业防尘规程》《水泥生产防尘技术规程》。根据这些法规条例的要求，各级地方政府、存在粉尘危害的企业主管部门和负责人，有责任和义务建立和维护本地区和本系统厂矿的防尘设施，使作业点粉尘浓度达到国家卫生标准的要求，对防尘工作定期检查，并接受各级管理部门对作业现场粉尘浓度、尘肺发病情况的依法监测和监督。

（二）采取技术措施控制粉尘

各行各业根据其粉尘的产生特点形成了它们各具特色的控制粉尘浓度的技术措施。防尘和降尘措施概括起来主要体现在：

1. 改革工艺过程，革新生产设备

这是消除粉尘危害的主要途径，如使用遥控操纵、计算机控制、隔室监控等措施避免工人接触粉尘。使用含石英低的原材料等。

2. 湿式作业，通风除尘

采用喷雾洒水、通风和负压吸尘等经济而简单实用的方法，能在较大程度上降低作业场地的粉尘浓度。在露天开采和地下矿山应用较为普遍。

3. 抽风除尘

对不能采取湿式作业的场所，可以适用密闭抽风除尘的方法。采用密闭尘源和局部抽风相结合，防止粉尘外溢。抽出的空气经过除尘处理后排入大气。

4. 化学抑尘

采用湿润剂、黏结剂和凝聚剂等化学溶液（抑尘剂）对道路、建筑工地、散堆料场等处的松散表面进行处治，可有效抑制这些地方开放性粉尘的产生。化学抑尘技术是 20 世纪，特别是近 40 年来，比较新颖和有效的粉尘防治手段之一。

（三）卫生保健措施，开展健康监护

首先是个人防护和个人卫生。在作业现场防、降尘措施难以使粉尘浓度降至国家卫生标准所要求的水平时，如井下开采的盲巷，应使用防尘防护用品，如防尘口罩、送风口罩、防尘眼镜、防尘安全帽、防尘衣、防尘鞋等。此外，还应注意个人卫生，作业点不吸烟，杜绝将粉尘污染的工作服带回家，经常进行体育锻炼，加强营养，增强个人体质。

从事粉尘作业的人员的职业健康监护分为：上岗前、在岗期间、离岗时检查和离岗后医学随访。

1. 上岗前检查

主要目的：发现有无职业禁忌证，建立基础健康档案。凡将要从事于粉尘有关工作的人员，必须先到卫生行政部门指定的卫生服务部门进行上岗前健康体检。目标职业禁忌证：

（1）活动性肺结核病；

（2）慢性阻塞性肺病；

（3）慢性间质性肺病；

（4）伴肺功能损害的疾病。

2. 在岗时检查

主要目的：早期发现尘肺病病人、疑似病人、职业禁忌病人、动态观察及其他健康异常。凡从事粉尘工作有一年或两年以上的工人，必须由单位组织向卫生服务部门请示，进行定期健康体检，并且存档体检资料，便于日后用来进行比较；如果体检结果发现有可疑，经复检后确定有职业禁忌证的，必须调离原岗位或者停止治疗；如果确诊为职业病的，要立刻停止工作进行有效治疗，还要向上级部门作报告。

3. 离职时检查

主要目的：确定其在离岗时粉尘作业人员的健康状况，是否患有目标疾病。对已经从事粉尘作业有一段长时间的工人，如果其准备退休或者改为从事别的行业，该时应该先通知单位，再通知卫生部门，并且主动到卫生服务部门进行离职健康体检。体检结果显示正常后才允许从事其他行业；如果发现其患上了职业病，需要按照《中华人民共和国职业病防治法》相关的法律进行处理。

4. 离岗后医学随访

主要目的：接触生产粉尘的作业人员在脱离接触后仍有可能发生尘肺病，需要进行医学随访检查；尘肺病患者在离岗后需要进行医学随访检查。

第二节　硅肺及其防治

游离二氧化硅粉尘，俗称硅尘（旧称矽尘），极高纯度者通常称为石英，也常以石英代表游离二氧化硅。游离二氧化硅在自然界中分布很广，是地壳的主要成分，约95%的矿石中含有数量不等的游离二氧化硅。游离二氧化硅按晶体结构分为结晶型、隐

晶型和无定型三种。结晶型二氧化硅如石英，存在于石英石、花岗石、矿石或夹杂于其他矿物内的硅石等。隐晶型二氧化硅主要有玉髓、玛瑙、石英玻璃等；无定型二氧化硅主要存在于硅藻土、硅胶等中。游离二氧化硅在不同温度和压力下，其硅氧四面体结构会发生变化，形成多种同素异构体，随着温度的升高，硅氧四面体依次为：石英、鳞石英、方石英、柯石英、超石英和人工合成的凯石英等。

生产性粉尘中游离二氧化硅的含量是指生产性粉尘中含有结晶型游离二氧化硅的质量百分比，其含量高低对硅肺的发生和发展起着重要作用。在生产过程中长期吸入游离二氧化硅含量高的粉尘会发生以肺组织纤维化为主的硅肺病（也称矽肺病）。硅肺是尘肺中危害最严重的一种，也是我国职业病中对工人健康危害非常严重的一类疾病。

一、硅尘的职业接触途径

硅尘（游离二氧化硅含量超过 10% 的无机性粉尘）。可能导致的职业病：硅肺。

接触行业举例：

（1）煤炭采选业：岩巷凿岩、岩巷爆破、岩巷装载、出砟推车、喷浆砌碹、岩巷掘进、煤巷打眼、煤巷爆破、煤巷加固、采煤运输、井下通风；

（2）石油天然气采选业：泥浆配置、地质磨片；

（3）黑色金属矿采选业：黑色矿穿孔、炮采、机采、装载、运输、回填、支护、采矿辅助、破碎、筛选、研磨、浮选、重选、磁选、选矿辅助；

（4）有色金属矿采选业：打孔、炮采、机采、装载、运输、回填、支护、采矿辅助破碎、筛选、研磨、浮选、重选、磁选、电选、选矿辅助；

（5）建筑材料及其他非金属矿采选业：土砂石打孔、炮采、机采、装载、运输、破碎、筛选、研磨、转运、开采辅助；河砂吸采、河砂手采、河砂筛选、河砂转运、河砂运输、河砂开采辅助、化学矿打孔、炮采、机采、装载、运输、回填、支护、采矿辅助、破碎、筛选、研磨、浮选、重选、选矿辅助、非金属打孔、炮采、机采、装载、运输、回填、支护、采矿辅助、破碎、筛选、重选、选矿辅助；

（6）美术品制造业：石质工艺品雕刻；

（7）电力、蒸汽、热水生产和供应业：水电施工；

（8）碱产品制造业：泡花碱制取；

（9）无机盐制造业：硅酸钾制取、氟化钠制取；

（10）化学肥料制造业：电炉制磷；

（11）涂料及颜料制造业：搪瓷色素备料、玻璃色素溶制、玻璃色素成品；

（12）催化剂及各种化学助剂制造业：两步共胶；

（13）橡胶制品业：胶辊辊芯处理；

（14）瓦砖、石灰和轻质建材制造业：砂石装卸、筛选、转运、堆垛、运输、辅助装卸、筛选、转运、投料、拌和、浇注、辅助、石材切割、雕凿、研磨、整修、辅助、荒料锯切、板材研磨、板材切割；

（15）玻璃及玻璃制品业：玻璃备料、光学玻璃配料、玻璃喷砂、玻壳备料（灯具、炎屏）、玻璃纤维配料；

（16）陶瓷制品业：釉料选择、粉碎、陶瓷烘筛、灌砂；

（17）耐火材料制品业：耐材破碎、筛分、配料、混合、成型、耐火状安造、耐材烧成、物料输送、耐火材料磨制；

（18）矿物纤维及其制品业：玻纤备料；

（19）磨具磨料制造业：磨料备料；

（20）炼铁业：矿石装卸、转运、堆场、整粒、泥炮制作；

（21）炼钢业：炼钢铸模、炼钢砌炉；

（22）铁合金冶炼业：硅铁冶炼、铬铁冶炼、钛铁冶炼；

（23）重有色金属冶炼：铅锌配布料、铅电解液制备、矿石破碎；

（24）金属制品业：金属喷砂、模具喷砂、搪瓷喷花、焊药制备、焊条配粉；

（25）金属表面处理及热处理业：镀件喷砂、工件喷砂、除油除锈、喷砂粗糙；

（26）机械工业：铸造型砂、铸造造型、铸造落砂、铸件清砂、熔模铸造、石英砂打磨、抛光；

（27）电子及通讯设备制造业：镀层喷砂、玻粉制取、电子玻璃配料；

（28）交通水利基本建设业：隧道掘进、打眼、爆破、碎石装运、喷浆砌碹、辅助、路基砌碹、路面浇注、路面摊铺、坝基砌碹、坝基浇注。

二、硅肺发生的影响因素及其致病机理

（一）影响硅肺发生的因素

硅肺发病与下列因素有关：粉尘中游离二氧化硅含量、二氧化硅类型、粉尘浓度、分散度、接触粉尘时间（接触粉尘工龄）、防护措施、接触者个体因素等。

1. 空气粉尘中游离二氧化硅含量和二氧化硅类型

在环境粉尘中游离二氧化硅含量越高，粉尘浓度越大，则发病时间越短，病变越严重。试验证实，各种不同石英变体的致纤维化能力依次为鳞石英>方石英>石英>柯石英>超石英；晶体结构不同，致纤维化能力各异，依次为结晶型>隐晶型>无定型。

2. 粉尘接触时间

硅肺的发展是一个慢性过程，接触较低浓度游离二氧化硅粉尘多在 15~20 年后发病，但发病后，即使脱离粉尘作业，病变仍可继续发展。少数人由于持续吸入高浓度游离二氧化硅含量的粉尘，经 1~2 年即发病，称之为"速发型硅肺"。还有些接触粉尘者，虽然接触较高浓度的粉尘，在离开粉尘作业时没有发现硅肺的征象，在脱离接触粉尘作业若干年后被诊断为硅肺，称为"晚发型硅肺"。这常见于部队复员的工程兵，服役时曾从事坑道作业；有的硅尘作业工人调到非粉尘作业。这些工人，脱离接触粉尘后仍需定期检查肺部情况。

国外一般将硅肺分为三个亚型：①普通型，接触一定浓度游离二氧化硅粉尘，一般在接触粉尘开始后 20 年以上发病；②激进型，接触较高浓度游离二氧化硅粉尘，开始接触粉尘后 5~10 年发病；③速发型，接触极高浓度游离二氧化硅，在很短时间，甚至在一年内就发病，病理改变以肺泡内硅性蛋白沉积为主，常导致死亡。

3. 肺内粉尘蓄积量

硅肺的发生发展及病变程度还与肺内粉尘蓄积量有关。肺内粉尘蓄积量主要取决于粉尘浓度、分散度、接触粉尘时间和防护措施。空气中粉尘浓度越高，分散度越大，接触粉尘工龄越长，再加上防护措施差，吸入并蓄积在肺内的粉尘量就越大，越易发生硅肺，病情越严重。

4. 混合性粉尘的作用

生产环境中很少有单纯石英粉尘存在，大部分情况下是多种粉尘同时存在。因此，必须考虑混合性粉尘的联合作用。例如，开采铁矿时，粉尘中除含有游离二氧化硅外，还有铁、氧化铝、镁、磷等；煤矿粉尘中除包括游离二氧化硅外，还有煤和其他元素。

5. 机体状态

工人的个体因素和健康状况对尘肺的发生也起一定作用。硅肺的发生与某些遗传因素或个体易感性有关。既往患有肺结核，尤其是患有活动性肺结核、其他慢性呼吸系统疾病的人易患硅肺。凡有慢性呼吸道炎症者，呼吸道的清除功能较差，呼吸系统感染尤其是肺结核，能促使硅肺病程迅速进展和加剧。此外，个体因素如年龄、健康素质、个人卫生习惯、营养状况等也是影响硅肺发病的重要条件。

（二）硅肺的致病机理

游离二氧化硅粉尘的溶解度很低，吸入后，能在肺内长期存留，当它沉积在肺泡中时，首先引起肺泡巨噬细胞聚集和吞噬，巨噬细胞吞噬尘粒成为尘细胞，尘细胞可以通过淋巴管进入淋巴结，也可以进入肺间质，甚至扩散至胸膜。由于游离二氧化硅的毒作用，其表面的羟基基团与次级溶酶体膜上脂蛋白中的受氢体（氧、氮、硫等原子）形成氢键，改变膜的通透性，使溶酶体内的酶释入到胞浆中，直接损伤细胞膜，引起细胞自溶死亡；或者间接通过形成自由基，过氧化反应损伤细胞膜，尘粒又释放出来，再被其他巨噬细胞吞噬，吞噬和死亡的过程反复发生。含尘细胞的死亡是硅肺发病的首要条件，尘细胞死亡时释放出尘粒和细胞内酶和细胞因子。这些因子有的能够诱导更多的巨噬细胞生成并包围和再吞噬尘粒，如作用于肺泡Ⅱ型上皮细胞，增加其表面活性物质的分泌，肺泡Ⅱ型上皮细胞也能转化为巨噬细胞，或释放出脂类物质刺激骨髓干细胞，使巨噬细胞大量增殖并聚集；有的参与刺激成纤维细胞增生，如致纤维化因子（H因子），它刺激成纤维细胞，进而胶原纤维增生；有的引起网织纤维及胶原纤维的合成，如释放出抗原物质，引起免疫反应。抗原抗体的复合物沉积于胶原纤维上发生透明性变。新生巨噬细胞也会发生死亡和释放尘粒与细胞因子的过程，如此循环往复，最后造成硅结节的形成和肺弥漫性纤维化。其整个过程如图 2-1 所示。

不少研究发现硅肺患者中肺癌高发，远高于非硅肺接触粉尘工人，推测可能与肺纤维化有关。也有研究认为是石英本身的过氧化作用引起 DNA 氧化性损伤，这种氧化性损伤是突变发生的基础。但目前仍不能排除粉尘中所含其他致肿瘤物质如多环芳烃、砷、镍和氡子体等的干扰。硅肺发病机制十分复杂，肺组织纤维化本质上是肺泡组织不可逆损伤的一种非特异性修复过程。多数学者认为其发病机理十分复杂，目前尚未完全阐明。

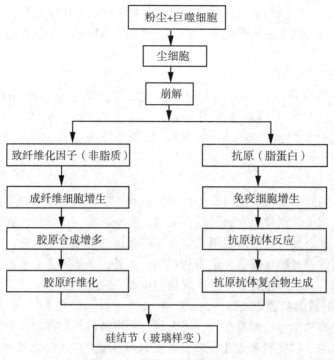

图 2-1　硅结节形成机制示意图

三、硅肺的病理形态及病症表现

（一）硅肺的病理形态

尸检肉眼观察，见患硅肺病的肺体增大，重症型晚期肺体积缩小，一般含气量减少，色灰白或黑白，晚期呈花岗岩样。肺密度增加。触及表面有散在、孤立的结节如沙粒状，肺弹性丧失，融合团块处质硬似橡皮。可见胸膜粘连、增厚。肺门和支气管分叉处淋巴结肿大，色灰黑，背景夹杂玉白色条纹或斑点。显微镜下，硅肺病理形态可分为结节型、弥漫性间质纤维化型、硅性蛋白沉积和团块型（进行性大块纤维化型）等。

1. 结节型硅肺

由于长期吸入游离二氧化硅含量较高的粉尘而引起的肺组织纤维化，典型病变为硅结节。尘细胞的聚集是硅结节形成的基础，淋巴结内也可见硅结节。硅尘可随组织液流向它处引起新的硅结节，所以脱离粉尘作业后，硅肺仍可继续发展。多个结节聚集成大结节，很多大结节融合成大的玻璃样团块，如图 2-2 所示。

2. 弥漫性间质纤维化型硅肺

见于长期吸入的粉尘中游离二氧化硅含量较低（40%~90%），或虽游离二氧化硅含量较高，但吸入量较少的病例，如硅藻土的煅烧工、鳞石英尘接触者等。其病变进展缓慢，特点是在肺泡、肺小叶间隔及小血管和呼吸性细支气管周围，纤维组织呈弥漫性增生，互相连接呈放射状、星芒状，肺泡容积缩小，有时形成大块纤维化，其间夹杂粉

20

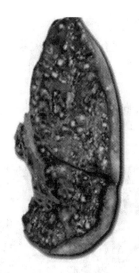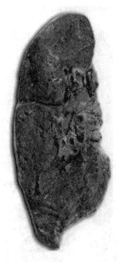

图 2-2　硅肺及硅结节

尘颗粒和尘细胞。

3. 硅性蛋白沉积硅肺

多见于短期内接触高浓度、高分散度石英尘的青年工人，如隧道、玻璃拌料及石英喷砂、破碎、磨粉等工种可见。病理特征为肺泡腔内有大量蛋白分泌物，称之为硅性蛋白；随后可伴有纤维增生，形成小纤维灶乃至硅结节。

4. 团块型硅肺

由上述类型硅肺进一步发展，病灶融合而成。硅结节增多、增大、融合，其间继发纤维化病变，融合扩展而形成团块状。多见于双上肺。

5. 并发病灶

如被结核菌感染，形成硅肺结核病灶。硅肺结核的病理特点是既有硅肺又有结核病变。多数硅肺病例，由于长期吸入混合性粉尘，兼有结核型和弥漫性间质纤维化型病变，难分主次，称混合型硅肺；有些严重病例兼有团块型病变。

（二）硅肺的病症表现

1. 症状和体征

肺的代偿功能很强，硅肺患者可在相当长的时间内无明显自觉症状，但 X 射线胸片上已呈现较显著的硅肺影像改变。随病情进展，或有合并证时，出现气短、胸闷、胸痛、咳嗽、咯痰等症状和体征。无特异性，虽可逐渐加重，常与胸片改变并不一定平行。胸闷、气急程度与病变范围及性质有关，这是由于肺组织的广泛纤维化，使肺泡大量破坏、支气管变形、狭窄、痉挛以及胸膜增厚和粘连，使通气及换气功能受到损害。当活动或病情加重时，呼吸困难可加重。早期患者多数无明显的阳性体征，少数病人两肺可听到呼吸音粗糙、减弱或干啰音；支气管痉挛时可听及哮鸣音，合并感染可有湿啰音，若有肺气肿，则呼吸音降低。

2. X 射线表现

硅肺的基本病理变化是肺组织内有特征性的结节形成和弥漫性间质纤维化，硅肺 X

射线胸片影像是肺组织硅肺病理形态在 X 射线胸片上的反映，是"形"和"影"的关系，与肺内粉尘蓄积、肺组织纤维化的病变程度有一定相关关系，但由于多种原因的影响，并非完全一致。这种 X 射线胸片改变是病变组织和正常组织对 X 射线吸收率不同形成的，呈现发"白"的圆形或不规则形小阴影，作为硅肺诊断依据。X 射线胸片上其他影像，如肺门变化、肺气肿、肺纹理和胸膜变化，对硅肺诊断也有参考价值。图 2-3 所示为正常肺与硅肺的 X 射线胸片对比图 2-2。

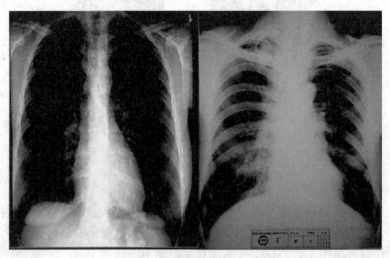

图 2-3　正常肺（左）硅肺（右）X 射线对比图

硅肺的常见胸部 X 射线胸片上表现为肺纹理增多、增粗，出现圆形或不规则小阴影。硅肺晚期 X 射线片上显示融合块状大阴影和胸膜改变。肺门改变是由于尘细胞有肺门淋巴结积聚，纤维组织增生，可使肺门阴影扩大，密度增高。晚期由于肺部纤维组织收缩和团块的牵拉，使肺门上举外移，阴影可呈"残根样"改变。如果在淋巴结包膜下有钙质沉着，可呈现蛋壳样钙化。胸膜改变是由于淋巴管阻塞致淋巴阻滞和逆流而累及胸膜，引起胸膜广泛纤维化增厚。硅肺晚期由于肺部纤维组织收缩牵拉和粘连，横膈可呈现"天幕状"影像，肺底胸膜粘连，使肋膈角变钝。根据这些改变的分布范围及密集程度，通过综合分析可确定硅肺期别。

3. 呼吸功能改变

早期硅肺，由于病变轻微，对呼吸功能影响不大，肺功能常无明显改变，与 X 射线胸片影响变化不一致。随着病变进展，肺组织纤维增多，肺泡弹性改变，可出现限制性通气改变，如肺活量、肺总量和残气均降低，而用力肺活量和最大通气量尚属正常。病变进一步发展至弥漫性结节纤维化和并发肺气肿时，肺活量进一步减低，当肺泡大量损害和肺泡毛细血管壁因纤维化而增厚时，可引起肺弥散功能障碍，肺功能以限制性障碍为特点。呼吸功能测定在诊断上意义不大，主要是作为劳动能力鉴定的依据。

4. 实验室检查

多年来，国内外学者从免疫学和生物化学角度，发现一些生物标志物有助于反映机体的粉尘接触剂量，某些指标能作为早期硅肺诊断指标，其临床使用价值正在探讨中。

5. 并发症

硅肺病人的主要并发症和继发症有肺结核、肺及支气管感染、自发性气胸及肺心病等，其中最常见的合并证是肺结核。硅肺合并结核后，可促使硅肺加速恶化，肺结核也迅速进展，且结核药物不易奏效，是硅肺患者主要死亡原因之一。严重的融合团块性硅肺可引起右心衰竭，最终因充血性心力衰竭而死亡。硅肺和并发症互相促进，一旦出现并发症，病情进展加剧，甚至死亡。

四、硅肺的诊断及分类

诊断硅肺必须以确切的接触游离二氧化硅粉尘职业史为前提，以技术质量合格的高千伏 X 射线后前位胸片为依据，根据国家尘肺 X 射线诊断标准，参考受检者的系列胸片和该单位硅肺发病情况，方可作出 X 射线诊断和分期。对于职业史不清或只有单张胸片及胸片质量不佳者，应尽量查清职业史，重新拍摄出质量良好的 X 射线胸片再行诊断，避免误诊和漏诊。按照国标《职工工伤与职业病致残程度鉴定》，硅肺诊断由职业病执业医师组成的诊断组作出，发给尘肺病诊断证明书，患者享受国家相应医疗和劳动保险待遇。

在诊断硅肺时应注意与下述疾病鉴别：急性和亚急性血行播散型肺结核、肺含铁血黄素沉着症、肺癌、肺霉菌病、肺泡微石症等。因为上述疾病也可在 X 射线胸片上显示为圆形小阴影。

对于少数生前有较长时间接触粉尘职业史而未被诊断为硅肺者，根据本人遗愿或死后家属提出申请进行尸体解剖诊断者，具有诊断权的职业病理医师按照《尘肺病理诊断标准》，参考患者生前接触粉尘史和历次拍摄的 X 射线胸片，综合判断作出诊断，交送检单位和由职业病医师组成的诊断组处理。该诊断可作为享受职业病待遇的依据。

中华人民共和国国家职业卫生标准《职业性尘肺病的诊断》（GBZ 70—2015）由中华人民共和国国家卫生和计划生育委员会于 2015 年 12 月 15 日发布，自 2016 年 05 月 01 日起实施。同时代替 GBZ 70—2009。根据小阴影的密度和累及范围、大阴影占肺野的面积进行诊断，确定尘肺的分期。

其分期情况如下：

1. 尘肺壹期（I）

有下列表现之一者：

（1）有总体密集度 1 级的小阴影，分布范围至少达到 2 个肺区；

（2）接触石棉粉尘，有总体密集度 1 级的小阴影，分布范围只有 1 个肺区，同时出现胸膜斑；

（3）接触石棉粉尘，小阴影总体密集度为 0，但至少有两个肺区小阴影密集度为 0/1，同时出现胸膜斑。

2. 尘肺贰期（II）

有下列表现之一者：

（1）有总体密集度 2 级的小阴影，分布范围超过 4 个肺区；

（2）有总体密集度 3 级的小阴影，分布范围达到 4 个肺区；

（3）接触石棉粉尘，有总体密集度 1 级的小阴影，分布范围超过 4 个肺区，同时出现胸膜斑并已累及部分心缘或膈面；

（4）接触石棉粉尘，有总体密集度 2 级的小阴影，分布范围达到 4 个肺区，同时出现胸膜斑并已累及部分心缘或膈面。

3. 尘肺叁期（Ⅲ）

有下列表现之一者：

（1）有大阴影出现，其长径不小于 20 mm，短径大于 10 mm；

（2）有总体密集度 3 级的小阴影，分布范围超过 4 个肺区并有小阴影聚集；

（3）有总体密集度 3 级的小阴影，分布范围超过 4 个肺区并有大阴影；

（4）接触石棉粉尘，有总体密集度 3 级的小阴影，分布范围超过 4 个肺区，同时单个或两侧多个胸膜斑长度之和超过单侧胸壁长度的二分之一或累及心缘使其部分显示蓬乱。

五、硅肺的处治和预防

（一）治疗

硅肺目前尚无根治办法。我国学者多年来研究了数种治疗硅肺的药物，在动物模型上观察到抑制胶原纤维增生、保护肺泡巨噬细胞的作用，临床试用也观察到某种程度减轻症状的效果，但各地报道的使用疗效看法不一，还有待继续观察和评估。因而临床上以对症治疗和预防并发症最为重要，采取综合措施，原则是提高病人的抗病能力。同时，应配合增强营养和适当体育锻炼以增强体质，消除和改善症状，减轻病人痛苦，延长寿命。常用治疗药物有：克矽平（聚 2-乙烯吡啶氮氧化物，PVNO）、汉防己甲素（$C_{38}H_{42}O_6N_2$）、喹哌类药物、铝制剂等。

（二）职业病致残等级程度鉴定

硅肺患者诊断后，应依据其 X 射线诊断尘肺期别、肺功能损伤程度和呼吸困难程度，进行职业病致残程度鉴定。按《职工工伤与职业病致残程度鉴定》国家标准，尘肺致残程度共分为 5 级，由重到轻依次如下：

1. 二级

（1）尘肺叁期伴肺功能中度损伤及（或）中度低氧血症；

（2）尘肺贰期伴肺功能重度损伤及/或重度低氧血症（$P_{O_2} < 5.3$ kPa（40mmHg））；

（3）尘肺叁期伴活动性肺结核。

2. 三级

（1）尘肺叁期；

（2）尘肺贰期伴肺功能中度损伤及（或）中度低氧血症；

（3）尘肺贰期合并活动性肺结核。

3. 四级

（1）尘肺贰期；

（2）尘肺壹期伴肺功能中度损伤或中度低氧血症；

（3）尘肺壹期伴活动性肺结核。

4. 六级

尘肺壹期伴肺功能轻度损伤及（或）轻度低氧血症。

5. 七级

尘肺壹期，肺功能正常。

（三）患者安置原则

（1）尘肺一经确诊，不论期别，均应及时调离接触粉尘作业。不能及时调离的，必须报告当地安监、卫生行政主管部门及工会，设法尽早调离。

（2）伤残程度轻者（六级、七级），可安排在非接触粉尘作业从事劳动强度不大的工作。

（3）伤残程度中等者（四级），可安排在非接触粉尘作业做些力所能及的工作，或在医务人员的指导下从事康复活动。

（4）伤残程度重者（二级、三级），不承担任何工作，在医务人员指导下从事康复活动。

（四）预防

硅肺预防的根本措施在于控制作业场所的粉尘浓度，某些特殊作业点可采用个体防护。

根据《粉尘作业工人医疗预防措施办法》的规定，开展接触粉尘工人的健康监护，从事粉尘作业工人必须进行就业前和定期健康检查，脱离粉尘作业时还应作脱尘健康检查。

企业在控制粉尘危害、预防尘肺发生方面，结合国情做了不少行之有效的工作，也取得了很丰富的经验，将防、降尘措施概括为"革、水、风、密、护、管、查、教"的八字方针，对我国控制粉尘危害具有指导作用。其中，①革，即工艺改革和技术革新，这是消除粉尘危害的根本途径；②水，即湿式作业，可防止粉尘飞扬，降低环境粉尘浓度；③风，加强通风及抽风措施，常在密闭、半密闭产尘源的基础上，采用局部抽出式机械通风，将工作面的含尘空气抽出，并可同时采用局部送入式机械通风，将新鲜空气送入工作面；④密，将产尘源密闭，对产生粉尘的设备，尽可能密闭，并与排风结合，经除尘处理后再排入大气；⑤护，即个人防护；⑥管，维修管理；⑦查，定期检查环境空气中粉尘浓度以及接触者的定期体格检查；⑧教，加强宣传教育。

典型案例

　　西河乡是贵州省最贫困的乡镇之一，一家就几亩薄田，一年靠种庄稼连吃都不够，更不用说干其他的了。为了让生活过得好一点，外出打工是农民们无奈的选择。许嘉和哥哥许构就是怀着美好的致富梦，去福建打工的。只是，他们万万没有想到，他们的富裕梦被弥漫的粉尘所粉碎，就连他们最宝贵的生命也在劫难逃。

　　许某和哥哥一起到福建仙游东湖石英厂打工。东湖石英厂是小作坊生产，用干式作业粉碎石英矿石，没有任何通风除尘措施和设备，工作时整个厂区灰蒙蒙一片，不出 5d，房顶石棉瓦上积的石英灰尘足有 2cm。而工厂用于防尘的，是一只最普通的口罩。收工后，呼吸都困难，鼻嘴里全是粉尘，口罩根本不管用。但就是这样的口罩，如果不是用到不能再用，老板也不会换新的。一天下来，每个人身上除了眼睛是黑的，全身都是白的。最严重时，一两米之外就看不到人。

但是，在这样的工作环境下，许某也是只向往着那个富裕的梦，全然没有顾及到自己所处的环境。他们如果每天工作12h，可以赚得100元钱，工作8小时，也可以有60元的收入。这对来自贫困地区的弟兄俩而言，已经是笔大钱了，可最终令他们没有想到的是，就是这个他们从来不曾留心的粉尘，粉碎了他们的富裕梦，并要了他们的命。

不到两年，兄弟俩都出现了咳嗽、胸闷、乏力、呼吸困难的症状。每次咳嗽，都好像要把肺吐出来似的。兄弟俩就结伴到医院检查，结果确诊为尘肺病。许某属于重度患者，其哥哥也已是尘肺病二期。

原本健壮的许构，身体一天天衰弱下去，先是干不动重活、走不得长路，慢慢地生活自理也成了问题，走路只能一小步一小步地挪动；吃饭只能一小口一小口地咽，到后来，喘气也只能一小口一小口地喘。后期发病时，甚至无法像正常人那样卧床，痛苦中他几次拿起菜刀割腕。邻居们说，那些天，经常听到他整夜不停地喊："我受不了，我想死。"许构的生命就这样在痛苦中消逝了。

而许嘉也已完全丧失劳动能力，短距离走路都很吃力，全靠妻子一个人干活，支撑着这个风雨飘摇的家。为了给许嘉延续生命，家里想尽了各种各样的办法。邻居、亲友已经借了一个遍，实在借不来钱了，家里就把盖起的新房卖了。他知道，总有一天他也会像大哥一样，在痛苦中死去。梦碎了，命没了……

第三节 煤尘的危害和煤工尘肺及其防治

煤矿粉尘的健康危害主要包括导致接触工人患尘肺病、发生煤尘或瓦斯煤尘爆炸事故、影响作业安全及危害矿区周围的生态环境等多方面。我国政府十分重视煤矿尘肺防治工作，至20世纪70年代末，我国防尘工作较好的煤矿，尘肺病患病率已从60年代初的10%~30%下降至1%以下。但煤工尘肺仍是我国当前危害严重的职业病之一。

一、煤矿粉尘的职业来源及其理化特性

（一）煤矿粉尘的来源

煤矿粉尘是煤炭生产过程中伴随煤和岩石被破碎而产生的混合性粉尘，主要含有煤尘、岩尘及少量其他物质。

煤可分为褐煤、烟煤和无烟煤等，是主要能源和化工原料之一。煤炭开采有两种生产形式：一种是井工开采，另一种是露天开采，两者均会产生大量的粉尘。露天开采适用于埋藏较浅或裸露地表的煤层，主要有表土剥离和采煤两道工序，前者为清除煤层表

面的覆土和岩石，这一工序无论采用何种工具，都必定有较多的粉尘飞扬。采煤工序多用电铲掘煤，粉尘飞扬较少。井工开采通过掘取巷道到达煤层，然后用适当的采煤方法落煤，并用转运工具将其运出。由于井下作业面空间环境狭小，空气流通差，在掘进、采煤、爆破、装运等生产工序中都会产生大量粉尘，如果防尘措施不健全，其危害是非常严重的。相对而言，露天开采由于采矿通风良好，粉尘浓度不太高，粉尘的分散度也较小，粉尘危害不及井下作业严重，但也不容忽视。我国煤矿大多数为井工开采，均为地下作业，生产环境中粉尘浓度高，对工人危害较大。

近年来，随着大量新技术的采用，尤其是综采机掘的迅速发展，极大提高了煤矿机械化程度，煤炭产量成倍增长。但这种生产条件下产生的煤矿粉尘也随之增多，采掘工作面的粉尘浓度大幅度增加。例如，在无防尘措施条件下，炮采作业面的粉尘浓度为 $300\sim500mg/m^3$，而机采作业面的粉尘浓度达到 $1000\sim3000mg/m^3$，综采作业面的粉尘更是高达 $4000\sim8000mg/m^3$。煤矿其他旨在增加产量的新技术采用时也可能存在粉尘产生量增加的问题。例如，在锚喷支护技术的推广应用时，由于从上料口上料到喷射混凝土等工序都有大量粉尘产生，因此增加了井下空气中的粉尘浓度。在煤炭堆放和使用的其他地方也可以接触煤尘，如洗煤厂、各种煤炭转运站、转运码头等，但这些地方的煤尘危害一般较轻。

（二）煤尘的理化特性

（1）煤尘的化学成分直接决定着对人体的危害性质和程度。煤的主要成分是碳和含碳有机物，尘粒结构则以碳为主，采煤过程因围岩及矸石的破碎也同时产生一定比例的硅尘。这些成分中对人体危害最大的是游离二氧化硅。且粉尘中含游离二氧化硅的量越高，引起尘肺病变的程度越重，病情发展越快，危害也越大。

（2）煤尘的分散度与粉尘在空气中悬浮时间及其可能进入肺内的含量密切相关。

（3）煤尘的吸附性。表现在煤尘能吸附某些有毒气体，如一氧化碳、氮氧化物等，引起中毒作用。

（4）煤尘的荷电性。煤炭生产中粉尘所带电荷的来源有：采煤与凿岩中，高速旋转的钻头与岩、煤的摩擦，使产生的粉尘表面带有电荷；在流动中粉尘相互间摩擦生电及吸附了空气中的离子而带电。

（5）粉尘的自燃和爆炸性。高分散度的煤炭粉尘具有爆炸性。煤的碳化程度越低，挥发分越高，煤尘的爆炸性越强。发生爆炸的条件有两个：①粉尘在空气中有足够的浓度，且在爆炸浓度范围之内；②必须具有高温（火焰、火花、放电）。一般煤尘爆炸的下限浓度为 $30\sim50g/m^3$，上限浓度为 $1000\sim2000g/m^3$，处于上、下限浓度之间的粉尘都具有爆炸危险性，其中爆炸力最强的浓度为 $300\sim500g/m^3$。

当煤等可燃性物料被研磨成粉料时，总表面积增加，系统的表面自由能也增加，提高了粉尘的化学活性，特别是提高了氧化产热能力，这种情况在一定条件下会转化为燃烧状态。粉尘的燃烧是由于粉尘氧化而产生的热量不能及时散发，而使氧化反应自动加速所造成的。在封闭或半封闭空间内低于爆炸浓度下限或高于爆炸浓度上限的粉尘虽然不能爆炸，但可以燃烧，仍是不安全的。

二、煤尘对人体的主要危害

（一）呼吸系统疾病

1. 尘肺

长期吸入大量煤尘可能引起硅肺和煤工尘肺。在煤炭生产中，由于工种不同，工人接触粉尘性质也有差异，因此传统上将煤工尘肺分为三种类型。煤矿围岩中游离二氧化硅含量一般都在 10% 以上，岩石掘进工作面工人，主要接触岩石粉尘，游离二氧化硅含量较高，所患尘肺为硅肺。采煤工作面工人，主要接触煤尘，其游离二氧化硅含量多在 5% 以下，所患尘肺为煤肺。接触硅尘又接触煤尘的混合工种工人，其尘肺在病理上往往兼有硅肺和煤肺的特征，这类尘肺可称之为煤硅肺，是我国煤工尘肺最常见的类型。

2. 慢性阻塞性肺病（COPD）

国内外许多研究已证实，长期吸入煤尘不但引起尘肺，还会引起慢性阻塞性肺疾病，包括慢性支气管炎、支气管哮喘及肺气肿。且慢性阻塞性肺病可独立存在而不伴有明显尘肺，其发病机理尚未明了，可能与吸烟、呼吸道感染及遗传因素等均有关。

3. 上呼吸道炎症

煤尘首先侵犯上呼吸道黏膜，早期引起其机能亢进，黏膜下血管扩张、充血，黏液腺分泌增加，阻留更多粉尘，久之酿成肥大性病变，然后由于黏膜上皮细胞营养不良，最终造成萎缩性病变，呼吸道抵抗力下降，容易继发病毒及细菌等感染性疾病。

4. 肺癌

有研究表明，一些有煤矿的地区，肺癌的发病率有升高的趋势，可能与吸入煤矿生产性粉尘有关。但据英国 24 个煤矿统计，接触粉尘工人与不接触粉尘人群的肺癌发病率无明显差别。1997 年国际癌症研究协会已将二氧化硅列为致癌物，但煤尘是否致癌仍在争论中，煤矿工人肺癌的发病机制有待于进一步探讨。

（二）局部作用

煤尘沉着于皮肤可能堵塞皮脂腺，容易继发感染而引起毛囊炎、疖肿等；进入眼内的粉尘颗粒，可引起结膜炎等。煤尘中其他杂质还可能引起过敏性皮炎且有中毒作用等。

三、煤工尘肺的病理类型及病症表现

（一）病理类型

虽然煤工尘肺的形成机制还不十分清楚，但现有的研究提示其发生主要涉及三方面的病理过程：首先是炎症细胞在下呼吸道的聚集和激活；然后是成纤维细胞的增生；最后是细胞外基质合成增加。进入肺内的煤尘颗粒主要与肺泡巨噬细胞和肺泡上皮细胞相互作用，刺激反应性氧化物（ROS）生成及细胞因子释放，细胞因子间相互作用形成细胞因子网络，吸引中性粒细胞、淋巴细胞、嗜酸性粒细胞等在肺泡内聚集，引起持续性肺泡炎症，成纤维细胞增生，胶原合成，最终导致肺组织纤维化。由此造成的病理改变随吸入的硅尘与煤尘的比例不同而有所差异，除了凿岩工所患硅肺外，基本上属混合型，多兼有弥漫性纤维化及结节型两者特征。主要病理改变如下：

（1）煤斑又称煤尘灶，是煤工尘肺最常见的原发性特征性改变，是病理诊断的基础指标。肉眼观察成灶状，色黑，质软，直径为 2~5mm，境界不清，多在肺小叶间隔和胸膜交角处，表现为网状或条索状。

（2）灶周肺气肿是煤工尘肺又一病理特征。煤工尘肺常见的肺气肿有两种：①局限性肺气肿，为散在分布于煤斑旁的扩大气腔，与煤斑共存；②小叶中心性肺气肿，在煤斑的中心或煤尘灶的周边，有扩张的气腔，居小叶中心，称为小叶中心性肺气肿。这是由于煤尘和尘细胞在Ⅱ级呼吸性细支气管周围堆积，使管壁平滑肌等结构受损，从而导致灶周肺气肿的形成。若病变进一步发展，向肺泡道、肺泡管及肺泡扩展，即波及全小叶形成全小叶肺气肿。

（3）煤硅结节，肉眼观察呈圆形或不规则形，大小为 2~5mm 或稍大，色黑，质坚实。在肺切面上稍向上凸起。镜下观察可见到两种类型，典型煤硅结节其中心部由旋涡样排列的胶原纤维构成，可发生透明性变，胶原纤维之间有明显煤尘沉着，周边则有大量煤尘细胞、成纤维细胞、网状纤维和少量的胶原纤维，向四周呈放射状；非典型煤硅结节无胶原纤维核心，胶原纤维束排列不规则并较为松散，尘细胞分散于纤维束之间。

（4）弥漫性纤维化在肺泡间隔、小叶间隔、小血管和细支气管周围和胸膜下，出现程度不等的间质细胞和纤维增生，并有煤尘和尘细胞沉着，间质增宽变厚，晚期形成粗细不等的条索和弥漫性纤维网架，肺间质纤维增生。

（5）大块纤维化又称之为进行性块状纤维化（PMF），是煤工尘肺的晚期表现。肺组织出现约 2cm×2cm×1cm 的一致性致密的黑色块状病变，多分布在两肺的上部和后部，右肺多于左肺。病灶呈长梭形，不整形，少数似圆形，边界清楚。镜下观察，其组织结构有两种类型：一种为弥漫性纤维化，在大块纤维中及其周围有很多煤尘和煤尘细胞，见不到结节改变；另一种为大块纤维化病灶中可见煤硅结节。有时在团块病灶中见到空洞形成，洞内积储墨汁样物质，周围可见明显代偿性肺气肿。

（6）其他胸膜呈轻至中等度增厚，在脏层胸膜下，特别是与小叶间隔相连处有数量不等的煤尘、煤斑、煤硅肺结节等。肺门和支气管旁淋巴结多肿大，色黑质硬，镜下可见煤尘、煤尘细胞和煤硅结节。

（二）病症表现

煤工尘肺病情缓和，发病工龄多在 20~30 年以上；病情演变亦较慢，多数在定期检查时通过 X 射线胸片发现有早期煤工尘肺。但煤工尘肺患者症状较多，出现亦较早，特别在吸烟的矿工中多见。

（1）咳嗽是尘肺病人最常见的主诉，主要与合并证有关。早期病人咳嗽多不明显，随病情进展，病人多合并慢性支气管炎，晚期病人易合并肺部感染，均使咳嗽明显加重，常与季节、气候等有关。

（2）咳痰是煤工尘肺病人常见症状，这主要是呼吸系统对粉尘的不断清除引起的，痰多为黑色。当大块纤维化部位发生缺血坏死形成空洞时，则经常咳出大量黑痰，其中可明显看到有煤尘颗粒；当合并急性感染时也可咳出大量脓性痰。

（3）胸病症状在煤工尘肺病人中不如硅肺及石棉肺病人中多见。胸痛部位不一，性质多不严重，一般为隐痛，亦有胀痛及针刺样痛等。其原因部分可能是纤维化病变的牵扯作用。

（4）呼吸困难是尘肺的固有症状。尘肺病人的呼吸困难与病情相关。随着肺组织纤维化程度加重，有效呼吸面积减少，通气/血流比例失调，呼吸困难也逐渐加重。合并 COPD 及慢性肺源性心脏病者，呼吸困难更明显，若合并呼吸道感染可很快发生心肺功能失去代偿而导致心力衰竭及呼吸功能衰竭，是尘肺病人的主要死亡原因。

（5）咯血较为少见，可由于上呼吸道长期慢性炎症引起黏膜血管损伤，咳痰中带少量血丝；亦可能由于大块纤维化病灶的溶解破裂损及血管而咯血量增多。

四、煤工尘肺的治疗与康复

煤工尘肺应严格按国标《尘肺病诊断标准》进行诊断和分期，并据此进行健康监护、治疗和劳动能力鉴定。煤工尘肺是一种危害工人健康，可以造成劳动能力丧失的职业病。晚期尘肺病由于严重肺纤维化，呼吸面积减少，病人高度呼吸困难，十分痛苦。因此，对尘肺患者要采取积极的综合性治疗。首先是对尘肺病变的治疗，控制纤维化病变的进展，保护肺的正常生理功能；其次是积极治疗和控制尘肺的各种并发症，防止病情恶化，减轻病人痛苦，对挽救和延长患者生命，具有重要的临床意义。

1. 病因治疗

煤工尘肺的病因治疗，应是防止粉尘在肺内沉积，增强肺的廓清能力，降低粉尘毒性，保护细胞膜，抑制胶原纤维形成。煤工尘肺的主要治疗药物请参见硅肺治疗一节。

2. 大容量肺灌洗技术

大容量全肺灌洗术能清除已吸入肺内的多种粉尘、吞噬了粉尘的巨噬细胞以及肺泡巨噬细胞吞噬粉尘后分泌的致纤维化生长因子，从而改善症状和肺功能，遏制或延缓病变的进展，减轻病人的痛苦，延长患者生命。我国于 1988 年首次开展该项治疗，现已发展为一项非常成熟的技术，在国际上处于领先水平。

3. 对症治疗及并发症治疗

煤工尘肺患者抵抗力降低，冬春两季易并发呼吸道感染，病人可在医护人员监护下作保健体操、太极拳等活动以增强体质，同时给予对症治疗，缓解症状，减轻痛苦。

4. 康复治疗

康复治疗目的在于减轻症状，减少并发症，改善活动能力，提高生活质量，延长患者寿命。主要包括如下几个方面：

（1）诊断为尘肺者首先要脱离粉尘作业，并根据病情和代偿功能状况进行劳动能力鉴定，合理安排无尘作业或休息。已吸烟者应立即戒烟；同时还应避免接触其他有害粉尘、烟雾及气体，减少呼吸道过敏性及理化因素损伤性炎症。

（2）预防呼吸道感染，包括病毒、支原体或细菌感染。

（3）呼吸锻炼，可提高潮气量，减少呼吸频率，变浅速呼吸为深慢呼吸，从而改善气体分布，纠正通气/血流比例失调，提高动脉氧分压。

（4）长程家庭氧疗（LTOT），可提高煤工尘肺伴慢性呼吸衰竭患者的生存率和生活质量。

五、煤矿粉尘监测及防治技术

(一) 煤矿粉尘浓度的工业卫生标准

工作场所空气中煤尘的游离二氧化硅的含量不同，煤矿粉尘浓度的职业接触限值也不相同。对于硅尘含量小于 10% 的煤尘，瞬时总粉尘浓度不超过 $6mg/m^3$，时间加权平均浓度不超过 $4mg/m^3$；呼吸性粉尘瞬时浓度不超过 $3.5mg/m^3$，时间加权平均浓度不超过 $2.5mg/m^3$。

(二) 煤尘的监测和分级管理办法

我国《煤矿安全规程》中规定，煤矿企业必须按国家规定对生产性粉尘进行监测。为了更好地防止煤矿尘肺病的发生，在测定作业点煤尘浓度和煤尘中游离二氧化硅含量的基础上，1990 年颁布的《煤矿尘肺病管理办法》规定应根据尘肺病防治工作实际情况对不同的粉尘作业实行分级管理。

1. 一级管理

粉尘中游离二氧化硅含量大于 50% 的，粉尘浓度必须控制在 $2mg/m^3$ 以下。对未达到要求的，监督机构有权提出限期改进；逾期未完成的，及时上报有关部门并令其停产改进。

2. 二级管理

粉尘中游离二氧化硅含量介于 25%～50% 的，粉尘浓度必须控制在 $4mg/m^3$ 以下；粉尘中游离二氧化硅含量介于 10%～25% 的，粉尘浓度必须控制在 $6mg/m^3$ 以下。对未达到要求的，监督机构有权提出限期改进；逾期未完成的，及时上报有关部门并令其停产改进。

3. 三级管理

粉尘中游离二氧化硅含量介于 5%～10% 的，粉尘浓度必须控制在 $10mg/m^3$ 以下；游离二氧化硅含量小于 5% 的，粉尘浓度必须控制在 $20mg/m^3$ 以下。对未达到要求的，监督机构应根据实际情况提出分期改进意见，并监督执行。

(三) 煤矿粉尘防治技术

防治煤矿粉尘的措施分为防尘措施、预防煤尘爆炸的措施（防爆措施）及限制煤尘爆炸扩大灾害范围的措施（隔爆措施）等三大类。其中防尘措施分为以下四类：

1. 减尘措施

主要是指减少采、掘作业时的粉尘发生量，是矿井尘害防治工作中最为积极有效的技术措施。减尘措施主要包括：改进采、掘机械结构及其运行参数减尘，湿式打眼湿式凿岩，水封爆破，添加水炮泥爆破，封闭尘源，采用捕尘罩以及预湿煤体减尘措施（如采空区或巷道灌水，煤层注水）等。减尘措施是以预防为主的治本性措施，应考虑优先采用。

2. 降尘措施

降尘措施是矿井综合防尘的重要环节，现行的降尘措施主要包括各产尘点的喷雾洒水，如采煤机上内、外喷雾，放炮喷雾，支架喷雾，应用降尘剂，泡沫除尘，装岩洒水及巷道净化水幕等。

3. 矿井通风排尘

矿井通风排尘是指借助风流稀释与排出矿井空气中的粉尘。矿井内各个产尘点在采取了其他防尘措施后，仍会有一定量的粉尘进入矿井空气中，其中绝大部分是小于 10μm 的微细粉尘，如果不及时通风稀释与排出，将由于粉尘的不断积累而造成矿井内空气严重污染，危害矿工的身心健康。

4. 个体防护

矿井各生产环节，尽管采取了多项防尘措施，但仍难以使各作业地点粉尘浓度达到卫生标准。此种情况下，特别是在强产尘源和个别不宜安装防尘设备条件下作业的人员，必须佩戴个体防尘用具。个体防尘用具主要包括：防尘面罩、防尘帽、防尘呼吸器、防尘口罩等，其目的是使佩戴者既能呼吸净化后的洁净空气，又不影响正常操作。

典型案例

安徽省皖北某矿的矿工王某在矿上的工作是打炮眼。塞进雷管，点着炸药，只听"轰"的一声，地动山摇，四周全是灰，2m 以内的灯都看不见。而他们工作时，几乎没有什么防尘措施，仅有的是一人一个口罩。每次打完炮眼，身上全是粉尘，脸盆里的水从来都是浑不见底。从那时起，他断断续续在四五个小矿井打过工。一次干几个月，挣上两三千，就回家待几个月，没钱了再出去干。

2004 年，王某感到自己的身体大不如前，稍微干点重活，就像扛了千斤重担一样沉重，气只能喘到一半就喘不动了，并且不时咳嗽。开始他以为是支气管炎，可无论打针、吃药，怎么也治不好。两年以后，他被确诊为三期尘肺病，肺部变成了花岗岩一样。

医生说，洗肺能够控制病情，减轻痛苦。为了洗肺，王某拿出这几年在煤矿打工的全部存款，又向左邻右舍借了 2000 元，可还没凑够洗肺要花的 10000 元。因为得这个病，村子里已经有四五个人死掉了。王某看着他们一个个倒下，心中再也不抱希望了。

值得庆幸的是，相对于村里死去的那几个人，王某是幸运的。2007 年 12 月，他受到了中国尘肺病治疗基金会"尘肺病康复工程"的资助，免费到中国煤矿工人北戴河疗养院接受治疗。

然而，尽管做了手术，但 30 岁的王某声音听上去像个小老头，像是有一只风箱在人们的耳旁拉来拉去。但是，目前世界上也没有能治愈尘肺病的特效药，洗肺只能在一定程度上减轻病人的痛苦，减缓病情的发展，但无法从根本上逆转病情。

第四节 其他尘肺病及其防治

一、石棉肺

（一）石棉的理化性质

石棉属于硅酸盐类矿物，含有氧化镁、铝、钾、铁、硅等成分。按其来源可分为天然和人造两类，按其性质可分为闪石石棉和蛇纹石石棉（即温石棉）两类，其中闪石石棉又可以分成青石棉、铁石棉、直闪石石棉、透闪石石棉和阳起石石棉等五种。石棉多数为白色，也有灰、棕、绿色的。石棉有纤维和非纤维两类。纤维是指纵横径比>3∶1的尘粒。直径<3μm、长度≤5μm的纤维称为可吸入性纤维；直径≥3μm、长度≥5μm的纤维称为不可吸入性纤维。石棉具有较好的物理力学性能，抗拉性强，不易折断，耐火，耐碱，绝缘，溶于盐酸。质纯、纤维长的石棉可以做防火、隔热的石棉布。

（二）石棉的职业接触机会

接触石棉的作业主要是石棉加工和处理，其次是石棉矿的开采和选矿。根据制造工艺及用途不同，石棉制品可分为石棉水泥制品、石棉纺织制品、石棉保温隔热制品、石棉橡胶制品、石棉制动（传动）制品、石棉电工材料和石棉沥青制品等几大类。石棉广泛应用于建筑、造船、汽车火车制造、航空航天、供电消防以及国防建设等20多个工业部门。

（三）石棉尘的吸入、代谢和影响其危害的因素

石棉粉尘主要是通过呼吸道进入肺部。在纤维粉尘随气流经气道进入肺泡的过程中，较长的纤维在支气管分叉处易被截留，软而弯曲的温石棉纤维多在呼吸细支气管以上部位被截留沉积，直而硬的闪石类纤维则能进入肺泡沉积。吸入肺泡的石棉纤维大多被巨噬细胞吞噬，小于5μm的纤维可以完全被吞噬，一根长纤维可由两个或多个细胞同时吞噬。吞噬后大部分由黏液纤毛系统排出，部分经由淋巴系统清除，有部分滞留于肺内，还有部分直而硬的纤维可穿过肺组织到达胸膜，损伤肺细胞和胸膜间皮细胞。

影响石棉危害的主要因素包括：石棉种类、石棉纤维长度和直径、石棉纤维尘浓度、接触石棉时间和接触者个体差异等。粉尘中含石棉纤维量越高，接触时间越长，越易引起肺纤维化，常以接触量（浓度×接触时间）表示，接触量越大，吸入肺内纤维越多，发生石棉肺的可能性越大。脱离粉尘作业后仍可发生石棉肺。闪石类石棉（青石棉）致病作用明显强于蛇纹石类石棉（温石棉）。此外，接触者个体差异及其生活习性如吸烟等均与石棉肺发病有关。

（四）石棉肺的发病机理和病理特征

生产过程中长期吸入石棉粉尘会引起石棉肺。石棉肺的发病机理至今尚不清楚，根据近年研究报道，将石棉损伤细胞和致肺纤维化的发病机理可以归纳为直接作用和自由基介导损伤。石棉肺的病理特征之一是肺间质弥漫性纤维化，但极少有结节或类结节状纤维化。吸入的石棉纤维易随支气管长轴进入肺下叶，故纤维化以两肺下部为重，由下向上逐渐加重。这一点不同于硅肺病变以两肺中部为重的特点。纤维化病变以胸膜下区、血管支气管周围和小叶间隔最为显著，以两下叶底后部病变尤为突出。石棉肺的另一病理特征是胸膜的增生性改变，胸膜增厚和胸膜斑。胸膜斑是指厚度>5mm的局限性胸膜增厚，镜下胸膜斑由玻璃样变的粗大胶原纤维束构成。石棉引起的胸膜斑，也被看做是接触石棉的一个病理学和放射学标志。胸膜斑可以是接触石棉者的唯一病变，可不伴有石棉肺。

（五）石棉肺的病症表现

1. 症状和体征

石棉肺一般进展缓慢，早期无自觉症状，最主要的症状是咳嗽和呼吸困难。咳嗽一般多为干咳或少许黏液性痰，难于咳出，多发生阵发性咳嗽。发病初期在做体力活动时出现呼吸困难，以后随病情加重而明显。晚期，休息时也会气紧，病程可以持续十几年甚至几十年。胸痛不是石棉肺的特征，但若累及胸膜，会发生胸痛。一时性尖锐胸痛多见于严重呼吸困难或呼吸肌负荷加重；若持续性胸痛，首先要考虑的是肺癌或恶性胸膜间皮瘤。石棉肺特征性的体征是双下肺区出现捻发音，只在吸气期间闻及，该症状出现较早，随病情进展而增多，肺中区甚至肺上区也可闻及，由细小声变为粗糙声。杵状指（趾）出现于石棉肺晚期，随着病变加重而明显。若其迅速发生或突然恶化，则可能是合并肺癌的信号，预后不良。石棉肺晚期并发肺心病时可出现唇、指发绀。

2. 肺功能

石棉肺患者由于肺间质弥漫性纤维化，严重损害肺功能。石棉肺早期肺功能损害是由于肺弥漫性纤维化而使肺硬化，导致肺顺应性降低，表现为肺活量渐进性下降，这是石棉肺肺功能损害的特征。肺一氧化碳弥散量是发现早期石棉肺的最敏感指标之一，有报道认为它的下降早于肺活量。如果同时有肺气肿，则残气量和肺总量可能正常或稍高。随着病情加重，多数石棉肺患者肺功能改变主要表现为肺活量、用力肺活量、肺总量下降，而第一秒用力呼气容积/用力肺活量变化不大，预示纤维化进行性加重，呈限制性肺功能损害的特征。石棉肺患者肺功能变化类型，也可能表现为阻塞性或混合性肺功能损害。

3. X 射线胸片变化

石棉肺的 X 射线胸片表现主要是不规则小阴影和胸膜变化。不规则小阴影是石棉肺 X 射线表现的特征，也是我国诊断石棉肺和石棉肺分期的主要依据。早期两肺下区近肋膈角处出现密集度较低的不规则小阴影，随着病情进展而增多增粗、呈网状并向中肺区扩展。胸膜变化包括：胸膜斑、胸膜增厚和胸膜钙化。局限性胸膜增厚，当厚度大于 3mm 时称为胸膜斑，是我国石棉肺诊断和分期的指标之一。胸膜改变与肺内病变程度不完全一致。某些石棉肺的胸片上还出现类圆形小阴影，多见于石棉采矿工，是由于矿石内含有游离二氧化硅粉尘所致。

（六）石棉肺的诊断和处理

石棉肺诊断要根据详细的石棉接触职业史和现场石棉粉尘浓度测定资料，质量合格的 X 射线胸片，按照尘肺的 X 射线诊断国家标准执行诊断和分期。石棉肺患者处理按《职工工伤与职业病致残程度鉴定标准》（GB/T 16180）国家标准执行。

（七）石棉粉尘与肺部癌变

石棉是公认的致癌物，石棉纤维在肺中沉积可导致肺癌和恶性间皮瘤。也有石棉引起肠癌、喉癌和其他癌等多致癌性的报道，但还缺乏足够的证据。石棉不仅危害职业接触的工人，而且因使用广泛而污染大气和水源，危害广大居民。许多国家立法严格控制石棉的生产和使用，并将石棉作为法定致癌物严加控制。

（八）石棉粉尘危害的监测和预防

1. 石棉粉尘的测定

石棉尘浓度的测定方法不同于其他粉尘，多数粉尘用重量法衡量其在空气中的浓度，但对石棉来说，重量法无法区分作业场所尘团中混杂的非石棉纤维粒，更不能区别出能被吸入肺泡的呼吸性石棉纤维，而后者是引起石棉肺和由石棉引发有关疾病的主要物质。因此，应采用纤维计数法反映空气中石棉尘的浓度。

2. 预防措施

预防石棉肺及其有关疾病发生的关键在于从源头上消除石棉纤维粉尘的危害，所以寻找和选用石棉代用品是当今世界各国的重要课题。欧美一些发达国家已禁止使用石棉。而发展中国家也尽可能控制使用石棉，特别是青石棉。我国是世界上主要石棉生产国之一，产品以温石棉为主。由于石棉特性优良和成本低廉，目前还难以做到完全停止生产和使用石棉及制品。因此，根据我国的具体情况，应该从石棉开采的源头开始，一直到石棉废物的处置，每一个有可能造成污染的步骤都要严格控制粉尘浓度，加强防护措施。并且严格执行石棉粉尘排放的国家标准。同时制定出适应我国具体情况的卫生标准和操作规则，做到让具体操作人员按规程操作，有章可循。

同时，对石棉作业工人要加强宣传吸烟的危害，说服他们戒烟。坚决贯彻执行国家有关加强防止石棉纤维粉尘危害的规定。

二、水泥与水泥尘肺

1. 水泥粉尘的接触机会

水泥分为天然水泥和人工合成水泥。天然水泥是将水泥样结构的自然矿物质经过煅烧、粉碎而成；人工水泥为人工合成的无定型硅酸盐，又称为硅酸盐水泥，由石灰质（石灰石、泥灰或白垩）与黏土质（黏土-页岩、AL_2O_3、SiO_2）和少量校正原料以适当成分配制成生料，经高温煅烧至部分熔融后，得到以硅酸钙为主成分的熟料，再加适量石膏等磨成细粉状的建筑材料。水泥粉尘的职业接触机会主要在水泥生产厂以及运输、储藏和使用水泥的建筑、筑路等行业。

2. 水泥尘肺的病症表现

水泥尘肺是由于长期吸入高浓度水泥粉尘（包括生料、熟料和成品）而引起的尘肺。水泥尘肺的发生除了粉尘浓度、工龄和个体因素外，与水泥的化学组成有密切关系。由于水泥原料是混合性粉尘，其中结合和游离二氧化硅含量不同，水泥原料粉尘引起的尘肺属混合尘肺，水泥成品粉尘引起的尘肺为水泥尘肺。水泥尘肺的发病时间为8~34年，一般在接触粉尘20年以上。病理表现为尘斑型和结节型，偶见大块纤维化形成，肺内可见含铁小体。

患者表现多为以气短为主的呼吸系统自觉症状，其次主要有胸痛、气急、咳嗽、咳痰和慢性鼻炎等表现。肺功能以阻塞性肺通气功能障碍为主，往往先于自觉症状和胸片改变。X射线表现既有不规则形小阴影改变，又有圆形小阴影改变。

3. 诊断和预防

水泥尘肺的诊断根据详细可靠的职业接触史、X射线表现和其他临床表现。X射线胸片确诊按照《尘肺的 X 射线诊断》国家标准执行。预防水泥粉尘要严格控制作业场所的粉尘浓度，必须采用综合防尘措施，在技术措施方面，喷雾增湿降尘和袋式除尘器等效果明显。应定期监测作业场所的粉尘浓度，及时将其控制在容许浓度之下。接触粉尘工人的就业前体检和定期体检应根据《粉尘作业工人医疗预防措施实施办法》的规定进行。

三、滑石与滑石尘肺

1. 滑石尘的性质与职业接触机会

纯滑石为含镁硅酸盐，形状有颗粒状、纤维状、片状及块状等。纤维状滑石中含有少量的石棉类物质，又称为石棉型滑石。颗粒性滑石不含石棉类物质，也不含纤维状物质，称为非石棉型滑石。某些品种含有少量游离二氧化硅、钙、铝和铁。纯滑石通常为结晶型，呈白色，不溶于水，具有化学性质稳定、润滑性、耐热、耐水、耐酸碱、耐腐蚀、不易导电、吸附性强等性能，故广泛应用于橡胶、建筑、纺织、造纸、涂料、高级绝缘材料、医药、化妆品生产以及雕刻等场合。

2. 滑石尘肺的病症表现

滑石尘肺是指长期吸入滑石粉尘而引起的以慢性肺组织纤维增生为主要损害的疾病。滑石尘肺的发病潜伏期和严重程度取决于吸入的滑石粉尘的性质、吸入量和作业人员的个体差异。如果粉尘中石棉或游离二氧化硅含量较高，病变将表现为混合性尘肺，具有石棉肺或硅肺特征。滑石尘肺的病理改变与石棉肺相似，其基本病变有：①类结节型为不规则的无细胞性胶原组织，很少有典型的硅结节；②弥漫性肺纤维化型与石棉肺相似，在纤维化区除有滑石外，还有透闪石和直闪石；③异物肉芽肿型常伴随纤维化病变出现，肺内可见滑石小体。

滑石尘肺患者表现也与石棉肺相似，病程进展缓慢，发病工龄一般在 10 年以上，早期无明显症状，随着病情的发展，部分患者可有咳嗽、咳痰、胸痛、气急等症状。由于接触的滑石粉尘中所含杂质不同，其病变类型不同，X 射线表现多样：可有不规则的小阴影，也可有圆形小阴影，还可有大阴影出现。

3. 诊断和预防

滑石尘肺的诊断根据详细可靠的职业接触史、X 射线表现和其他临床表现。X 射线胸片确诊按照《尘肺的 X 射线诊断》国家标准执行。预防滑石尘肺应严格控制工作场所粉尘的浓度。①加强监测。监测时可分两步走：一是首先用相差显微镜进行定性；二是根据滑石的种类不同而采取相应的测定方法。若是纤维性滑石，则用相差纤维镜纤维计数法；若是颗粒性滑石，则采用总粉尘浓度测定。②采取综合防尘措施，如湿式作业和抽风除尘，将工作场所的粉尘浓度控制在容许浓度之下。接触粉尘工人的就业前体检和定期体检应根据《粉尘作业工人医疗预防措施实施办法》的规定进行。

四、云母与云母尘肺

1. 云母尘的性质及职业接触机会

云母是天然铝硅酸盐矿物，自然界分布广，成分复杂，种类繁多，其晶体结构均含硅氧层，应用最多的为白云母。云母的特点为柔软透明，富有弹性。具有耐酸、隔热、绝缘性能，并易分剥成薄片，广泛用于电气绝缘材料和国防工业。接触云母的职业主要为采矿和加工。开采云母时主要接触的是混合性粉尘，含一定量游离二氧化硅。加工云母时主要接触的是纯云母粉尘。

2. 云母尘肺的病症表现

云母尘肺是由于长期吸入云母粉尘而引起的慢性肺组织纤维增生的疾病。长期吸入高浓度云母粉尘可发生云母尘肺，采矿工发病工龄为 11~38 年，平均 25 年；云母加工工人发病工龄在 20 年以上。病理改变主要为肺纤维化和不同程度的结节肉芽肿、肺泡间隔、血管和支气管周围结缔组织增生和脱屑性支气管炎，伴有明显支气管扩张和局限性肺气肿，肺内可见云母小体。患者主要表现为胸闷、胸痛、气急、咳嗽、咳痰等，无阳性体征，且很少有其他合并证。胸部 X 射线表现云母尘肺属于弥漫性纤维化型尘肺，早期类似石棉肺改变，以两肺弥漫性不规则小阴影为主，也可见边缘模糊的圆形小阴影，肺门不大，但密度高。胸膜改变不明显。

3. 诊断和预防

与滑石尘肺的诊断和预防相同。

五、炭黑与炭黑尘肺

1. 炭黑尘的理化性质及职业接触机会

炭黑是气态或液态碳氢化合物，在空气不足的条件下，经不完全燃烧或热裂分解而得的产物。碳成分占 90%~95%（体积分数），含游离二氧化硅 0.5%~1.5%（体积分数）。炭黑粉尘质轻，颗粒细小，直径一般在 0.04~1.04μm 之间，因此极易飞扬且长时间悬浮于空气中。

炭黑作为填充剂、着色剂等广泛用于橡胶、塑料、电极制造、油漆、油墨、墨汁、造纸、冶金等工业，此外，还用作脱色剂、净化剂，用于助滤器、炭黑纸的制造。炭黑接触的主要工种是炭黑厂的筛粉、包装，其次是炭黑制品，如电极厂配料、成形，橡胶轮胎厂的投料等。

2. 炭黑尘肺的病症表现

炭黑尘肺是长期吸入较高浓度炭黑粉尘引起的尘肺。炭黑尘肺发病工龄最短 15 年，最长 25 年以上，平均 24 年。其病理改变与石墨尘肺、煤肺极为相似。病变多在肺间质的血管周围，炭黑尘灶由聚集成堆吞噬炭黑的尘细胞、炭黑尘及数量不等的胶原纤维组成。呼吸性细支气管周围可见灶性肺气肿。患者早期表现不明显，可有咳嗽、咯痰、气短。少数患者肺功能呈不同程度减退，以阻塞性通气障碍为主。多数患者无阳性体征，病程极为缓慢。预后较好。炭黑尘肺 X 射线改变与石墨尘肺、煤肺相似，早期可见肺纹理明显增多，以中下肺区较为明显。随病变进展，肺野可见圆形小阴影，有时可见到不规则小阴影，整个肺区呈毛玻璃感，偶尔能看到程度不等的肺气肿及轻度胸膜增厚、粘连改变。

3. 诊断与预防

炭黑尘肺的诊断同其他尘肺病。诊断为炭黑尘肺的工人应停止接触粉尘工作，根据患者身体状况安排其他不接触粉尘工作，或者休息疗养，同时进行对症治疗。一般停止接触粉尘后，症状有所缓解。预防炭黑尘肺的根本措施是降低作业点粉尘浓度。可采取综合防尘措施，灵活运用防尘八字方针。根据炭黑粉尘质轻易飞扬，且在空气中长期飘浮的特点，如密闭不严，可造成生产车间空气中粉尘浓度极高。因此，防尘工作的重点应放在密闭除尘上。接触粉尘工人的就业前体检和定期体检同样应根据《粉尘作业工人医疗预防措施实施办法》的规定进行。

六、焊接尘与电焊工尘肺

1. 焊接尘的特性及职业接触机会

电焊时产生的烟、尘取决于焊条种类和金属母材以及被焊金属。由于电焊作业产生电弧高温，焊条芯、药皮和焊接母材发生复杂的冶金反应，熔化蒸发，逸散在空气中氧化冷凝成混合物烟尘或气溶胶。焊接尘是以氧化铁为主，同时混有其他成分如二氧化硅、氧化锰、氟化物、臭氧、各种微量金属和氮氧化物的混合性粉尘。电焊作业中易接触焊接尘，常见于建筑、机械加工、造船、国防、铁路等工业部门。锅炉、油罐或船体装备等通风不良以及密闭的容器内进行电焊作业时，接触电焊烟尘浓度较高。

2. 电焊工尘肺的病症表现

电焊工尘肺是长期吸入高浓度的电焊烟尘而引起的以慢性肺组织纤维增生为主的一种尘肺。电焊工尘肺发病缓慢，发病工龄多在 15～20 年。其发病与焊接种类和接触粉尘量有一定关系。电焊工尘肺的肺脏呈灰黑色，体积增大，质量增加，弹性减弱；肺内可见散在大小不等、多呈不规则形或星芒状的尘灶，直径多为 1mm；常有局限性胸膜增厚及气肿。镜下见两肺散在 1～3mm 黑色尘斑或结节，常伴有灶周肺气肿。尘斑由大量含尘巨噬细胞及少数单核细胞构成，间有少许胶原纤维，分布在肺泡腔、肺泡间隔、呼吸性细支气管和血管周围。后期逐渐增大呈结节状，一般为 2～5mm 左右，其中粉尘较少，胶原纤维成分较多。晚期病例偶见块状纤维化病变。患者早期症状表现主要有胸闷、胸痛、咳嗽、咳痰和气短等，但很轻微。在 X 射线胸片已有改变时仍可无明显自觉症状和体征。随病程发展，尤其是出现肺部感染或并发肺气肿后，可出现相应的临床表现。肺功能检查早期基本在正常范围，并发肺气肿等病变后肺功能才相应地降低。电焊工可合并有锰中毒、氟中毒和金属烟雾热等职业病。X 射线表现早期以不规则形小阴影为主，多分布于两肺中、下区。圆形小阴影出现较晚，且有分布广、密集度低的特点，随病情发展密集逐渐增加。个别晚期病例出现大阴影。肺门一般不增大，很少有胸膜粘连和肺气肿。少数病例可见肺门密度增高、阴影增大、结构紊乱等征象。胸膜早期无改变，晚期可出现肥厚粘连。脱离作业后，很少有进展。

3. 诊断及预防

电焊工尘肺的诊断和其他尘肺相同。电焊工尘肺一经确诊，应及时调离焊接作业，根据身体情况安排其他无接触粉尘工作或休息，同时进行对症治疗。由于焊接过程除烟尘外，还有高温和电弧光造成的紫外线等职业性有害因素，因此焊接作业人员的健康防护需全面考虑，根据焊接工作地点的不同和焊接烟尘的特点进行防护。首先要注意尽量使用自动或半自动焊接工艺和低尘低毒焊条。其次必须使用焊条电弧焊的，如在固定作业,可在作业点侧面进行局部吸风除尘;如无固定作业点时,应尽量减少密闭操作,改善作业条件。同时注意使用个人防护用品,如佩戴专用的防护面罩、防护眼镜和适宜的防护手套,不得有裸露皮肤。在罐内焊接者应戴送风头盔或送风口罩。此外,焊接工操作时应使用可移动屏障围住操作区,以免其他人员受到紫外线照射。焊接工人的就业前体检和定期体检同样应根据《粉尘作业工人医疗预防措施实施办法》的规定进行。长期在密闭容器内操作的电焊及辅助工,工龄三年以上的应每隔两年拍胸片一次;一般电焊工工龄在五年以上的每隔三年拍胸片一次。若发现有严重的呼吸系统疾病,明显的心血管病,以及肝、肾等疾病,不宜接触焊接作业,应调换工作。

七、有机粉尘引起的肺部疾病

1. 有机粉尘的职业接触机会

有机粉尘按其来源可分为植物性粉尘、动物性粉尘和人工合成有机粉尘。有机粉尘中常夹杂有游离型二氧化硅、各种微生物、聚合物单体等物质,可增加有机粉尘的危害。有机粉尘的职业接触机会有:纺织工业的棉毛麻纺织和生丝生产;轻工业的木材加工和木器制造;烟草、茶、皮毛的加工处理;化学工业的塑料、合成橡胶、合成纤维、有机染料的生产、储存、运输及其使用;农、牧业的粮食收获、加工、饲料制作、家禽饲养、蘑菇栽培等作业。有机粉尘可引起多种肺部疾患,如棉尘病、外源性变应性肺泡炎、单纯性非特异性呼吸道刺激等。

2. 棉尘病

长期吸入棉、麻、软大麻等植物性粉尘会引起棉尘病。该病多在周末或放假休息后再工作时发生,以支气管痉挛、气道阻塞为主要表征,又称"星期一热",临床上具有特征性的胸部紧缩感、胸闷、气短,可伴有咳嗽,偶有咳痰,并有急性通气功能下降,长期反复发作可导致慢性通气功能损害,但肺部病理并无类似尘肺的纤维化改变。

棉尘病诊断据国标《棉尘病诊断标准及处理原则》进行。患者按阻塞性呼吸系统疾病处理,以对症治疗为主,反复发作者应调离原岗位。控制生产场所棉尘浓度是防止棉尘病的关键。此外,棉花应储存在干燥地方,以防污染。其次,健康监护也十分重要,应加强在岗职业人群的定期体检及新工人就业前体检,有慢性呼吸系统疾病的人不宜从事此类工作。接触粉尘工龄在 10~20 年的工人应作为健康监护的重点。

3. 职业性变态反应性肺泡炎

由于在职业活动中吸入被霉菌、细菌或血清蛋白污染的有机粉尘,如枯草、甘蔗及鸽、鸡、鹦鹉等禽类的羽毛和粪便而引起的可逆性间质肉芽肿性肺炎,称为职业性变态反应性肺泡炎。常见的有"农民肺"和"甘蔗肺"。农民肺属于职业性的外源性变态反应性肺泡炎。主要症状表现:从接触至出现畏寒、发热、呼吸急促,常相隔 4~8h,有时伴有干咳。2~3d 后症状自行消失。接触霉变枯草 2~3 月,急性症状反复发作,症状加重。持续接触若干年后,则产生不可逆的肺组织纤维化增生,伴有肺气肿和支气管扩张,肺功能出现改变,病人丧失劳动能力。

职业性变态反应性肺泡炎诊断根据国标《职业性急性变应性肺泡炎诊断标准及

处理原则》进行。轻度患者应暂时脱离接触，对症处理；重度患者应尽早使用糖皮质激素治疗。预防对策主要有防止枯草堆霉变、加强个人防护、建立卫生监护制度等。

典型案例

一提起电焊工，我们马上就会想到这样一个场面，一个人一手拿个电焊，一手拿个防护面具挡着脸，周围是火花四溅，一阵阵刺耳的声音。很自然的，我们也会想到电焊工作对人体的伤害，比如说，灼伤眼睛、辐射等。但我们很少会想到电焊会使人染上职业病——尘肺病。不幸的是，李某就染上了这种难以治愈的职业病。

李某，四川达县人。2005 年 9 月，李某第一次来到厦门，在上千元月薪的诱惑下，27 岁的他决定拜师从头开始，当一名电焊工。由于是熟人介绍，他很顺利地进入了厦门一家加工机械配件的工厂，当了 4 个月学徒后，他拿到了"特种作业操作证"，正式上岗，从事金属焊接切割专业。就这样，李某开始了电焊工作。工厂里通风设备不健全，空气里到处弥散着灰尘，平时工作也不戴耳塞、口罩，只戴手套和防护面具，这就是李某工作的环境。由于他所在的工厂承接了厦门某大型企业大量的焊接业务，所以每天都有大量的活干。因为工作没有任何底薪，是计件工资，为了多赚钱，即使长期不戴口罩，没有耳塞，他也是夜以继日、加班加点，比一般电焊工都要拼命。

辛苦的努力没有白费，然而，他万万没有想到，恰恰就是这样的高薪，让自己走上了绝路。2008 年 11 月 9 日，李某突然发觉全身不对劲，胸口好像针扎似的疼，浑身憋闷，呼吸困难。他原以为是多年前的肺结核复发了，赶紧来到医院检查。医生告诉他，这是尘肺病，一种他从未听说过的疾病。医生解释了好长时间，他才知道这是一种不见血的绝症：可以治疗，但很难根治。也就在这时，他才知道自己患有肺结核，是不适合做电焊工的，而公司在上岗前却没有进行体检。

此后，他总是觉得眼睛睁不开，胸部时而会刺痛，呼吸有时会感觉不畅，尤其是坐电梯和爬楼梯的时候。同时，李某也开始了求医之路，先后 5 次住院。有一次，医生给他做肺泡灌洗时，李某发现他的肺洗出来的回收液，像污水一样黑。虽然他只是尘肺病一期，是伤残 4 级，离死亡的三期还有足够的距离。但是，话说到激动处，他就喘不过气来了。

医生说，他的病情还是比较轻微的，如今肺灌洗出来的水已经基本清澈，采用单侧肺灌洗的方法，病情还是可以缓解的。但是，5 年、10 年之后是否会发生逆转，就不得而知了。虽然，李某已经离开粉尘作业，不再做电焊工了，并且得到了一定的补偿，但他依然要忍受病痛的折磨，并且时刻担心着复发的危险。

习 题

1. 试述生产性粉尘的来源和分类。
2. 试述生产性粉尘对人体的危害。

3. 如何对生产性粉尘实施有效的控制与防护？

4. 硅肺病是怎样产生的？如何对其进行诊断、分类、预防和处治？

5. 试述煤矿粉尘的来源及防治措施。

6. 请比较煤工尘肺和硅酸盐类尘肺病的异同。

7. 试分析露天采石场粉尘危害情况，并提出相应的防治对策和措施。

第三章　职业性皮肤病

职业性皮肤病是指劳动中以化学、物理、生物等职业性有害因素为主要原因引起的皮肤及附属器官的疾病。职业性皮肤病包含接触性皮炎、光接触性皮炎、电光性皮炎、黑变病、痤疮、溃疡、化学性皮肤灼伤、白斑等；根据《职业性皮肤病诊断标准（总则）》可以诊断的其他职业性皮肤病。职业性皮肤病的发病病因比较复杂，常常是多种因素综合作用的结果。但就某一例而言，通常是一种职业因素起主要作用。

第一节　职业性接触性皮炎

职业性接触性皮炎（Occupational Contact Dermatitis）是指在劳动或作业环境中直接或间接接触具有刺激和（或）致敏作用的职业性有害因素引起的急、慢性皮肤炎症性改变。根据发病机制的不同通常将分为刺激性接触性皮炎（Irritant Contact Dermatitis，ICD）和变应性接触性皮炎（Allergic Contact Dermatitis，ACD）。当临床上难以分型或两种作用同时存在时，可诊断为职业性接触性皮炎，并按职业性变应性接触性皮炎处理。

一、刺激性接触性皮炎（ICD）

ICD 是一种不产生特异性抗体的皮肤炎症。急性反应多在接触后很快发生，慢性反应则是微小损伤慢性反复积累的结果。去除接触物后，炎症反应不能马上消退。

1. 主要职业接触机会

主要职业性刺激源有水、肥皂、洗澡剂、碱、酸、金属工作液、有机溶剂、石油产品、氧化剂、还原剂、动物产品、某些植物、粉尘及物理因素等。刺激物的刺激性与其化学性质、浓度有关。

2. 症状表现及确诊依据

急性皮炎呈红斑、水肿、丘疹或在水肿性红斑基础上密布丘疹、水疱或大疱，疱疹破溃后呈现糜烂、渗液、结痂等症状。自觉灼痛或瘙痒。慢性改变者，呈现不同程度浸润、增厚、脱屑或皲裂。

依据职业性接触性皮炎诊断标准进行诊断。临床上由于相当一部分患者不能提供可疑致敏原，导致病程迁延、反复发作。斑贴试验是诊断接触性皮炎的安全、可靠和简单易行的方法。该方法只适用于寻找由接触过敏源引起的变应性接触性皮炎的变应原，不适用于刺激性接触性皮炎。

3. 一般预防措施

（1）用无刺激物或弱刺激物代替强刺激物。

（2）对于无法代替的刺激物，操作过程中尽量采取自动化操作。

（3）对于必须人工操作的刺激物，工作人员在工作过程中必须采取相应的防护措施，如戴防护手套、穿防护服等。

二、变应性接触性皮炎（ACD）

ACD 由接触变应原致敏引起，仅少数人经过一段时间接触后致敏才发生。初次致敏往往需要接触几天以上才发生反应，而致敏后如再接触敏感变应原则多在 24~48h 反应。

1. 主要职业接触机会

该病为典型的迟发型 IV 型变态反应。主要变应原有杀虫剂、铬、镍、染料、环氧树脂、香精、药物、植物、橡胶促进剂等。化妆品中的香脂、染料以及染发、烫发剂等均为常见的致敏原。

2. 症状表现及确诊依据

（1）急性变应性接触性皮炎：起病相对较急，在接触局部发生境界清楚的红斑、丘疹、丘疱疹，严重时红肿明显，甚者出现大疱，并破溃糜烂。皮炎发生部位与接触物一致，边界清楚。当皮炎发生在组织疏松部位，则肿胀更明显，而无鲜明的边缘。

（2）亚急性和慢性变应性接触性皮炎：由于接触物的浓度低、刺激性小，皮损开始可呈亚急性表现，为轻度红斑、丘疹、边界不清或由于长期反复接触后发病，局部呈慢性湿疹样变，皮损轻度肥厚或苔藓样变。

根据职业性接触性皮炎诊断标准进行诊断。斑贴试验是确定化学性致敏原一个较为简便、可靠的方法，不仅有助于治疗及指导患者避免接触致敏原，还有助于确定职业性皮炎的致病原因具体见刺激性接触性皮炎的诊断。

3. 主要预防措施

（1）预防原则：改善劳动条件，保持清洁的生产环境，减少作业场所变应原对皮肤的刺激，若为强致敏物质作业，须详细询问工人的过敏史，严格就业前体检。

（2）及时清除皮肤上存留的致病物，按一般接触性皮炎的治疗原则对症治疗，暂时避免接触致病物及其他促使病情加剧因素，急性皮炎在治疗期间，可酌情短期休息或暂时调换工种。

第二节　职业性痤疮

职业性痤疮（Occupational Acne）是指在生产劳动中接触矿物油类或某些卤代烃类所引起的皮肤毛囊、皮脂腺系统的慢性炎症损害。根据不同的致病因素，本病可分为两大类：因接触石油、煤焦油及其分馏产品等引起的斑疮称为油痤疮；因接触卤代烃类化合物引起的痤疮称为氯痤疮。就目前而言，二噁英和二苯并呋喃是引起氯痤疮的主要化合物。职业性痤疮是常见的职业性皮肤病之一，其发病率仅次于职业性皮炎。

一、症状表现

职业性痤疮易发生于脂溢性体质的人，任何年龄、任何接触部位均可发病，一般来讲其潜伏期大致为 1~4 个月。脱离接触皮损可好转及痊愈，恢复接触可复发。

1. 油痤疮

一般称为油疹，即因在生产劳动中接触煤焦油、页岩油、天然石油及其高沸点的分馏产品、沥青等引起的皮肤毛囊、皮脂腺系统的慢性炎症损害。发生于脂溢性体质的人。皮损好发于易受油脂污染及被油类浸减衣服的摩擦部位。

2. 氯痤疮

因接触某些卤代芳烃、多氯酚及聚氯乙烯热解物等卤代烃类化合物引起。常在接触部位发生成片的毛囊性皮肤损害，皮损以黑头粉刺为主，初起时常在眼外下方及两侧颧部出现密集的针尖大的小黑点，随后发展到耳郭周围、腹部、臀部、臂部及阴囊等处，并出现较大的黑头粉刺，常伴有明显的毛囊口角化，间有粟丘疹样皮损。炎性丘疹较少见。

主要根据职业性接触性皮炎诊断标准进行诊断。

二、主要预防措施

凡是有明显皮脂溢出或患有明显的脂溢性皮炎、寻常性痤疮、疖痈等皮肤病的工人，不宜从事接触焦油、沥青、高沸点馏分的矿物油、多氯苯、多氯酚及某些溴代芳香烃化合物的工作。参照寻常痤疮的治疗原则，对症处理。

第三节 职业性皮肤溃疡

许多化学物质能引起皮肤溃疡，我国法定的职业性皮肤溃疡（Occpational Ulcers）是指生产劳动中皮肤直接接触某些铬、砷、铍等化合物（六价铬、可溶性铍盐等）所致的形态较特异、病程较长的慢性皮肤溃疡。

1. 职业接触机会

铬被广泛应用于纺织、制革、摄影以及电镀等行业。铬能以二、三、六价化合物的形式存在，二价铬极其不稳定，极易被氧化为高价铬，工业上主要用其三价或六价化合物，常见的六价铬化合物有铬酸（三氧化铬）、铬酸钠、铬酸钾、重铬酸钠、重铬酸钾、重铬酸铵等。铬主要用于机器制造、冶炼、航空等工业。铍溃疡的致病物主要是氟化铍、氯化铍、硫酸铍等可溶性铍化合物。它们都具有较强的刺激性，其中腐蚀性较强的氟化铍的微小颗粒还可通过完整的皮肤引起铍溃疡。

2. 症状表现

皮损起初多为局限性水肿性红斑或丘疹，继之则中心呈淡灰色或灰褐色坏死，并于数日内破溃，绕以红晕，溃疡早期成漏斗状，大小不等，一般为米粒至蚕豆大小，表面常有少量分泌物或覆以黄色或灰黑色痂，边缘清楚，压之微痛，日久则周围组织增生隆起呈苍白或暗红色堤状，坚硬，中心则向深处溃烂凹陷，外观与鸟眼相似，故称之为"鸟眼状"溃烂。

根据职业性接触性皮炎诊断标准进行诊断。

3. 主要预防措施

（1）加强生产设备的管理、清洁和维修，杜绝跑、冒、滴、漏现象，以防止污染作业环境。

（2）加强个人防护。建立定期体检制度。若破损皮肤接触了致病物，应立即用肥皂水洗净，再用10%亚硫酸钠溶液清洗，清水流水彻底冲洗，清洁并保护创面，防止溃疡形成。亚硫酸钠还有还原作用，能使六价铬还原为三价铬，从而失去刺激作用。使用5%硫代硫酸钠溶液也可收到同样的效果。

典型案例——职业性变应性接触性皮炎

案例 1

患者李某，男，51岁，满族，河北人。因为"颜面、手背皮疹伴瘙痒18月，加重6月"，于2010年2月8日入院。患者18个月前开始间断接触环氧树脂，接触10余天后面部出现红斑、肿胀，双手背出现红斑、水疱，伴破溃、渗出，躯干少量丘疹，自觉瘙痒。于当地医院诊断接触性皮炎，经口服抗过敏药物、局部外用止痒液后好转，但未脱离工作环境，皮疹反复发作，迁延不愈，未规律诊治。6月前皮疹加重，面颈部、手部出现弥漫性红斑，表面糜烂、结痂、脱屑，瘙痒剧烈，先后就诊于多家医院，经抗过敏、局部湿敷后病情有所减轻，为进一步诊治来我院住院治疗。

既往史：患者2003年盆腔骨折后出现肺栓塞，经介入治疗后好转。2008年体检发现胆管结石。家族史无特殊。

职业接触史：患者2008年5月~2009年12月在某科技有限公司，从事木工工作，工作中间断接触环氧树脂及固化剂。

体检：一般情况好，各系统检查未见异常。皮肤科检查：颜面尤其眼睑周围弥漫分布暗红斑片，局部浸润肥厚，可见点状糜烂、结痂、脱屑，鼻背部可见正常皮肤。颈部可见类似皮疹，双手背肥厚斑片，表面粗糙、脱屑。躯干、四肢散在红色小丘疹及抓痕。

诊断：依据中华人民共和国国家职业卫生标准——《职业性接触性皮炎诊断标准》（GBZ 20—2002），全科医师讨论诊断为职业性变应性接触性皮炎。

治疗经过：脱离病因接触，给予糖皮质激素、甘草酸、钙剂等常规抗过敏治疗，局部硼酸湿敷及外用糠酸莫米松、他克莫司治疗。皮疹逐渐消退，瘙痒减轻，随访4个月皮疹已大部分消退，遗留色素沉着斑。

讨论：变应性接触性皮炎多发生于暴露部位，常向周围蔓延，非接触部位也可发病，高敏者可波及远隔部位，严重者泛发全身。环氧树脂属高分子化合物，低毒性，但它是致敏物，可引起接触性皮炎，环氧树脂的使用必须用使其成不溶的固化产物，而该厂使用的固化剂中不含致敏作用较强的乙二胺，可以排除乙二胺引起皮炎。本例患者有明显接触双酚A型环氧树脂的职业史，皮损表现为暴露部位红斑、水肿、丘疹，部分伴水疱和糜烂，开始在接触部位，逐渐向其他部位扩散，脱离岗位后经激素抗过敏、抗炎和局部用药后缓解。患者在生产工程中无光敏物质、紫外线、电离辐射和三氯乙烯等化学物，可以排除相关皮炎。因此，结合工人在生产中接触的职业病危害因素，根据职业卫生流行病学调查结果和皮肤斑贴试验结果，综合分析认为这是一起直接接触环氧树脂引起的职业性变应性接触性皮炎。

案例 2

2006 年 6 月 15 日，广东省某五金厂包装车间 5 名工人发生严重皮炎，送广东省职业病防治院诊断、治疗，经现场调查和实验室检查，被诊断为职业性三氯乙烯剥脱性皮炎。

6 月 9 日早，5 名包装工人着手一批五金构件包装前的清洗工作。工作时，他们没有戴防护手套，徒手用布条蘸上一种代号为 "808" 的溶剂对这批构件进行表面清洁。在他们完成清洗工作五六天后就相继感到皮肤不适。手上、胳膊上、脸上等多处出现了红斑点、丘疹，皮肤瘙痒，并有灼烧感，疼痛难忍，瘙痒严重时甚至影响了他们的睡眠。其中一名工人发现自己出现了皮疹后就脱离了工作；其余 4 名包装工人继续工作，病情继续加重，继之出现大小不等的水疱，红斑、丘疹范围也逐渐扩大，他们有的出现高热，体温高达 39.5℃。

发现问题严重性后，这 5 名工人就集体向老板反映了情况，并要求医治。入院后，医院对他们的皮肤科检查显示，1 例双上肢、面部、鼻孔处、颈部可见散在红色斑丘疹；3 例双上肢、面部、鼻孔处、颈部、前胸可见红斑、丘疹、小水疱，疱内液体清亮，皮损面积为 10%~20%；1 例双上肢、面部、颈部、躯干可见大片多形性红斑，上肢可见成簇小水疱，皮损面积约 30%，手部皮肤蜕皮结痂。

面对如此严重的病情，工厂老板感到很奇怪。因为，该厂清洗车间曾发生过多例三氯乙烯皮炎，后在当地卫生防疫站的指导下对通风系统进行改造，未再出现皮炎病例。包装车间与清洗车间相距 10 米，怎么会发生三氯乙烯皮炎呢？

原来，五金构件在包装前需要做最好的表面清洁工作，包装工人使用的 "808" 清洁溶剂中含有三氯乙烯，经检验，"808" 溶剂中三氯乙烯含量高达 22%。加上，包装车间是中央空调环境，只有送冷风装置，没有排毒系统，工人接触三氯乙烯是必然的。

习　题

1. 试述刺激性接触性皮炎的主要接触机会、预防措施。
2. 试述变应性接触性皮炎的主要接触机会、预防措施。
3. 试述职业性痤疮的主要预防措施。
4. 试述职业性皮肤溃疡的主要接触机会、预防措施。
5. 结合某一生产企业现状，谈谈职业性皮肤病的危害情况，并提出相应的防治对策和措施。

第四章　职业性眼病

职业性眼病是指劳动者在职业活动中由于接触职业病危害因素引起的各种眼部病变。主要包括化学性眼部灼伤、电光性眼炎、白内障（含放射性白内障、三硝基甲苯白内障）。引起职业性眼病的危害因素主要有以下三个方面：化学因素：如无机酸、碱、无机盐生产、医药工业、颜料制造业，纺织印染业等，它们在生产、使用、储运某些化学品、化学试剂过程中容易导致化学性眼部灼伤；某些化学物质，如在炸药制造中，使用硝铵炸药可导致三硝基甲苯白内障。物理因素：可分为电离辐射和非电离辐射所致，前者主要有 X 射线、中子、γ 射线，后者包括紫外线、红外线、微波、激光等；电弧焊接作业可导致电光性眼炎。其他：机械冲击物、粉尘、烟尘、生物颗粒物等也可导致不同程度的眼部损害，如机械加工制造业。

第一节　职业性化学性眼部灼伤

主要是由于工作中眼部直接接触酸性、碱性或其他化学物的气体、液体或固体所致眼组织的腐蚀破坏性损害。致化学性眼部灼伤的物质包括酸、碱、金属腐蚀剂、非金属无机刺激剂及腐蚀剂、氧化剂、刺激性及腐蚀性碳氢化物、起泡剂、催泪剂、表面活性剂、有机溶剂以及其他类别。

一、病症分类

灼伤程度与毒物的种类、浓度、剂量、作用方式、接触时间、面积及毒物的温度、压力和所处状态有关。高浓度酸碱物质进入结膜囊，极易破坏眼组织，特别是碱性物质具有双相溶解性，能迅速穿透眼组织渗入深部，眼部组织损伤可继续发展，可导致角膜穿孔或其他损伤而致失明。酸性化学性眼灼伤主要是引起凝固性坏死，眼组织表面形成焦痂，可减缓酸性毒物向深部组织扩散，但也不可轻视其损伤作用。

因化学物性质种类、浓度及接触时间长短的不同，可引起不同程度的眼组织损。

1. 化学性结膜、角膜炎

主要表现有明显的眼部刺激症状，如眼病、灼热感或异物感、流泪、眼睑痉挛等。

2. 眼睑灼伤

一眼或双眼睑边缘皮肤充血、水肿、起水泡，睑肌、睑板的伤者常遗留瘢痕性睑外翻、睑裂闭合不全等并发症。

3. 眼球灼伤

轻者表现为结膜、角膜水肿，出血，角膜浑浊；重者角膜缘缺血，角膜缘及其附近血管广泛血栓形成，角膜溃烂、穿孔，虹膜坏死，视力常受到严重影响。

二、病症诊断及分级

以上症状主要依据《职业性化学性眼灼伤诊断标准》进行诊断。

1. 诊断原则

根据明确的眼部接触化学物或在短时间内受到高浓度化学物刺激史和以眼睑、结膜、角膜和虹膜等组织腐蚀性损害的临床表现，并参考作业环境调查，综合分析，排除其他有类似表现的疾病，方可诊断。

2. 诊断及分级标准

（1）化学性结膜角膜炎：有明显的眼部刺激症状，眼痛、灼热感或异物感、流泪、眼睑痉挛、结膜充血、角膜上皮脱落等。荧光素染色有散在的点状着色。裂隙灯下观察以睑裂部位最为明显。

（2）轻度化学性眼灼伤：具备以下任何一项者，可诊断为轻度化学性眼灼伤①眼睑皮肤或睑缘充血、水肿和水疱，无后遗症；②结膜充血、出血、水肿；③荧光素染色裂隙灯下观察可见角膜上皮有弥漫性点状或片状脱落，角膜实质浅层水肿浑浊，角膜缘无缺血或缺血<1/4。

（3）中度化学性眼灼伤：除有上述②、③两项外，并具备以下任何一项者可诊断为中度化学性眼灼伤：一是出理结膜坏死，修复期出现睑球粘连；二是角膜实质深层水肿浑浊，角膜缘缺血1/4～1/2。

（4）重度化学性眼灼伤：具备以下任何一项者，可诊断为重度化学性眼灼伤：一是眼睑皮肤、肌内和/或睑板溃疡，修复期出现瘢痕性睑外翻、睑裂闭合不全；二是虹膜坏死，角膜全层浑浊呈瓷白色，甚至穿孔，角膜缘缺血>1/2。

3. 眼科检查要求

按常规做外眼检查，包括眼睑、眶周皮肤、上下睑缘、结膜、虹膜及角膜组织。先用无菌玻璃棒粘入少许1%荧光素涂于结膜囊，然后用生理盐生水冲洗，在裂隙灯显微镜下观察角膜病变部位，同时进行内眼检查，包括前房、虹膜、成孔以及晶体等。

三、治疗及预防措施

1. 治疗原则

发生眼灼伤后现场即刻处理是决定预后的关键措施。应立即就近以生理盐水或清洁水彻底冲洗结膜囊，其用量为每只眼至少500mL，冲洗时间一般为5～10min。

（1）化学性结膜角膜炎和眼睑灼伤应积极对症处理，必要时脱离接触。

（2）眼球灼伤者应立即就近冲洗；仔细检查结膜穹窿部，去除残留化学物。

（3）预防感染，加速创面愈合，防止睑球粘连和其他并发症。严重眼睑畸形者可实施手术。

（4）为防止虹膜后粘连，可用1%阿托品散瞳。

2. 其他措施

化学性结膜角膜炎、轻度化学性灼伤多在数天内完全恢复，视力一般不受影响，痊愈后可以恢复原工作。中度、重度化学性眼的伤常产生严重并发症或后遗症，视功能可不同程度受损。单眼灼伤者应脱离接触化学物，适当休息后，根据恢复情况安排适当工作，双眼的伤者，应根据医疗终结时的残留视力，决定其工作与否。

第二节　职业性急性电光性眼炎

职业性急性电光性眼炎又称为紫外线角膜结膜炎（Kerato-Conjunctivitis Caused by Ultraviolet Rays），是眼部受强紫外线照射所致的急性角膜结膜炎。电焊工作业环境，尤其是多机联合作业，可使电焊工、电焊辅助工及同车间其他人员的眼部受到大量直接或间接反射的紫外线照射。

紫外线波长为14~400nm，一般指波长为200~400nm波段的电磁波。可来源于自然光源（如太阳光紫外线）和人工光源（如电弧焊）。电焊弧光能产生高强度的光辐射，除紫外线外，还有大量红外线。紫外线角膜结膜炎虽然不致永久性视力减退，但发病颇多，严重影响出勤率。根据调查，我国目前患电光性眼炎的最常见工种为电焊工及电焊辅助工。

一、发病机制

紫外线眼损伤多为光电性损害，这种损害短波紫外线较长波紫外线强，紫外线角膜结膜炎的最大效应波长为270nm。核酸和蛋白质吸收紫外线的能力很强，角膜上皮细胞中存在这些物质，系由于其对紫外线吸收造成损害的结果。

二、症状表现

潜伏期长短取决于照射方向、剂量和时间。潜伏期为0.5~24h，一般为6~12h，故多在晚间入睡前后发病。

轻症者仅有眼部异物感或轻度不适，重者头痛，眼部烧灼感、剧痛、畏光、流泪和睑痉挛。急性症状可持续6~24h，不适症状48h内逐渐消失，检查可见面部及眼睑皮肤潮红，重者可有红斑，结膜充血、水肿，角膜上皮点、片状脱落，角膜知觉减退，瞳孔痉挛性缩小，多数病例短期视力下降。

三、诊断依据

依据《职业性急性电光性眼炎（紫外线角膜结膜炎）诊断标准》进行诊断。冰川、雪地、沙漠、海面作业人员，眼部受到大量反射紫外线照射所致的结膜角膜上皮损伤，即太阳光眼炎参照该标准执行。

1. 诊断原则

根据眼部受到的紫外线照射的职业史和以双眼结膜、角膜上皮损害为主的临床表现，参考作业环境调查综合分析，排除其他原因引起的结膜角膜上皮的损害，方可诊断。

2. 观察对象

眼部受到紫外线照射于 24h 内出现下列任何一项表现者，可列为观察对象：①轻度眼部不适，如眼干、眼胀、异物感及灼热感等；②睑裂部球结膜轻度充血；③角膜上皮水肿，荧光素染色阴性。

3. 诊断标准

有紫外线接触史，并具有下列表现者即可诊断：眼部异物感、灼热感加重，并出现剧痛，畏光，流泪，眼睑痉挛；角膜上皮脱落，荧光素染色阳性，放大镜或裂隙灯显微镜下观察呈细点状染色或有相互融合的片状染色；并可见到上下眼睑及相邻的颜面部皮肤潮红。结膜充血或伴有球结膜水肿。

四、预防及治疗措施

1. 治疗原则

（1）暂时脱离紫外线作业。

（2）急性发作期，应采用局部止痛，防止感染的治疗，辅以促进角膜上皮修复的治疗。用 0.5%~1%丁卡因溶液滴眼，以表面麻醉止痛，用抗生素软膏或眼药水预防感染，抗生素软膏不仅可预防感染，还可润滑睑球结膜起止痛作用，并且有预防睑结膜和球结膜粘连的作用。

（3）用牛奶，最好是人奶，特别是初乳，除含有能保护黏膜的优质蛋白外，还含有抗体、补体等具有消炎杀菌作用的物质，用其滴眼，对电光性眼炎急性期具有很好的治疗作用。若眼痛可以忍受，少用甚至不用丁卡因，以利于角膜上皮细胞修复。

2. 其他处理

（1）观察对象：观察病情 24h。

（2）急性电光性眼炎：脱离接触紫外线作业或休息 1~2d，重者可适当延长（不超过 1 周）。

第三节　职业性白内障

职业性白内障是由职业性化学、物理等有害因素引起的以眼晶状体浑浊为主的疾病。

一、分类

按病因不同，职业性白内障可分为中毒性白内障、非电离辐射性白内障、电离性白内障和电击性白内障 4 类。

1. 中毒性白内障

由生产性毒物的局部或全身作用导致的眼晶状体变性浑浊。最常见的致病因素为三硝基甲苯，此外，接触萘、铊、二硝基酚等也可导致眼晶状体损伤。

2. 非电离射性白内障

主要有微波白内障、红外线白内障和紫外线白内障。①微波白内障是指劳动者暴露于电磁波中 300MHz～300 GHz 频率范围或 1m～1 mm 波长，受到超过职业接触限值的高强度微波辐射，特别是在短时间暴露强度等于或大于 5mW/cm² 所致的眼晶状体损伤。②红外线白内障是高温作业等环境下即波长短于 3×10^{-6}m 红外线（热）辐射所致晶状体损伤。红外线对机体组织的穿透力随着波长的增大面减弱，大于 6μm 的红外线对组织无穿透力，3～6μm 全部为角膜吸收，1～3μm 部分透过角膜。0.78～1μm 全部透过角膜，其透过部分主要被房水和晶状体吸收。③紫外线白内障是指波长大于 290nm 的长波紫外线。主要为晶状体吸收，使晶状体发生光化学反应，导致蛋白质变性、凝固而浑浊。紫外线辐射致眼组织损伤的病理效应分为随机效应和非随机效应。非随机效应与辐射线直接相关，主要为速发的电光性眼炎，迟发效应为白内障。

3. 电离性白内障

主要指放射性白内障，由 X 射线、γ 射线、中子及高能 β 射线等电离辐射所致的眼晶状体浑浊。

4. 电击性白内障

主要指检修带电电路、电器或因电器绝缘性能降低所致漏电等电流接触体表后发生的电击而造成的眼晶状体浑浊。

二、诊断依据及原则

依据《职业性白内障诊断标准》进行诊断。职业性三硝基甲苯白内障晶状体浑浊的形态、色泽、分布等具有明显的特征，诊断要求按职业性三硝基甲苯白内障诊断标准执行；放射性白内障的诊断按放射性白内障诊断标准执行。

1. 诊断原则

有明确的化学、物理等职业性有害因素接触史，以双眼晶状体浑浊改变为主要临床表现，参考作业环境职业卫生调查和工作场所有害化学物质浓度测定及辐射强度的测量资料，综合分析，排除其他非职业因素所致类似晶状体改变，方可诊断。职业性白内障的临床诊断重点注意：①要有明确的职业接触史。②若为物理因素所致白内障则要注意各种辐射因素的辐射强度，必要时要模拟现场进行测量。微波辐射强度应 ≥5mW/cm²；电击性损伤应记录遭受电击时的电压强度、持续时间以及电击部位；放射性损伤时遭受辐射强度的测量要求参见相关诊断标准；而红外线、紫外线辐射所致眼损伤的辐射强度目前尚无确切数据。若为化学因素所致白内障应注意工作场所环境状况特别是作业环境毒物的浓度。③要仔细观察眼晶状体损害表现特征，做好临床鉴别诊断，排除非职业因素所致类似眼晶状体损伤改变。

检查方法以裂隙灯显微镜检查法和（或）晶状体摄影照相显示为主要依据。裂隙灯显微镜检查法包括弥散光照明检查法和直接焦点照明检查法。而检眼镜、手电筒以及手持裂隙灯弥散光照明检查法仅可作为职业健康检查筛检，不能作为诊断检查方法。

2. 观察对象

裂隙灯显微镜检查和（或）晶状体摄影照相具有下列表现之一者：①晶状体周边部皮质内有灰黄色均匀一致的细点状浑浊，形成半环形或近环形暗影。②晶状体后极部后囊下皮质有数个灰白色细点状浑浊及空泡。

3. 分级

一期白内障：视功能不受影响或正常。

二期白内障：视功能可不受影响或正常或轻度减退。

三期白内障：视功能可受到明显影响。

三、处理原则

1. 治疗原则

按白内障常规治疗处理。若晶状体大部浑浊或完全浑浊，可施行白内障摘除人工晶状体植入术。

2. 其他处理

观察对象每年复查一次，经连续 5 年观察晶状体改变无变化者，终止观察；诊断为职业性白内者应调离其相应的有害因素的作业。需进行劳动能力鉴定者，按 GB/T 16180 处理。

第四节　职业性眼病的危害因素

引起职业性眼病的危害因素主要有以下三个方面。

1. 化学因素

如无机酸、碱、无机盐生产、医药工业、颜料制造业、纺织印染业等，它们在生产、使用、储运某些化学品、化学试剂过程中容易导致化学性眼部灼伤；某些化学物质，如在炸药制造中，使用硝铵炸药可导致三硝基甲苯白内障。

2. 物理因素

可分为电离辐射和非电离辐射所致，前者主要有 X 射线、中子、γ 射线，后者包括紫外线、红外线、微波、激光等；电弧焊接作业可导致电光性眼炎。

3. 其他

机械冲击物、粉尘、烟尘、生物颗粒物等也可导致不同程度的眼部损害，如机械加工制造业。

4. 劳动者重点关注以下操作及危害因素

（1）各类化学物的暴露作业，如使用液态、气态或粉料化学物。

（2）引起面部灼伤、眼部伤害的作业，如浇注、熔融金属飞溅等。

（3）有害光辐射源，如焊接、切割、热处理、强光源和紫外光灯等。

（4）粉尘作业，如打磨、粉料装卸包装等。

（5）机械运动，打磨、切割、开凿、掘进、冲压等。

第五节　职业性眼病的主要预防措施

1. 改进设备、工艺

从源头上控制危害，如在危害产生设备上安装有效的机械防护罩等。

2. 加强安全防护教育

严格执行操作规程。化学性眼外伤中，很多情况是粗心大意，违反安全操作规程所致；劳动者在作业期间尽量不要揉搓眼部；有化学品喷溅或粉尘操作岗位应配备洗眼器、洗眼装置或有流动水源以备应急时使用等。

3. 佩戴防护用品

根据美国预防失明组织提供的数据，90%的眼部伤害事故，可以通过佩戴合适的眼面护具得以预防或减轻伤害。面部防护用品种类很多，根据防护功能，大致可分为安全防护眼镜、激光护眼镜、微波护眼镜、防尘眼罩、防化学眼罩、焊接用眼面护具、防高温面屏、防冲击面屏、防化学面屏、防红外面屏以及呼吸器全面罩等。

每一种防护用品都有其使用限制，选择防护用品时需要从多方面进行考虑，包括防护水平、综合防护、操作方便，舒适性和成本等。用人单位职业健康安全管理人员应充分辨识并评估工作场所潜在的眼部职业危害风险，为劳动者配备适宜的眼部防护产品。通过试戴选用个性化眼部防护产品，每个人的瞳距都不同，脸型不同，结合员工的实际情况配备舒适的眼部防护产品。戴近视镜的员工，需要选择专为戴眼镜人士设计的眼护具，如可罩在近视镜外的防护眼镜或眼罩，或使用矫视安全防护眼镜。焊接护目镜不可以用于电弧焊操作，对于焊接辅助工或进行气焊等很少有紫外辐射，但存在强光、红外辐射，以及飞溅较少的焊接作业可以使用焊接护目镜。

4. 眼部防护用品使用佩戴规程

选择了适宜的眼部防护用品，还需要正确地去使用和佩戴，才可以起到有效防护效果。使用前，应参照制造商的使用说明书，了解其佩戴方法及注意事项。佩戴前先检查眼部防护用品是否完好，在佩戴好眼部防护用品后应检查是否稳固，在做弯腰、低头等与工作相关的动作时是否会脱落。在有眼部危害存在的场所中，应始终坚持佩戴防护用品，主管或访客及其他人员临时进入有眼部危害的场所，应当遵从相同的安全条例，在工作场所内始终佩戴眼部防护用品。

5. 眼部防护用品的防护事项

良好的维护可以延长防护用品的寿命，降低企业的成本。维护保养的方法可参照制造商提供的信息对防护用品进行清洗。眼部防护用品应尽量专人专用，如多人共用或在有眼疾传染的可能，或在传染病的工作场所中等情况下使用应根据相关的指引对眼部防护用品进行消毒。为防止镜片刮花，存放时应将镜片朝上放置，避免与粗糙表面接触，不要使用粗糙的纸或布擦拭镜片。不要使用有机溶剂擦拭镜片，不要用刀或其他工具刮擦镜片表面，也不要与零件、工具等硬物一起堆放。为了防止眼镜变形，不要在眼镜上放置重物或过度挤压眼镜。防护眼镜的镜片如果有轻微的擦痕，不会影响其防冲击性能，但当镜片出现裂纹时，或镜片支架开裂、变形或破损时，都必须及时更换。另外，在车间的布局发生变化、工艺改造、设备改造等情况下，应再次进行风险评估，即便没有改变，也应进行定期评估；对防护设备要进行改进并定期维修，防止化学物质泄漏。

典型案例

  ××矿业公司化工厂成立于 1958 年，主要是生产 TNT（三硝基甲苯）炸药。TNT 有剧毒成分，对人体有严重的侵害性，尤其是对心脏、肝脏、皮肤、眼睛都有一定伤害。

  2008 年 8 月对工厂全体工人的眼部检查证实了这一点。工厂总共 263 人，查出 TNT 白内障 I 期 21 人，II 期 23 人，III 期 3 人，共计 47 人，患病率高达 17.9%。一个工厂竟然有将近 1/5 的人患有 TNT 白内障。

  患有 TNT 白内障的工人眼科检查显示：轻度患者双眼晶状体周边部呈环形浑浊，环由多数尖向内、底向外的楔形浑浊融合而成；重度患者晶状体中央部出现盘状浑浊，视力明显下降。张师傅是在化工厂干了 10 年的老工人，提起当年，他说工作前自己是个身体健康的硬汉子，视力一点也不差，在一块儿进厂的工人当中算是不错的。而如今他的眼睛已经是白内障 III 期，眼球浑浊，看东西都是模模糊糊的，他自我调侃地说，自己的眼睛算是献给厂里了。

  刘师傅是化工厂的一名普通球磨工，他于两年前就得了 TNT 白内障，他不无感慨地说："我现在一个月能拿 3000 多元，在厂里工人中算是高工资了，但毕竟这么多年是'吃毒药'过来的。"

  这次检查结果发人深省，为什么一个厂子里能检出这么多 TNT 白内障？TNT 到底是如何危害工人的身体健康的呢？

  原来，相关研究证实，现有 TNT 炸药生产条件，工人体内 TNT 负荷主要来自皮肤污染，因为 TNT 具有亲脂性，很易吸附于富有油脂的皮肤上。而在化工厂内，含 TNT 的炸药又具有很强的吸湿性，加上工厂内通风透气性差、温度又高，工人易出汗，所以 TNT 很容易被工人沾染并吸收。而经皮肤吸收的 TNT，无论是通过全身作用，还是经过眼的局部作用，均能导致晶状体的损害，这就是为什么化工厂内检出那么多白内障的原因。另外，在 TNT 炸药的生产过程中，TNT 主要以粉尘状态或蒸气的形式通过皮肤黏膜被人体吸收，所以哪里的炸药粉尘多，哪里受的污染就越严重，患病率越高。

习 题

1. 试述职业性白内障的分类及致病因素。
2. 引起职业性眼病的主要危害因素有哪些？
3. 试述职业性眼病的主要预防措施。
4. 结合某一生产企业现状，谈谈职业性眼病的危害情况，并提出相应的防治对策和措施？

第五章　职业性耳鼻喉疾病

根据我国最新的职业病分类目录，职业性耳鼻喉疾病主要有四种：噪声聋、铬鼻病、牙酸蚀病、爆震聋。

第一节　职业性噪声聋

职业性噪声聋是指人们在工作过程中长期接触生产性噪声而发生的一种进行性感音性听觉障碍。职业性噪声聋患者与其接触噪声的时间、强度特别是噪声作业工龄有极大的关系。由于生产性机械产生的噪声均为连续稳态性，因而对听力的损伤是一种慢性渐进式的。一般在一到两年的接噪时间内不会有耳聋的情况。（我国《职业性噪声聋诊断标准 GBZ 49—2007》规定是三年）职业性噪声聋症状轻的，脱离工作环境再加对症治疗是可以康复的。噪声作业工龄较长听力损伤严重的治愈比较困难，极个别病例可以留下终生残疾。当 140 分贝以上的强噪音所造成的急性听力损伤，称为爆震性耳聋。在短时间内便可造成听力损伤或严重损伤是与职业性噪声聋不同的特点。病人在临床上可有鼓膜穿孔、内耳出血、耳痛、耳鸣、眩晕、耳聋等、心血管系统、消化系统及内分泌系统等也可出现不同的症。生产性噪声主要分为机械性、空气动力性、电磁性等。爆震性噪声主要是指生产设备爆炸、开山炸石、火炮发射及燃放响声超过 120dB（A）的烟花爆竹等突发性噪声。

噪声聋（Noise Deafness）是指长期接触生产机械发出的噪声，引起渐进性听力损失不能恢复的一种职业性耳科疾病，故又称职业性噪声聋。职业性噪声聋的发生是噪声对人体听觉器官长期慢性影响的结果，表现为感音系统的慢性退行性病变。

临床表现工人长期接触强噪声，听力明显下降，离开噪声环境短时间内听力不能恢复，如果在该环境下再继续下去，就会加速耳蜗由功能性改变发展到器质性病变，表现为永久性听阈位移。

一、致病原因

长期在高分贝噪声污染严重的生产环境下工作的劳动者，如果离开噪声后，需要数小时甚至更多的小时才能恢复听力，这就是听觉疲劳。

如果听觉疲劳的劳动者再继续接触噪声，内耳感觉器官便会产生退行性病变，出现再难恢复的听觉疲乏。这就是劳动者在从事生产活动时，长期接触高分贝噪声污染而引发的职业病噪声聋。如果非常严重时，噪声聋有可能导致永久性耳聋，劳动者的听力完全消失，终成残疾。

噪声引起听力损失特点，初期表现为高频段 3000～6000Hz 听力下降，耳蜗基底部组织细胞受损变性、坏死，随着接噪时间延长，病情加重，向语言频段 500、1000、2000Hz 发展，最终导致耳蜗大部或全部，尤其是当顶部受损时就会出现明显语言听力障碍。

在火药爆炸、开山炸石、生产设备爆炸、火器发射所致的急性声损伤时，噪声强度往往超过 140dB，甚至可达 170～180dB。在火炮或炸药等爆炸的瞬间，因高温、高压气体的迅速膨胀，炮管的震动和喷火，周围空气的压力产生强烈变化，并从爆炸源向四周传播，致形成爆炸压力波，其中能量较大部分最初以超声速（1200～2100m/s）传播。（不符合安全标准违法生产的烟花、爆竹其爆震性噪声也可达 120～140dB（A）以上）。

这就是通常所说的冲击波；其余部分即声波（1100m/s），也就是通常所指的强噪声，冲击波的能量和速度随传播距离增加而逐渐消耗和衰减，所以冲击波于传播一定距离后，逐渐变为具有声速的声波。冲击波是由超压和负压所组成，其中，超压波起主要作用。冲击波为导致听器损伤的主要因素，它具有巨大的压力。

当人们在暴露的空间受到原发冲击波的作用时，外耳道的气压突然改变，并于瞬间达到最高值，此时机体来不及通过咽鼓管的调节使鼓膜内外压力平衡而造成明显的压力差。当后者超过一定生理限度时，就可导致鼓膜破裂，听骨骨折、脱位和鼓室内出血等中耳损伤。

强大的压力波并可经过穿孔，直接作用于蜗窗而传至外淋巴液。若鼓膜尚未破裂，则压力波作用于鼓膜后经听骨链和前庭窗传至外淋巴液。上述直接或间接压力都可引起外淋巴液的流体压力，并通过前庭膜或基底膜传至蜗管中的内淋巴，使内淋巴液产生剧烈波动，从而造成内耳螺旋器、听神经纤维和血管的损伤，形成所谓"爆震性"噪声聋。

二、影响因素

（1）压力波峰值与超压持续时间。压力波峰值是压力波致伤作用中最重要的参数，一般在作用时间相同的条件下，压力峰值愈高，致伤作用愈大。另外，在其他条件相似时，压力波的持续时间愈长，致伤作用亦愈大。

（2）压力波频谱的特性。一般如压力波的能量相当集中，即能量分布为狭频带，对听器的损伤较宽频带严重。

（3）暴露的次数。在一定的压力波峰值条件下，暴露次数愈多，中耳损伤愈重，即总的听觉损失愈大，但若第一次暴露就使鼓膜穿孔，则再次暴露所造成的内耳损伤，却比第一次的损伤程度轻。此因中耳传声系统破坏后，压力波不能有效地传入内耳。

（4）人员所处位置。位于可防冲击波的地势或居于室内者其损伤情况较轻。在非密闭的工事或建筑物内，冲击波压力上升较慢，损伤的严重性一般也较小。人员距爆炸愈近，损伤也愈严重；在无工事防护的情况下，面向爆震一侧的损伤，包括鼓膜穿孔，常比对侧严重。若爆震时，患者邻近墙壁，则面向墙壁一侧的损伤可比对侧大。

（5）个体差异。听器被冲击波致伤的个体差异很大。在炸弹和火炮等武器作用下同一地段的人员，听器损伤的程度相差很大，有的很轻，有的极重。核爆炸时同地区内人员听器损伤的情况亦不相同。

（6）年龄差异。就鼓膜穿孔来说，年轻人对大气压力突然增高，比年老者有较大的抵抗力。

（7）个体防护情况。戴有耳塞、耳罩、防声帽或采取适当简易防护措施者，可减轻耳部损伤。

（8）耳部情况。大多数中耳传导机构的病变，如鼓膜穿孔，听骨链损坏，或耳硬化症等，可减少传入内耳的声能量，从而减轻内耳声损伤。中耳肌麻痹的疾患，当强声刺激时，失掉保护作用，反使内耳更易遭受伤害。多数内耳疾病，尤其是耳蜗性聋，因多有重振现象，对噪声刺激较为敏感，外耳道内积蓄的大量耵聍可能会减弱冲击波的作用。

三、主要表现症状

1. 听力下降

一般在爆震伤后即可出现听力下降，有的在短时间内听力完全丧失。随后逐渐恢复。但严重的爆震伤可一次致永久性聋。听力下降的程度和性质依损伤的部位不同而异，中耳损伤常为传导性聋，内耳及听神经损伤多为感音神经性聋，两者兼有者引起混合性聋。严重的爆震伤可致永久性聋。巨大声响能引起功能性聋。即突然发生的强噪声并非作为物理因素造成内耳听觉器官的器质性损伤，而是作为心理因素引起听中枢功能抑制，导致耳聋。或是爆震性耳聋和功能性耳聋同时存在。两耳多呈重度聋，听力检查，主观和客观听力检查不相符合。

2. 耳鸣

爆震后耳鸣可即刻出现，多呈高调，持续时间较长。

3. 耳痛

见于鼓膜穿孔、鼓室黏膜撕裂等。中耳受损伤的情况下，一般数日内可消失。

4. 头痛

见于强烈的爆震后，重者可伴有脑震荡，头疼、头晕。

5. 眩晕

多为旋转性眩晕，表现为恶心、呕吐及平衡功能失调等症状。

6. 其他

爆震除引起听器的损伤外，还可引起全身性损伤，如在爆炸和火器发射时，可伴有肺损伤，如肺泡破裂、肺出血、肺水肿等。也可引起胃肠出血、穿孔，肝脾血肿、破裂，膀胱破裂，心肌挫伤，眼挫伤以及脑震荡。剧烈的爆炸伤可同时引起颅脑外伤，并出现休克、昏迷等严重的全身症状。

四、诊断检查

噪声聋鼓膜充血或散在小出血点。鼓膜穿孔，松弛部穿孔很少见。鼓膜破裂时，常有出血。穿孔边缘不齐，常呈三角形、椭圆形或肾形，听力检查：听力损失程度依损伤的程度不同而异，但听力损失的范围主要在 4000～6000Hz。耳蜗电图和听性脑干反应测听可帮助了解耳聋的部位和客观评价听力损失的程度。严重爆震伤者必要时可进行高分辨率 CT 或磁共振，以了解鼓室、内耳道、颞骨的病变情况。

当一侧耳为混合性聋，若骨导听阈符合职业性噪声聋的特点，可按该耳骨导听阈进行诊断评定。若骨导听阈提高可能与传导性聋有关，应以对侧耳的纯音听阈进行诊断评定。当双耳为混合性聋，骨导听阈符合职业性噪声聋的特点，可按骨导听阈进行诊断评定。按骨导听阈进行诊断评定时，其骨导纯音听力检查结果也应按 GB/T 7582 进行年龄性别修正。分别计算左右耳语频平均听阈后，以较好耳平均听阈进行噪声聋诊断分级。语言频率听力损失大于等于高频听力损失，不应诊断职业性噪声聋。纯音听力测试听力曲线为水平样或近似直线时，应怀疑其听力测试结果的真实性。

语言频率听力损失超过中度噪声聋以上，应进行客观测听检查，排除伪聋和夸大性听力损失。诊断时应排除的其他致聋原因主要包括：伪聋、夸大性听力损失、药物（链霉素、庆大霉素、卡那霉素等）中毒性聋、外伤性聋、传染病（流脑、腮腺炎、麻疹等）性聋、家族性聋、美尼尔氏病、突发性聋以及各种中耳疾患等。

五、治疗措施

1. 中耳损伤

主要表现为鼓膜破裂，一般裂伤无组织缺损者，都能在 2～3 周内自行愈合。据报道，凡穿孔小于鼓膜面积的 80% 者，均能自愈，自愈率为 81.4%。主要采取保持外耳道清洁和干燥，忌用滴耳液；如外耳道有明显污染，则可应用全身性抗生素以防感染。对两周后仍未愈合的小穿孔可用三氯醋酸烧灼其穿孔边缘，促使组织新生，促进愈合；三月后仍未愈合者，应行鼓膜修补术，损伤听骨链，则应考虑作鼓室成形术。中耳已有感染流脓者，按急性化脓性中耳炎处理。

2. 内耳损伤

对骨导听力下降者应急时治疗，以恢复听力，尽早给予神经营养药如维生素 A 和 B 族维生素等；血管扩张药如葛根素，烟酸；肾上腺皮质激素能消炎退肿，改善内耳微循环，对耳聋亦有效。伴有恶心、呕吐、平衡障碍者，应卧床休息，适当给予止吐和镇静药物。对功能性耳聋，应以精神疗法为主，可配合针刺或药物疗法。

对噪声性听力损伤目前仍无有效的治疗方法。当出现症状后应及时脱离噪声环境，停止噪声刺激，促使自然恢复，同时，应强调及早治疗。常见的治疗药物如下：调节神经营养的药物，如维生素 B 类药物；血管扩张剂，如：葛根素、654-2、当归注射液等药物；促进代谢的生物制品，如：辅酶 A 等。耳鸣、眩晕者可对症治疗。对听力损失达重度以上者可佩戴助听器。

六、噪声的防护措施

噪声也是声音，它从发声处产生，通过介质作为载体来传播，然后到达声音的接收处，完成了整个传播声音的全过程。因此，噪声控制可以从以下 3 个方面入手：①在声源处；②在传播途中；③在人耳处。

1. 在声源处控制噪声

从声源处控制噪声，就是减小噪声源或者减小噪声源的强度，这是控制噪声最根本的办法，它比产生噪声再去治理更为有效和节省资金。要控制噪声源就要在生产中采用新工艺、新技术、新设备，使生产过程中不产生噪声或者少产生噪声，例如采用皮带传动或液压传动代替机械传动；用无声焊接代替高噪声的铆接；用无声的液压代替高噪声的锤打等。治理声源降低噪声虽然是最根本的办法，但是往往由于经济上和技术上存在的种种原因，并不能完全办到。这就需要采用一些其他办法控制噪声。

2. 在传播路径上控制噪声

可以在城市道路两旁设置绿化带或设置声障使交通噪声产生衰减，从而达到降低噪声的目的。例如，种植绿化带降噪，该方式是防治交通噪声污染的有效措施之一。另外，可以用声屏障降噪，该方式主要是通过声屏障材料对声波进行吸收、反射等一系列物理反映来降低噪声。

3. 用吸声材料降低噪声强度

就是在房间悬挂吸声体，设置吸声屏，在天花板上或房间内壁装饰吸声材料。吸声材料有玻璃棉、矿渣棉、毛毡泡沫、塑料、甘蔗板、木丝板、纤维板，微穿孔板和吸声砖等。在室内设置吸声材料可降低 5~10dB 在室内反射或混响声音。

4. 用消声器来控制噪声

消声器是一种允许气流通过而阻止声音传播的装置，把消声器安装在机器设备的排气流通道上，就可以使机器设备噪声降低，一般可降低噪声 15~30dB。消声主要用于降低空气动力机械辐射的空气动力性噪声，如通风机、鼓风机、空气压缩机等各类排气放空装置所发出的噪声。

5. 用隔声的方法来控制噪声

隔声就是将噪声源与生产工人相互隔离开来，是一种最有效和常用的控制噪声措施。隔声办法主要有隔声室、隔声罩和隔声屏障。主要原理是用透声系数小、隔声系数大、表面光滑、密度大的材料，如混凝土、钢板、砖墙等，这些材料能把噪声大部分反射和吸收，而透过部分较小，达到隔声目的。

6. 用隔振的方法来减小振动的强度

噪声除在空气中传播外，还能通过机座把振动传给地板或墙壁，而把声音辐射传播出去。机械设备的非平衡旋转运动、活塞式往复运动、冲击、摩擦都会产生振动，振动不仅产生噪声，而且直接影响工人的身体健康。

7. 用阻尼的方法来控制噪声

机器外壳，车、船、飞机的壳体，一般都是金属板制成，噪声可通过金属板辐射出去。为控制噪声，可在金属板上涂敷一层阻尼材料层，如沥青、软橡胶及其他高分子涂料，阻尼材料摩擦消耗大，可使振动能量变成热能散掉，而辐射不出噪声。

8. 个人防护噪声的危害

对接触噪声的人，采取个人噪声防护是减少噪声对人体危害的有效措施之一。当其他消声措施达不到要求时，操作工人可以戴耳塞、防声耳罩或防声帽，可降低噪声 10~20dB，防护听觉，可使头部、胸部免受噪声危害。

9. 执行法令和规定

执行法令和规定，采用经济手段加强行政管理，搞好城市规划，厂区规划，大力植树绿化，均可控制和降低噪声。

第二节　铬　鼻　病

职业接触铬酐、铬酸、铬酸盐及重铬酸盐等六价铬化合物引起的鼻部损害称为职业性铬鼻病（Occupational Chromium-Induced Nasal Disease）。

一、发病机制

铬酐、铬酸、铬酸盐及重钻酸盐等六价铬化合物在电镀行业中接触广泛，高浓度铬化合物具有局部刺激和腐蚀作用，可导致鼻中隔黏膜糜烂、溃疡、软骨部穿孔。

二、症状表现及诊断依据

流涕、鼻塞、鼻出血、鼻干燥、鼻灼痛、嗅觉减退等症状，及鼻黏膜充血、肿胀、干燥、萎缩等体征，严重者可出现鼻中隔黏膜或鼻甲黏膜糜烂，鼻中隔黏膜溃疡，甚至鼻中隔软骨部穿孔、缺损。

依据《职业性铬鼻病诊断标准》进行诊断。

1. 诊断原则

根据密切接触六价铬化合物的职业史和有关的临床表现，排除其他原因所致鼻部损害，结合作业环境劳动卫生学调查，方可诊断。职业性铬鼻病诊断标准只适用于由六价铬化合物引起的职业性鼻部损害。铬对皮肤损害可参照处理。

2. 诊断标准

铬鼻病患者可有流涕、鼻塞、鼻出血、鼻干燥、鼻灼痛、嗅觉减退等症状，以及鼻黏膜充血、肿胀、干燥或萎缩等体征。凡有以下鼻部体征之一者，即可诊断为铬鼻病：①鼻中隔黏膜糜烂，少数情况下为鼻甲黏膜糜烂；②鼻中隔黏膜溃疡；③鼻中隔软骨部穿孔。

3. 鉴别诊断

鼻中隔穿孔也可由氟盐、食盐、五氧化二钒等引起或因梅毒、结核、外伤等原因发生，故诊断时应结合上岗前体检资料、患者毒物接触史和作业环境调查进行鉴别诊断。

三、治疗措施

以对症治疗为主。局部可应用硫代硫酸钠溶液或溶菌酶制剂，对鼻中隔穿孔患者，必要时可行鼻中隔修补术。

（1）鼻黏膜糜烂较重患者，可暂时脱离铬作业。

（2）鼻黏膜溃疡患者应暂时脱离铬作业，久治不愈者可考虑调离铬作业。

（3）凡出现鼻中隔穿孔，应调离铬作业。

第三节　职业性牙酸蚀病

职业性牙酸蚀病（Occupational Dental Erosion）是长期接触各种酸雾或酸酐所引起的牙齿硬组织脱钙缺损。

一、职业接触机会

盐酸、硫酸、硝酸的应用；制造盐酸接触氯化氢和盐酸雾，制造硫酸接触 SO_2、SO_3 和硫酸雾；制造硝酸接触 NO_2 和硝酸雾；酸酐进入口腔，遇水则形成酸。

二、发病机制

酸雾或酸酐对牙齿的酸蚀作用，不涉及细菌的作用，酸的原发刺激使牙釉质色泽改变，进而牙体被腐蚀脱钙，牙体组织粗糙、松脆、缺损。

三、症状表现及确诊依据

除前牙牙冠有不同程度缺损外，还表现有牙齿对冷、热、酸、甜等刺激发生酸敏感，常伴有牙龈炎、牙龈出血、牙痛、牙齿松动等，严重者牙冠大部分缺损，或仅留残根，可有髓腔暴露和牙髓病变。

依据《职业性牙酸蚀病诊断标准》进行诊断。

根据接触酸雾或酸酐的职业史，以前牙硬组织损害为主的临床表现，参考现场劳动卫生学调查结果，进行综合分析，排除其他牙齿硬组织疾病后，方可诊断。

前牙区有两个或两个以上牙齿为可疑牙酸蚀者，可列为观察对象。

①一度牙酸蚀病：前牙区有两个或两个以上牙齿为一级牙酸蚀者，可诊断为一度牙酸蚀病；②二度牙酸蚀病：前牙区有两个或两个以上牙齿为二级或三级牙酸蚀者，可诊断为二度牙酸蚀病；③三度牙酸蚀病：前牙区有两个或两个以上牙齿为四级牙酸蚀者，可诊断为四度牙酸蚀病。

酸性食物、饮料、药物和某些疾病等非职业性因素也可引起牙酸蚀。磨耗、磨损、外伤、牙釉质发育不全和氟牙症也可造成牙齿硬组织损害，应根据职业史、病史和临床特征进行鉴别。

四、处理治疗原则措施

1. 治疗原则

（1）有牙本质过敏症状者，可给予含氟或防酸脱敏牙膏刷牙或含氟水漱口，必要时可用药物进行脱敏治疗。

（2）一度牙酸蚀病是否要作牙体修复，可视具体情况决定；二度牙酸蚀病应尽早作牙体修复；三度牙酸蚀病可在牙髓病及其并发症治疗后再进行牙体修复。

2. 其他处理

（1）观察对象：每半年复查 1 次，不需作特殊处理；

（2）一、二、三度牙酸蚀病治疗修复后，在加强防护的条件下，可不调离酸作业。

典型案例

案例 1 铬鼻病

电镀是金属表面处理的重要手段，其中镀铬工艺被广泛用作防护装饰性镀层体系的外表层和机能镀层。然而，镀铬作业过程的职业危害却非常明显，其中接触铬酸雾所引起的铬鼻病十分普遍。

马某是石家庄某机械配件厂的镀铬工人，他在石家庄职业病医院被诊断为"铬鼻病"。马某躺在病床上，回忆道：我工作的时候每天都能闻到一股酸酸的、刺鼻的气味，它们直冲入鼻孔，呛得人难受，忍不住要流泪。现在，我的鼻子里边烂得很严重，灼痛得厉害，鼻子也仿佛被什么东西堵住了一样，呼吸困难，闻东西时总感觉自己的鼻子失灵了。有时候真恨不得把自己的鼻子割下来！

马某的诊断结果是"鼻中隔糜烂"，即铬鼻病。马某入厂已经 6 年了，这是首次接受健康体检。国家规定，铬作业工人应每半年做耳鼻喉专科检查一次。这次体检，机械配件厂一下子查出 5 个人患上了严重的铬鼻病，并被收入院。负责诊治他们的医生说，由于他们没有进行过上岗前检查及半年一次的常规体检，以至于一经发现，病损已相当严重。马某指了指对面的老张说："现在我们 5 个中间最严重的是老张，老张被诊断为'鼻中隔软骨部穿孔'，老张比我更痛苦。"

马某以及其他四位患上铬鼻病的工友，进厂前都是老实巴交的农民，也没啥文化，根本就不晓得"铬"是有毒的。而稍微有点化学常识的人都知道，铬酐、铬酸、铬酸盐及重铬酸盐等六价铬化合物的毒性很高，有的甚至可以致癌。

马某说，他工作的车间只有 2 个换气扇，且一个换气扇已经损坏；工厂给每人发了一个纱布口罩，但是戴上它工作实在不方便。即使戴上它，也起不了什么作用。"这薄薄的口罩哪能挡得住这刺鼻的气味？光靠这个根本就不行！"马某旁边的工友斩钉截铁地说。

案例 2 噪声聋

由于噪音的影响，广东省番禺市一金属制品有限公司的数十名工人已渐渐出现听力问题。42 名参加体检的员工中，有 28 人都患有传导性或是神经性耳聋，出现听力轻度或中度损伤等症状。

"每天晚上回到宿舍时，耳朵就感到嗡嗡作响，伴随而来的就是整夜难眠。"已在该厂工作达 7 年多的尹志强痛苦地说。他来自四川省，1996 年 3 月在该厂从事冲床换模具工作，每天接触高达 87dB 的发动机和刺耳的机器击打声长达 7 年之久。从 2002 年 7 月开始，他发现只要别人说话声音小些，他就感觉听起来特别吃力。最痛苦的是晚上，每当夜深人静之时，耳朵常莫名地"嗡嗡"作响，脑海里就浮现出机器打压铁板的情景，常常让他彻夜难眠。

然而，尽管如此，尹某的病情在这28人中，还算是较轻的。刘某是工厂里的老工人，他两耳基本上已经完全失聪。可是为了生计，他还坚持在厂子里做工。尽管他的痛苦从面部看不出来，但是每当别人跟他"说话"，在他面前手舞足蹈地比划着的时候，他内心的痛楚还是能够被外人觉察出来。耳聋，让他与外面丰富多彩的世界隔绝；耳聋，带给他的是不尽的心灵折磨。

在工厂一间不大的制罐车间内并排摆放着近20台轰隆运转的冲压机。仅仅相隔一米的距离，工友之间即便是大吼，也无法进行语言上的沟通，他们不得不依靠肢体进行交流。原本车间里一共有50来台这样的机器，厂方不久前才将一部分机器转到另一车间。也许是意识到了噪音问题的严重性，从2003年年初开始，厂方每个月向职工提供两副耳塞并强制车间职工工作时佩戴。可那个仅仅比烟头大一点的海绵耳塞，在多次佩戴后根本起不到保护耳朵的作用，职工们依然会出现耳鸣、耳痛等症状。

现在，工厂里肆虐的噪声，成了这28名工人心中的痛。唯一可以安慰的是，他们已经被有关部门确诊为职业性噪声聋，可以要求厂方进行赔偿。

习　题

1. 职业性耳鼻喉疾病的类型？
2. 职业性噪声聋的预防和监护措施？
3. 铬鼻病的接触机会？
4. 职业性牙酸蚀病的接触机会？
5. 结合某一生产企业现状，谈谈职业性耳鼻喉疾病的危害情况，并提出相应的防治对策和措施？

第六章 职业中毒

第一节 职业卫生毒理基础

"所有的物质都是毒物，不存在任何非毒物质，剂量决定了一种物质是毒物还是药物。"中世纪后期瑞士医学改革家巴拉塞尔萨斯（Paracelsus，1493—1541）的这句话尽管有些绝对，但它说明了化学物质对人类健康的危害是与我们日常工作生活紧密相关的一个古老而永恒的话题。在人类生产和生活过程中，除了最直接的经食物途径引起中毒外，职业劳动过程中的不经意接触引起的中毒也早被人们所认识。近年来，我国工作场所接触的化学物数量和品种都有很快增长，因防护不良而引起的各种职业中毒甚至死亡时有发生，化学性职业中毒已引起有关部门的高度重视。

一、基本概念

（一）职业卫生毒理学及其研究内容

职业卫生毒理学属于毒理学的研究范畴，它是利用毒理学的概念和方法，从预防医学角度，研究人类职业劳动过程中可能接触的外源化学物对生物体的毒性作用及作用性质和机制，并将研究结果外推至人类，以阐明外源化学物对人类危害的严重性、发生机会与频率，并作出定量的安全性评价。所谓外源化学物，是指在人类生活和生产的环境中存在，可能与机体接触并进入机体的一些化学物质，它不是机体所必需的营养素，但可参与体内代谢，具有生物活性，在一定条件下对机体可能产生毒性作用（以下简称为化学物）。职业卫生毒理学采用实验和流行病学方法研究如下具体内容：化学物的结构及理化性质、接触条件（剂量、时间、途径）；在体内的生物转运和转化规律；化学物到达靶器官所发挥的毒效应和机体的解毒、排毒功能；探索化学物对机体健康损害的检测方法和应采取的预防措施，为制定卫生标准提供依据等。其中靶器官是指化学物被吸收后随血流分布到全身各个组织器官后，其直接发挥毒作用所限的一个或几个组织器官。如脑是甲基汞和汞的靶器官，甲状腺是碘化物和钴的靶器官，肾脏和肺是镉的靶器官等。

（二）毒物、毒性及毒性作用

在一定条件下以较小剂量作用于人体，就能引起生理功能改变或器质性损害，甚至危及生命的化学物称为毒物。毒物的概念总是与其剂量相关，如作为营养素的维生素A、D，若人体过量摄入也会引起毒性反应。

毒性是指某种化学物质对机体造成不良效应的能力。毒性大小或高低，可以通过它对机体产生损害的性质和程度表现出来，而且同进入体内的量有关，所以引起某种有害效应的剂量是衡量毒性的指标。毒性大小还与接触途径、接触方式、接触时间及物质本身理化性质等因素有关。可见，毒性是化学物的内在特性，具有毒性的化学物在一定条件下才对机体产生毒作用。这种在一定条件下化学物引起机体不良效应的可能性，称为危害。而特定条件下化学物毒作用在人群中发生的预期概率，即为危险度。

进入机体的化学物引起的不良生物学效应，亦称为毒作用或毒效应。化学物的毒效应谱很宽，包括生理和生化正常值的变化、组织器官的病理改变、临床征象、甚至死亡等。化学物质的毒作用可根据其特点、发生的时间和部位，按不同的方法进行分类。例如，按发生的时间可分为速发和迟发作用，按发生的部位可分为局部与全身作用等。

（三）剂量及其效应或反应

给予机体的化学物的数量或与机体接触的数量称为剂量，其单位一般为 mg/kg 体重。当一种化学物经不同途径给予时，其吸收系数和吸收率亦不同，因此在表示剂量时必须说明给予途径。此外，提及剂量还必须与损害作用的性质或程度相联系。不同剂量的化学物对机体可以造成不同性质或不同程度的损害作用。

按剂量表示毒性的常用指标如下：

1. 绝对致死量（LD）

这是指能造成一群实验动物全部死亡的最低剂量（或浓度）。"一群"中包括的个体数应在 10 个以上。

2. 半数致死量（LD_{50}）

这是指能引起一群实验动物 50% 死亡所需的剂量。"一群"是指 10 个以上的个体数。表示 LD_{50} 的单位为 mg/kg 体重。与 LD 概念相同的剂量单位还有半数致死浓度（LC_{50}），以 mg/L 表示水中化学物浓度，以 mg/m³ 表示空气中化学物浓度。

3. 最大无作用剂量（NOEL）

这是指在一定时间内，一种化学物按一定方式或途径与机体接触，用最灵敏的检测方法和观测指标，未能观察到任何对机体的损害作用的最高剂量。最大无作用剂量的确定根据是亚慢性或慢性毒性试验的结果，它是用来评定化学物对机体损害作用的主要依据，以此为基础制定人体每日容许摄入量（ADI）或最高容许浓度（MAC）。前者是指人类终生每日摄入（随同食物、饮水）某种化学物但不会引起任何损害作用的剂量，以 mg/（kg·d）来表示；后者是指某种化学物可以在环境中存在而不致对人体造成任何损害作用的最高容许浓度，以 mg/m³ 表示。

4. 中毒阈剂量（Toxic Threshold Level）

这是指在一定时间内，某种化学物按一定方式或途径与机体接触，能使某项观察指标出现异常变化或使机体开始出现损害作用所需的最低剂量（浓度），亦称为最小有作用剂量。

效应是指一定剂量的化学物与机体接触后所引起的生物学变化，此种变化的程度用计量单位来表示其强度。例如，若干个、毫克、单位等。又如，有机磷化合物抑制胆碱酯酶的程度，用酶活力单位表示。反应是指一定剂量的化学物与机体接触后，呈现某种效应并达到一定程度的比率，或是产生效应的个体数在某一群体中所占的比例，用百分率表示，如死亡率。化学物质的剂量-效应或剂量-反应间的关系是毒物动力学研究的重要内容，它对阐明化学物可能引起的生物学作用或毒性作用有重要的意义。

（四）中毒及其表现形式

有毒物质在体内起化学作用而引起机体组织破坏、生理机能障碍甚至死亡等现象称为中毒。劳动者在生产过程中由于接触毒物所发生的中毒称为职业中毒。职业中毒按毒物的毒性、接触程度和时间、个体差异等因素，可分为急性、慢性和亚急性中毒等表现形式。急性职业中毒是指工人在生产作业过程中因一次或短时间内（几分钟至数小时）大量接触工业毒物引起的中毒称为急性职业中毒，如急性苯中毒、氯气中毒等。目前国际上将有毒物质按急性毒性分为 5 级，如表 6-1 所示。慢性职业中毒是指毒物少量长期进入人体而引起的中毒，如慢性铅、锰中毒等。亚急性中毒发病情况介于急性和慢性之间，接触毒物浓度较高，工龄一般在一个月内发病，如亚急性铅中毒等。此外，在有些情况下，脱离接触毒物一定时间后，才呈现出中毒的临床改变，称为迟发性中毒，如锰中毒等。毒物或其代谢产物在体内超过正常范围，但无该毒物所致的临床表现，呈亚临床状态，称为毒物的吸收，如铅吸收。

表 6-1 　　　　　　　　　　　　　化学物质急性毒性分级

毒性分级	大鼠经口时 LD_{50}/ （mg·kg^{-1}）	兔经皮时 LD_{50}/ （mg·kg^{-1}）	对人的可能致死量	
			相对量/ （g·kg^{-1}）	总量/g （按60kg 体重计）
剧毒	1 或<1	5 或<5	<0.05	0.1
高毒	1~50	5~43	0.05~0.5	3
中等毒	50~500	43~340	0.5~5	30
低毒	500~5000	340~2810	5~15	250
微毒	5000~15000	2810~22590	>15	>1000

二、生产性毒物的存在形式与分类

生产性毒物是指在工业生产中经常接触的有毒物质，也称为工业毒物。生产性毒物常以气体、蒸气、烟、尘、雾等形态存在于生产环境中。液体蒸发、挥发或固体升华成蒸气。液体微粒悬浮在空气中为雾，常是由水蒸气冷凝或液体喷洒而成。固体颗粒悬浮于空气中，直径<0.1μm 为烟；直径 0.1~10μm 为粉尘。飘浮在空气中的雾、烟和粉尘，统称为气溶胶。

生产性毒物的来源有多种形式，同一种毒物在不同行业或生产环节中又有差异，可来自于原料、中间产物、添加剂、成品、副产品或废弃物，分类方式很多。

（一）按用途分类

生产过程中遇到的化学毒物，有些是作为原料，如制造染料所用的苯胺，有机合成的单体氯乙烯、丙烯腈；有些是作为中间产品，如生产农药所用的光气等；有些是作为最终产品，如焦化厂产出的苯、化肥厂产出的氨等；有些是作为辅助原料，如制药行业用作萃取剂的苯、乙醚，生产聚乙烯用作催化剂的氯化汞，橡胶行业用作溶剂的苯、汽油等。

（二）按化学结构分类

无机化合物一般按其理化特性来分类，有机化合物则按其结构式或官能团来分类。毒物的化学结构与毒性在某些方面有密切的关系。

在脂肪族碳氢化合物中，随着碳原子数的增加，其毒性一般也增大（只适合于庚烷以下）。在不饱和的碳氢化合物中，不饱和程度越大，其毒性也越大，如乙炔>乙烯>乙烷。碳链上的氢原子被卤素原子取代时，毒性也增大，例如氟化烯类、氯化烯类的毒性大于相应的烯烃类，四氯化碳的毒性远远大于甲烷等。

在芳香族烃类化合物中，苯环上的氢原子若被氯原子、甲基或乙基所取代，其全身毒性相应减弱，而刺激性增加；被氨基或硝基取代时，则具有明显的形成高铁血红蛋白的作用。在芳香族苯环上，不同异构体的毒性也有差异。

一般认为三种异构体的毒性次序为：对位>间位>邻位，如硝基酚、氯酚、甲苯胺、硝基甲苯、硝基苯胺等异构体都具有此规律。但也有例外，如邻硝基苯醛、邻羟基苯醛（水杨醛）的毒性分别大于其对位异构体。有些异构体的毒作用也表现了若干特点，如对甲酚及邻甲酚主要作用于心脏，而间甲酚则主要作用于血管舒缩神经。

有机磷杀虫剂的毒性也常随化学结构而异。例如下列几种化合物的毒性为：对氧磷>对硫磷>甲基对硫磷；内吸磷>甲基内吸磷；内吸磷的硫联异构体>硫离异构体。在二硫代磷酸酯中，其毒性为：乙基>甲基；具有强酸根、氰根的化学物毒性较大；芳香烃取代物毒性大于脂肪烃取代物。

（三）按生物作用性质分类

1. 刺激性气体

刺激性气体是对眼睛和呼吸道黏膜有刺激性的一类有害气体的统称，是生产中最常见的有害气体。由于刺激性气体多具有腐蚀性，在生产过程中常因设备、管道被腐蚀而发生跑、冒、滴、漏现象。外逸的气体通过呼吸道进入人体而引起中毒。这种事故一旦发生，往往情况紧急、波及面广、危害严重，容易引起集体急性中毒。具有刺激作用的毒物种类甚多，大致可分为酸、成酸氧化物、成酸氢化物、卤族元素、无机氯化物、卤烃、酯类、醚类、醛类、有机氧化物、成碱氢化物、强氧化剂、金属化合物等。刺激性气体的种类虽然很多，但常见者有氯、氨、氮氧化物、光气、氟化氢、二氧化硫和三氧化硫等。

2. 窒息性气体

窒息性气体又可分为单纯窒息性气体和化学窒息性气体两类。

（1）单纯性窒息性气体。某些气体在一般情况下不被看做有毒性，但当其取代空气中的氧，并使氧减少到机体不能耐受的水平时，就能引起伤害，甚至致死。这些气体包括氮、氢、乙炔、甲烷、乙烷、丙烷、丁烷、氦、氖、氩和二氧化碳。虽然二氧化碳主要起单纯性窒息剂作用，但当其浓度超过5~7倍时，也可引起中毒性知觉丧失。

（2）化学性窒息性气体。这些气体不妨碍氧气进入肺部，但对血液或者组织会产生一种化学性作用。当这些气体作用于血液时，虽然不妨碍肺的充分通气，但会影响血液对氧的输送；或者血液即使可将氧运输给组织，但由于窒息剂对组织的作用而阻碍组织对氧的利用。最常见的化学性窒息性气体有：一氧化碳、氰化物和硫化氢等。窒息作用也可由麻醉剂和麻醉性化合物（如乙醚、氯仿、氧化亚氮、二硫化碳）所引起，这些化合物对神经组织包括呼吸中枢均有影响，过量吸入可引起呼吸抑制、最终呼吸衰竭。

3. 麻醉性毒物

大多数有机溶剂蒸气和烃类对人体具有麻醉性毒性作用，机体过量摄入（通过呼吸道或皮肤）后，表现为神志恍惚，有时呈兴奋或酒醉感，严重时进入嗜睡状态或昏迷。常见的麻醉性毒物有苯、汽油、丙酮、氯仿等。

4. 溶血性毒物

该类毒物进入机体后，随血液循环分布至全身，与红细胞结合，破坏细胞膜或形成赫恩兹小体，导致溶血，可造成对肾脏的损害。常见的溶血性毒物有砷化氢、苯肼、苯胺、硝基苯等。

5. 致敏性毒物

化学物引起的变态反应，是一种免疫损伤反应，与接触毒物剂量无关，而与发病者的个体敏感性有关。其症状和一般中毒不一样，如青霉素生产工人，可因过敏反应而发生支气管哮喘，脱离接触后即可痊愈。在有些情况下，中毒和过敏反应可以互相影响。常见的致敏性化合物有：金属化合物，如铂盐、镍盐等；异氰酸酯，如甲苯二异氰酸酯；有机磷杀虫剂，如对硫磷、敌百虫等。

（四）按损害的器官或系统分类

1. 神经系统

"亲神经性毒物"常见的有四乙基铅、汞及有机汞、有机锡、锰、铊、砷、一氧化碳、汽油、二硫化碳、溴甲烷、三氯乙烯以及有机磷、有机氯农药等。

2. 呼吸系统

刺激性气体、蒸气或粉尘如氯、硫、硒的化合物、氮氧化合物、羰基镍、氨、镉、硫酸二甲酯、有机氟及溴甲烷等。工业溶剂如汽油、柴油等可引起吸入性肺炎。甲苯二异氰酸酯、对苯二胺可引起支气管哮喘。

3. 血液系统

苯、苯的氨基和硝基化合物、苯肼、亚硝酸钠、一氧化碳、砷化氢、苯醌等。

4. 循环系统

锑、砷、磷、有机磷农药以及多种有机溶剂等。

5. 肝脏

引起中毒性肝炎的生产性毒物称"亲肝性毒物"，如黄磷、锑、砷、四氯化碳、三氯乙烯、氯仿、苯肼、三硝基甲苯等。

6. 肾脏

如四氯化碳、砷化氢、有机汞、砷、乙二醇等。

三、生产性毒物进入人体的途径

在生产过程中，毒物进入人体的途径，不仅决定了生产性毒物毒作用的靶器官，而且决定了该有毒化学物的毒作用特点。生产环境中，呼吸道是最主要的毒物进入途径，其次为皮肤，也可由消化道进入。

（一）呼吸道

生产性毒物经呼吸道由鼻、咽部、气管、支气管到达肺部，由肺泡直接进入血液循环，毒作用发生快。呼吸道是气体进出肺的通道，可分为两部分：鼻、咽、喉、气管、支气管、各级小支气管直至终末细支气管，为通气部分；呼吸性细支气管、肺泡管、肺泡囊及肺泡，为换气部分，具有与血液进行气体交换的功能。正常情况下，鼻毛和咽部的黏膜都有清除能力，能阻止直径大于 $5\mu m$ 的颗粒进入下呼吸道。气管、支气管部的上皮细胞，每个细胞有 200 多个纤毛，长度约 $8\mu m$，随着纤毛的协同运动，可以将颗粒和有毒气体向上清除，和杯状细胞及腺体构成的纤毛-黏液系统将吸入呼吸道的病原和异物排向咽喉部，保持呼吸道的自净。

气态毒物经呼吸道吸收会受到许多因素的影响。首先是接触毒物的量，即毒物在空气中的浓度（分压），浓度高，则进入体内的速度快，进入的量也大。其次是血/气分配系数，血/气分配系数较低的毒物，开始接触不久，吸收速度即减缓，如二硫化碳系数为 5。与此相反，血/气分配系数较高的毒物，如甲醇的系数为 1700，需接触很久才能达到平衡，因此进入体内的量就大得多。

气态毒物进入呼吸道吸收的深度与其水溶性有关。水溶性较大的毒物易为上呼吸道吸收，除非浓度较高，一般不易到达肺泡。水溶性较小的毒物不易为上呼吸道吸收而进入呼吸道深部，甚至肺泡。

正常人有 4 亿 ~ 12 亿个肺泡，面积为 $70 \sim 80 m^2$，既保证了有效的气体交换，也增加了非水溶性的气体和直径 $<1\mu m$ 的颗粒毒物与肺泡的接触机会，成为大部分生产性中毒的主要吸收途径。此外，肺通气量、肺血流量及劳动强度亦可影响毒物经呼吸道吸收。

（二）皮肤

皮肤是身体最大的器官，在生产过程中毒物经皮肤吸收而引起中毒的事件也时有发生。毒物经皮肤吸收的途径有两种：一是通过表皮屏障到达真皮而进入血循环；另一种是通过汗腺，或通过毛囊与皮脂腺绕过表皮屏障到达真皮。脂溶性毒物可经皮肤吸收，如金属的有机化合物，有机磷化合物，苯及其氨基、硝基化合物。脂溶性毒物可通过表皮屏障，但如果不具有一定的水溶性也很难进入血液，所以，毒物的脂/水分配系数反映了其通过皮肤吸收的可能性。皮肤有病损时，不能经完整皮肤吸收的毒物也能大量吸收。如果皮肤经溶剂如氯仿或甲醇处理，毒物能容易地渗透。

除毒物本身的化学特性外，影响经皮肤吸收的因素还有：毒物的浓度和黏稠度，皮肤的接触部位、面积，环境温度、湿度。

（三）消化道

毒物可经整个消化系统的黏膜层吸收。但生产性毒物经消化道进入体内而致职业中毒的事例甚少。个人卫生习惯不良及发生意外事故时可经消化道进入体内，特别是固体及粉末状毒物。进入呼吸道的难溶性气溶胶被清除排向咽部后可进入消化道。

四、生产性毒物毒性作用的机制和影响因素

（一）毒物对机体毒性作用的机制

生产性毒物对人体毒性作用的机制，一般有如下三种：

1. 直接损害作用

有些化学物对接触部位的皮肤、黏膜、组织细胞产生直接的损害作用，但此作用常因化学物的理化性质不同而异。例如强酸、强碱对机体的接触部位可产生灼伤腐蚀作用；二氧化硫、臭氧等对呼吸道黏膜产生刺激作用。

2. 生物化学作用

包括对酶的作用、自由基与脂质过氧化、共价结合、细胞内钙稳态失调等。

（1）进入体内的某些化学物或其代谢物，对酶活性的抑制作用是常见的主要中毒机制之一。化学物对酶的抑制方式有：①与酶分子中的金属或活性基团反应，如一氧化碳和氰化物都能与细胞色素氧化酶中的铁离子结合，使酶的氧化还原功能受到影响，阻断了需氧代谢，导致细胞内窒息，对机体呈致死作用；②与酶的激动剂结合，如进入体内的氟能与镁离子形成复合物，使一些需要镁激活的 ATP 酶和烯醇酶受到抑制，影响糖原合成与分解，致使糖代谢障碍；③与辅酶的作用，例如铅中毒时，体内烟酸的消耗增加，使辅酶 I 和 II 生成减少，从而抑制了脱氢酶的作用，导致三羧酸循环被阻。

（2）自由基与脂质过氧化可能是许多化学物引起生物膜受损或细胞坏死的原因，也是致癌的机制之一。自由基是指具有奇数电子的分子，或者化合物的共价键发生均裂而产生具有奇数电子的产物。自由基化学活性极高，与膜脂质接触引发脂质过氧化。脂质过氧化是指自由基与生物膜上的多不饱和脂肪酸发生过氧化作用，产生酸败变性的过程，其毒效应表现为：生物膜脂质成分及含量发生改变；膜的通透性和膜脂流动性变化，使蛋白质以及酶类发生变性及功能的改变；线粒体肿胀及解体。自由基和脂质过氧化产物丙二醛等具有致突变和致癌作用。

（3）化学物或其活性代谢物可与机体的重要生物大分子（核酸、蛋白质、酶、脂类）进行共价结合，从而改变生物大分子的结构和生物学功能，引起一系列生理病理改变。某些化学物与核酸，特别是 DNA 碱基进行共价结合，生成 DNA 加合物，此时易引起 DNA 链的断裂、碱基脱落、交联、复制错误，最终引起细胞结构与功能改变，导致细胞损伤和死亡，或者形成可遗传的基因改变或诱发肿瘤。某些化学物或其活性代谢产物能与蛋白质或酶的羰基、羟基和巯基等进行共价结合，将改变其构型和功能。例如溴苯，经代谢活化后生成溴苯环氧化物，与肝细胞蛋白质共价结合后引起肝细胞死亡。

（4）Ca^{2+}是体液的重要组成成分，作为第二信使调节细胞的功能。细胞内 Ca^{2+} 的恒稳是一个复杂的生理过程。一般情况下，Ca^{2+} 浓度的变化过程呈稳态状，一旦这种稳态发生改变，则引起复杂的生理活动异常。

3. 对免疫功能的影响

这种影响包括免疫抑制和免疫增强两个方面。化学物直接作用于免疫器官和免疫细

胞，引起免疫抑制作用。例如，某些大气污染物（臭氧、二氧化氮、光化学烟雾、生产性粉尘等）能降低肺巨噬细胞的吞噬力，使肺部防御能力受损，导致机体对病原微生物的清除力降低。大多数化学物的分子量小，不具有抗原性，然而它们进入机体后与体内的某些大分子（主要是蛋白质）牢固地结合呈现抗原性，产生异常的体液或细胞免疫反应，导致生理功能紊乱或组织损伤，称为变态反应。这种过强的免疫反应可对机体产生程度不同的损害，重者危及生命。

（二）影响化学物毒性作用的因素

生产性毒物作用于机体，并非都会引起职业中毒。毒物对机体的毒作用受多种因素的影响。

1. 毒物的特性

毒物以粉尘、烟尘、雾、蒸气或气体的形态散布于车间空气中，主要经呼吸道和皮肤进入体内。其危害程度与毒物的化学结构、理化性质以及纯度等因素有关。如直链饱和烃类脂肪族化合物为非电解质，其毒性是具有麻醉作用，从丙烷起，随着碳原子数增多，麻醉作用增强，但达到 9 个碳原子之后，却又随着碳原子数增多，麻醉作用反而减弱。毒物污染皮肤后，按其理化特性，有的起腐蚀或刺激作用，有的引起过敏性反应。有些脂溶性毒物对局部皮肤虽无明显损害，但可经皮肤吸收，引起全身中毒。毒物的理化特性和作用部位与发生职业中毒密切相关。例如，汽油和二硫化碳有显著的脂溶性，对神经组织就有密切的亲和作用，因此首先损伤神经系统。通常评价一种化学物的毒性是指其纯品的毒性。但在实际工作中接触的多为工业品或商品，所含杂质均能影响纯品的毒性。例如，除草剂 2，4，5-T 中含有 TCDD，就增加了致畸效应。

2. 毒物作用条件

毒物作用条件分为如下几个方面。

（1）剂量、浓度和接触时间。决定化学毒物毒性大小的主要因素是毒物进入人体的量。在实际工作中，则是通过计算接触量来估计进入人体的量。一般作用剂量（dose，D）是接触浓度/（concentration，C）与接触时间（time，T）的乘积，即 $D = CT$。所以要了解每个接触者的接触浓度并询问其接触时间，以此来推断一种化学毒物对人体是有害还是无害。我国现已公布的国家标准"工作场所有害因素职业接触限值"就是指这些化学物质在空气中一般不致引起疾病的量的界限。目前，尚有一些化学物质的最高容许浓度还在研究中。有些有害物质少量而长期地吸收能在体内蓄积，最终引起疾病。有的物质虽本身不能在体内蓄积，但其所引起的功能性损伤是可以累加的，最终引起疾病发生。

（2）毒物的联合作用。生产环境中常有几种毒物同时存在，并作用于人体，它们在体内相互作用，从而影响其各自的毒性和综合毒性。把两种或两种以上的化学物对机体的交互作用称为联合作用，其表现可为独立、相加、协同和拮抗作用等。其中总效应等于各化学物单独效应的总和称为相加作用；低于各化学物单独效应的总和，称为拮抗作用；大于各化学物单独效应的总和，称为协同作用；若表现为化学物各自毒效应，互不干扰，称为独立作用。相加和协同作用是进行卫生学评价时主要考虑的作用。此外，还应注意外源性毒物与内源性毒物的交互联合作用，如寒冷和振动，高温和一氧化碳等的协同作用等。

（3）生产环境和劳动强度。环境中的温度、湿度和气压均可影响毒物对机体的毒作用。在高温环境下，毒物的毒作用一般较常温高。有人研究了58种化学物在低温、室温和高温时对大鼠的毒性，发现在36℃高温时毒性最强。高温环境还使毒物的挥发增加，机体呼吸、循环加快，出汗增多等，均有利于毒物的吸收。体力劳动强度大时，毒物吸收多，机体耗氧量也增多，对毒物的毒作用更为敏感。

3. 机体因素

人体对有害因素的防御能力是多方面的。人体对进入的毒物，通过解毒和排毒过程，以消除其毒作用。有些毒物可被体内的酶转化，经过水解、氧化、还原和结合等方式，大多成为低毒或无毒物而排出体外。也有些先经过转化使其毒性增加，然后再继续解毒而排出，主要在肝脏内进行。如果接触工人先天性缺乏某些代谢酶或者由于代谢酶多态性的差异，就会形成对某些毒物的易感性。如果肝脏功能有损害，这种解毒过程就会受到阻碍；肾功能不全者，影响毒物排泄，使患有某些疾病的工人，不但原有疾病加剧，还可能发生职业中毒。对工人进行就业前和定期的体格检查，其目的在于发现对生产性有害因素的就业禁忌证，以便合理调整其工种，保护工人健康。与职业有关的生活方式如工作节奏的变动，工作过度紧张，换班和夜班工作，缺乏体育锻炼，吸烟或无节制地饮酒等，均可造成接触后果的不同。

4. 社会、心理、经济因素

国民生产总值、财富分配、文化教育水平、生态环境、劳动立法、医疗卫生制度，都可影响职业人群的健康。例如，生产管理水平低、设备简陋，需要更多体力工作，生产布局不合理，易增加骨骼肌肉的损伤性疾病的发生。劳动者本人的心理状态与社会对健康和预防的观念有关，如漠视健康和预防、无视安全规范和自我保健，则会加重职业性疾病的发生。

五、职业中毒的临床表现及诊断

（一）主要临床表现

进入人体的化学物，按其理化及生化特性、接触的部位以及进入人体的归宿而决定其中毒临床表现。职业中毒按主要受损系统而具有不同的表现。

1. 神经系统

多种职业有害物质可选择性地作用于神经系统而引起损害，可出现中毒性脑病、多发性神经炎和神经衰弱综合征。

（1）中毒性脑病。引起中毒性脑病的工业毒物品种较多，如四乙基铅、有机汞、有机锡、溴甲烷、磷化氢、一氧化碳、汽油、二氧化硫等。这类毒物以侵犯神经系统为主，引起神经细胞的直接损害及脑血管的损害。化学性中毒性脑病，一般均为弥漫性损害，可以侵犯神经细胞、神经纤维以及脑内血管。部分毒物可侵犯中枢（脑或脊髓）或外周神经系统。临床表现为：以神经系统症状为主（此型最多见），患者有头昏、头痛、乏力、恶心、呕吐、视力模糊、视觉障碍、嗜睡、意识障碍、谵妄，甚至抽搐、昏迷；以精神症状为主，如四乙基铅、二硫化碳、汽油、有机锡中毒时，临床表现为狂躁、忧郁、欣快、消沉等各种类型精神症状。以上中毒症状在急性中毒时较多见；可引起运动障碍，如溴甲烷、碘甲烷、一氧化碳中毒时，患者可出现偏瘫、截瘫等临床表现，或可出现抽搐、震颤、舞蹈样手足多动症。急性中毒性脑病症状早期常不典型，易误诊为神经官能症。急性中毒性脑病的体征，在早期常也不明显。因此，应注意密切观察和鉴别诊断。而锰中毒可损伤锥体外系，出现肌张力增高、震颤麻痹等症状。

（2）多发性神经炎。有些毒物可引起神经髓鞘、轴索变性，损害运动神经的神经肌肉接点，从而产生感觉和运动神经损害的周围神经病变，如铅、正己烷等。此外，一氧化碳、二硫化碳、溴甲烷、铊化合物中毒也主要损害周围神经系统。患者早期出现的症状为感觉障碍，如四肢疼痛、肢端麻木、感觉过敏或减退甚至消失，且伴有腱反射减退或消失等。有些以运动障碍为主，患者肢体无力，甚至瘫痪。

（3）神经衰弱综合征。主要见于轻度慢性中毒或中毒恢复期，患者有头昏、头痛、乏力、睡眠障碍等。

2. 呼吸系统

一次大量吸入某些气体如氨、氯、二氧化硫等急性中毒时可引起喉痉挛、声门水肿，甚至发生肺水肿，病情严重时可发生呼吸道机械性阻塞而窒息死亡。有些高浓度刺激性气体，如氯气等，使鼻黏膜内三叉神经末梢受到刺激，引起极快的反射性呼吸抑制；麻醉性毒物及有机磷农药等可直接抑制呼吸中枢；有机磷农药还可抑制神经肌肉接头，呼吸肌瘫痪，呼吸抑制，造成窒息。

水溶性较大的刺激性气体如氨、氯、二氧化硫等，对局部黏膜产生强烈的刺激作用，引起上呼吸道黏膜充血、水肿、出血和坏死。吸入刺激性气体和金属化合物，如氧化镉、羰基镍、硒化氢可引起咽炎、喉炎、气管炎、支气管炎等呼吸道病变；严重时，可产生化学性肺炎、化学性肺水肿及成人呼吸窘迫综合征（ARDS）。化学性肺炎大多为广泛性支气管肺炎，临床表现与一般所见的肺炎相似，但呼吸困难与中毒症状较明显，且具有病程较长、抗菌素治疗效果不显著等特点。临床表现为咳嗽、胸闷、胸痛、气急等，白细胞总数和中性粒细胞均可增高。吸入液态有机溶剂如汽油，还可引起吸入性肺炎。

水溶性小的刺激性气体可引起中毒性肺水肿。常见的有光气、氮氧化物、硫酸二甲酯、溴甲烷、氯化磷、臭氧、氧化镉、羰基镍、部分有机氟化物（如八氟异丁烯等）。吸入高浓度水溶性较大的刺激性气体如氨、氯、二氧化硫等，也可引起肺水肿。中毒性肺水肿的发病是由于毒物进入肺泡后，改变了肺部毛细血管通透性所致。此外，神经因素、缺氧也与肺水肿的形成有一定关系。临床上常表现为四期，即刺激期、潜伏期、水肿期和恢复期。少数严重的上呼吸道炎、肺炎、肺水肿患者，由于黏膜的严重损害，可遗留慢性鼻炎、气管炎及支气管炎，甚至肺气肿。

有些毒物具有致敏反应，如二异氰酸甲苯酯（TDI）、对苯二胺、乙二胺、氯等；有些毒物如二异氰酸甲苯酯可引发过敏性哮喘；一些毒物还可引起肺部肿瘤如砷、铬。

3. 血液系统

毒物对血液系统的毒作用包括对造血功能的损伤、血细胞的毒作用。不同的毒物对血液系统的毒作用各不相同。

（1）造血功能的损伤。某些职业中毒，如苯和三硝基甲苯及有机氯农药可引起白细胞、血小板减少，甚至再生障碍性贫血；铅通过抑制卟啉代谢影响血红素合成而引起低色素性贫血。

（2）血红蛋白变性。苯的氨基、硝基化合物及亚硝酸盐可导致高铁血红蛋白。急性中毒时，由于血红蛋白变性，血液运氧功能发生了障碍，患者常有缺氧症状，如头昏、乏力、胸闷、气急等，重者可出现昏迷。皮肤黏膜出现发绀，以唇、指甲等处出现较早。血液中常可找到变性珠蛋白小体和多量的嗜碱性点彩细胞。一氧化碳经与血红蛋白结合，形成碳氧血红蛋白血症而引起组织细胞缺氧等。

（3）溶血性贫血。常见于砷化氢、锑化氢、硒化氢、有机磷农药、苯胺、苯肼、硝基苯等中毒。其中以砷化氢溶血作用最为强烈，吸入砷化氢后，在数小时内即可引起大量溶血。患者剧烈头痛、畏寒、战栗、发热、恶心、呕吐等，并出现面色苍白、血红蛋白尿、黄疸等症状。由于大量溶血，导致急性贫血和组织缺氧，病人可有头昏、胸闷、气急、心率加快等表现，严重者可引起休克和急性肾功能衰竭。苯胺和硝基苯中毒引起的溶血，一般在中毒后 2~3d 才显示出来。

4. 消化系统

消化系统的损伤包括口腔病变、胃肠病变和肝损伤。常见的有：汞中毒引起的口腔炎，暴露于酸雾所致的牙酸蚀病；汞盐、三氧化二砷急性中毒致急性胃肠炎，重症铅中毒所致的腹绞痛；急性或慢性中毒性肝病，如四氯化碳、氯仿、砷化氢、三硝基甲苯中毒等。有些毒物还可引起氟斑牙及齿龈色素沉着等。

5. 循环系统

职业性有害因素导致的心血管损害已日益受到重视，有的化学物以心脏为靶器官或作为靶器官之一。锑、铊等许多金属毒物、有机汞农药、四氯化碳和有机溶剂可直接损害心肌；镍通过影响心肌氧化与能量代谢，引起心功能降低，房室传导阻滞；某些氟烷烃如氟利昂可使心肌应激性增强，诱发心率紊乱，促使室性心动过速或引起心室颤动；亚硝酸盐可致血管扩张，血压下降；一氧化碳、二氧化碳与冠状动脉粥样硬化有关，使冠心病发病增加等；刺激性气体引起严重中毒性肺水肿时，由于大量液体渗出，使肺循环阻力增加，右心负担加重，可导致急性肺源性心脏病。

6. 生殖系统

生产性毒物对生殖系统的不良影响可分为对生殖器官的损害和内分泌系统的改变。例如，铅对男性可引起睾丸精子数量减少、畸形率增加和活动能力减弱；对女性可引起月经周期和经期异常、痛经及月经血量改变等。

7. 泌尿系统

许多职业有害物质可通过各种途径进入体内，对肾脏产生直接或间接的毒性。主要表现为急性中毒性肾病、慢性中毒性肾病、中毒性泌尿道损害及泌尿道肿瘤等。

8. 皮肤

皮肤往往最先接触职业有害物质而引起不同程度的损害。对皮肤的损害主要有接触性皮炎、光敏性皮炎、职业性痤疮、药疹样皮炎、皮肤黑变病、职业性皮肤溃疡、职业性疣赘、职业性角化过度和皲裂等。有的尚可引发皮肤肿瘤，如无机砷等。

9. 其他

例如，角膜、结膜刺激性炎症；角膜、结膜坏死、糜烂；白内障；视神经炎、视网膜水肿、视神经萎缩，甚至失眠等。有的毒物还可引起骨骼改变等。

（二）职业中毒的诊断

职业中毒属于法定职业病范畴，我国目前规定的职业中毒共 60 种。其正确的诊断不仅是医学上的问题，而且关系到能否享受劳动保险待遇和正确执行劳动保护政策。一般来说，正确诊断依赖于下列三个方面。

1. 职业史

包括工种、接触职业有害因素的机会和接触程度、环境条件资料。为深入了解病因，除口头询问外，有时需要直接到现场观察，才能作出正确的判断。接触史的资料，不仅要定性，还应该进行定量估测，即有关生产环境监测的资料和工龄的记录。

2. 体格检查

应根据职业因素所致疾病的特点，如职业史比较明确，接触的有毒有害物质明确，选择某些项目重点检查。

3. 实验室检查

有些职业中毒的临床表现不明显，需依靠实验室检查。主要有以下几种：测定生物材料中的有害物质，以检测身体吸收量，如尿、头发、指甲中的重金属；测定排出代谢物的量，如吸收苯系物后，可分别测定尿中酚、马尿酸或甲基马尿酸；测定机体受职业危害因素作用后的生物学或细胞形态的改变，如对接触苯者检查血常规，必要时检查骨髓象等。

根据以上三方面取得的资料，经过综合分析，得出诊断结论。对慢性职业中毒，往往需要长期动态随访，才能作出最后判断。对一些病因未能确定的临床表现，要排除职业因素以外的疾病，这是职业中毒诊断中的重要手段。此时除需要利用以上三方面资料予以综合分析外，可应用职业流行病学方法予以鉴定。我国对法定职业病的诊断及诊断程序均有明确规定。

六、职业中毒的治疗和预防

（一）治疗

职业中毒的治疗包括病因、对症和支持治疗。病因治疗是指消除或减少毒物、解除毒物的毒作用。对症治疗是指缓解毒物引起的症状，促使机体功能恢复。支持治疗是指改善患者的全身状况，以利恢复健康。

1. 现场急救

患者应立即脱离中毒现场，进入空气新鲜的场所，保持呼吸道通畅。脱去受污染的衣物并抹去污染物后，再用清水彻底冲洗污染处皮肤，注意保温。在救治过程中，注意保护心、肺、脑、眼等。严密注意病人的意识状态、瞳孔、呼吸、脉率、血压。有呼吸、循环障碍时，应及时进行复苏急救，遵循内科急救原则进行现场救治。

2. 阻止毒物继续吸收

对吸入中毒者，可给予吸氧；经口中毒者，可引吐、洗胃、导泻。

3. 特效解毒药的应用

如氰化物中毒可用亚硝酸钠、硫代硫酸钠等解毒；依地酸二钠钙（$CaNa_2EDTA$）、二乙三胺五乙酸三钠钙（DTPA）、二巯基丙醇（BAI）、二巯基丁二酸钠（NaDMS）等可作金属络合剂；美蓝（亚甲蓝）等高铁血红蛋白还原剂用于治疗急性苯胺、硝基苯类中毒；氯磷定、解磷定、阿托品等可作为有机磷农药中毒解毒剂；乙酰胺（解氟灵）等可用作氟乙酰胺中毒解毒剂。

4. 对症治疗

由于能作为职业中毒病因治疗的解毒药很有限，因而对症疗法在职业中毒的治疗中非常重要。可遵循内科治疗原则处理。

（二）预防

职业中毒的预防和其他职业性疾病的预防一样，也应按三级预防措施来保护接触人群的健康。主要包括以下几个方面：

1. 根除毒物和降低毒物浓度

从生产工艺流程中消除有毒物质，用无毒或低毒物质代替有毒或高毒物质，如用无苯材料代替苯和二甲苯；降低毒物浓度、减少人体接触毒物水平；严格控制毒物逸散，避免直接接触。对逸出的毒物，防止其扩散，采取密闭生产和局部通风排毒，减少接触毒物的机会，其中最常用的为局部抽出式通风。经通风排出的毒物，必须加以净化处理后方可排放，或可回收综合利用。

2. 个体防护

个体防护是重要的辅助措施。其防护用品包括防护帽、防护眼镜、防护面罩、防护服、呼吸防护器、皮肤防护用品等。设置必要的卫生设施如盥洗设备、淋浴室及更衣室和个人专用衣箱。对能经皮肤吸收或局部作用危害大的毒物，还应配备皮肤洗消和冲洗眼的设施。用立法手段和经济政策，改变生活习惯，以预防疾病。例如，已知吸烟可加剧职业中毒，通过政策手段，禁止工作场所吸烟，以减少职业中毒的发生。

3. 工艺、建筑和生产工序的布局

生产工序的布局不仅要满足生产上的需要，而且应符合卫生上的要求。有毒物逸散的作业，区域之间应区分隔离，以免产生叠加影响；在符合工艺设计的前提下，从毒性、浓度和接触人群等几方面考虑，应呈梯度分布。有害物质发生源，应布置在下风侧。对容易积存或被吸附的毒物如汞，或能发生有毒粉尘飞扬的厂房，建筑物结构表面应符合卫生要求，防止沾积尘毒及二次飞扬。

4. 安全卫生管理

管理制度不全、规章制度执行不严、设备维修不及时及违章操作等常是造成职业中毒的主要原因。因此，采取相应的管理措施来消除可能引发职业中毒的危险因素具有重要作用。所以应做好管理部门和作业者职业卫生知识宣传教育，提高双方对防毒工作的认识和重视，共同自觉执行有关的职业安全卫生法规。

5. 职业卫生服务

健全的职业卫生服务在预防职业中毒中极为重要。应定期或不定期监测作业场所空气中毒物浓度。对接触有毒物质的职工，实施上岗前和定期体格检查，排除职业禁忌证，发现早期的健康损害，以便及时处理。对接触毒物的人员，合理实施有毒作业保健待遇制度，适当开展体育锻炼，以增强体质，提高机体抵抗力。对人群中处于职业禁忌证的高危个体，不得从事该工作。

第二节　金属与类金属中毒及其防治

一、金属类毒物概述

金属和类金属及其合金在工业上应用广泛，无论在建筑业、汽车、电子和其他制造业还是在油漆、涂料和催化剂生产中都大量使用。在矿物的开采、运输、冶炼和加工及其化合物的使用中，都会对职业环境造成污染，对工人的健康造成潜在危害。职业性金属接触常以气溶胶形式为主，如蓄电池厂接触铅，冶炼厂和钢铁厂接触的金属。呼吸道是主要的接触途径，但经口摄入也是很重要的金属接触途径。

金属对人体的作用，可以仅有局部作用，也可以有全身反应，有的也可能是过敏源、致畸物、致突变物和致癌物。金属不易被破坏，易在体内蓄积，导致慢性毒作用。不同金属的排泄速率和通道有很大的差异，如甲基汞在人体内的生物半衰期仅 70d，而镉为 10~20 年。同一金属在不同组织中的生物半衰期也可能不一致，如铅在一些组织中仅几周，而在骨内却长达十年。金属在组织中蓄积并不意味着一定会有毒作用出现，有些金属可以非活性形式储存起来。例如，铅一般以惰性形式在骨内储存；镉和其他一些金属与金属硫蛋白相结合，形成惰性化合物；无机汞、镉和其他一些金属可以和硒复合物形成惰性化合物。这些化合物在人体内能长期储存，甚至终生存在。

每一种金属的毒性都依赖于金属本身的氧化状态。以汞为例，它有三种氧化状态：元素汞可以被氧化成一价汞，进而再氧化成二价汞。三种形式汞的毒性差别很大：汞蒸气主要作用在中枢神经系统；一价汞盐很难溶而仅引起局部毒性作用；二价汞盐呈现高度的急性毒性作用。

许多金属可以形成有机金属化合物。一般这些金属的有机化合物与其无机化合物的毒性截然不同。例如，四乙铅、三乙锡、三甲基铋和甲基汞都对中枢神经系统产生严重的损伤，这与它们能迅速穿透血脑屏障有关。一般长链的有机金属化合物毒性比短链的小。

金属还有致癌作用。有充分的流行病资料证实镍、铬、砷对人类的致癌作用。在动物实验中也已经有充分的证据证明镍和铬的致癌作用。镉、铍、钴、铁、铅、锰、铂等也在动物中诱导肿瘤。国际癌症研究中心（IARC）认为镍冶炼可引起癌症。

金属毒物在体内代谢过程中一般主要通过和体内巯基及其他配基形成稳定复合物而发挥生物学作用，这种特性构成了用络合剂来治疗金属中毒的基础。常见的络合剂有二巯基丙醇、二巯基丙烷磺酸、乙二胺四乙酸钠、二巯琥珀酸、青霉胺等。

二、铅中毒及其防治

（一）理化特性

铅是广泛存在于自然界的一种质地较软、具有易锻性的蓝灰色重金属。相对密度为

11.3，熔点为327℃，沸点为1525℃。加热至400~500℃时，即有大量铅蒸气逸出，在空气中氧化成氧化亚铅，并凝集为铅烟。随着熔铅温度升高，还可逐步生成氧化铅、三氧化二铅、四氧化三铅。所有铅氧化物都以粉末状态存在，并易溶于酸。

（二）职业接触机会

（1）铅矿开采及冶炼工业开采的铅矿主要为方铅矿（硫化铅）、碳酸铅矿（白铅矿）及硫酸铅矿。冶炼时，在混料、烧结、还原和精炼过程中均可接触。

（2）熔铅作业制造铅丝、铅皮、铅管等，制造电缆、焊接用的焊锡，废铅回收等，均可接触铅烟、铅尘或铅蒸气。

（3）铅化合物使用铅的氧化物广泛用于蓄电池、搪瓷、油漆、颜料、玻璃等。铅的其他化合物如醋酸铅用于制药、化工，铬酸铅用于油漆、颜料、搪瓷等，砷酸铅用作杀虫剂、除草剂等。

（三）毒理

在生产环境中，呼吸道是主要吸收途径，其次是消化道。血循环中的铅早期主要分布于肝、肾、脑、皮肤和骨骼肌中，数周后，铅由软组织转移到骨，并以难溶性的磷酸铅形式沉积下来。人体内90%~95%的铅储存于骨。铅中毒机制在某些方面尚有待研究。铅作用于全身各系统和器官，主要累及血液及造血系统、神经系统、消化系统、血管及肾脏。铅对红细胞，特别是骨髓中幼稚红细胞具有较强的毒作用，形成点彩细胞增加；在铅作用下，骨髓幼稚红细胞可发生超微结构的改变，如核膜变薄，胞浆异常，高尔基复合体及线粒体肿胀，细胞成熟障碍等；铅在细胞内可与蛋白质的巯基结合，干扰多种细胞酶类活性，如铅可抑制细胞膜三磷酸腺苷酶，导致细胞内大量钾离子丧失，使红细胞表面物理特性发生改变，寿命缩短，脆性增加，导致溶血；铅可使大脑皮层兴奋与抑制的正常功能发生紊乱，皮层-内脏调节障碍使末梢神经传导速度降低；铅可致外周血管痉挛和肾脏受损。

（四）毒作用表现

工业生产中，急性中毒已极罕见。职业性铅中毒基本上均为慢性中毒，早期表现为乏力、关节肌肉酸痛、胃肠道症状等。随着接触增加，病情进展可表现为以下几个方面：

1. 神经系统

主要表现为类神经症、外周神经炎，严重者出现中毒性脑病。铅对外周神经损害可呈运动型、感觉型或混合型，患者表现为四肢伸肌瘫痪，产生"腕下垂"或肢端感觉障碍。铅中毒性脑病在职业性中毒中已极为少见。

2. 消化系统

主要表现为食欲不振、恶心、隐性腹痛、腹胀、腹泻或便秘，严重者可出现腹绞痛（也称铅绞痛）。

3. 血液及造血系统

可有轻度贫血（多呈低色素正常细胞型贫血），以及卟啉代谢障碍、点彩红细胞、网织红细胞、碱粒红细胞增多等。

4. 其他部分患者可出现肾脏的损害。女工可引起月经失调、流产等。

（五）预防原则

降低生产环境空气中的铅浓度，使之达到卫生标准，这是预防的关键。同时应加强个人防护。

1. 降低铅浓度可采取以下措施

（1）加强工艺改革，使生产过程机械化、自动化、密闭化。例如，铅熔炼用机械浇铸代替手工操作；蓄电池制造采用铸造机、涂膏机、切边机等，以减少铅尘飞扬。

（2）加强通风。例如，熔铅锅、铸字机、修版机等均可设置吸尘排气罩，抽出的烟尘经净化后再排出。

（3）控制熔铅温度，减少铅蒸气逸出。

（4）以无毒或低毒物代替铅。例如，用锌钡白、钛钡白代替铅制造油漆；用铁红代替铅丹制造防锈漆；用激光或电脑排版代替铅字排版等。车间铅的最高容许浓度为：铅烟 $0.03mg/m^3$，铅尘 $0.05mg/m^3$。

2. 加强个人防护和卫生操作制度

铅作业工人应穿工作服，戴滤过式防尘、防烟口罩。严禁在车间内吸烟、进食；饭前洗手，下班后淋浴。坚持车间内湿式清扫制度，定期监测车间空气中铅浓度和设备检修。定期对工人进行体检，有铅吸收的工人应早期进行驱铅治疗。妊娠及哺乳期女工应暂时调离铅作业。

3. 职业禁忌证凡患有贫血、神经系统器质性疾患、肝肾疾患、心血管器质性疾患等的工人，不能从事接触铅的作业。

（六）处治原则

对铅吸收，可继续原工作，3~6个月复查一次；对轻度中毒，驱铅治疗后可恢复工作，一般不必调离原工作；对中度中毒，驱铅治疗后原则上调离铅作业；对重度中毒，必须调离铅作业，并给予治疗和休息。铅中毒的治疗方法有驱铅治疗和对症治疗两种。前者采用依地酸二钠钙及二巯基丁二酸钠等金属络合剂驱铅；后者根据病情采用支持疗法。

三、汞中毒及其防治

（一）理化特性

汞，俗称水银，为银白色液态金属。相对密度13.5，熔点-38.9℃，沸点356.6℃，在常温下即能蒸发，蒸气密度为6.9。汞表面张力大，溅落地面后即形成很多小汞珠，且可被泥土、地面缝隙、衣物等吸附，增加蒸发表面积，可在空气中形成二次汞源。汞存在的形式有三种：元素汞、无机汞和有机汞。矿山中开采的汞全世界每年约10000t，而人为释放到大气中的汞每年有2000~3000t。汞不溶于水和有机溶剂，可溶于稀硝酸和类脂质。汞可与金银等金属生成汞合金（汞齐）。

（二）职业接触机会

（1）汞矿开采及金属冶炼。用汞齐法提取金银等贵重金属，用金汞齐镀金及镏金。

（2）电工器材、仪器仪表制造和维修。例如，温度计、气压表、血压计、极谱仪、整流器、石英灯、荧光灯等的制造和维修。

（3）化工生产及含汞药物。例如，烧碱和氯气用汞作阴极电解食盐，塑料、鞣革、印染、防腐、涂料等工业中用汞作辅剂。

（4）其他。例如，用雷汞制造雷管作起爆剂，口腔科用银汞齐补牙等。

（三）毒理

金属汞主要以蒸气形式经呼吸道进入体内，吸收率可达70%以上。金属汞很难经消化道吸收，但汞盐及有机汞易被消化道吸收。汞及其化合物可分布到全身很多组织，最初集中在肝，随后转移至肾。汞在体内可诱发生成金属硫蛋白，这是一种低分子富含巯基的蛋白质，主要蓄积在肾脏，可能对汞在体内的解毒和蓄积以及保护肾脏起一定作用。汞易透过血-脑屏障和胎盘，并可经乳汁分泌。汞主要经尿和粪排出，少量随唾液、汗液、毛发等排出。汞在人体内半减期约60d。汞毒作用的确切机制仍有待进一步研究。一般认为，汞进入体内后，与蛋白质的巯基（—SH）具有特殊亲和力。由于巯基是细胞代谢过程中许多重要酶的活性部分，当汞与这些酶的巯基结合后，可干扰其活性，如汞离子与细胞膜表面酶的巯基结合，可改变其结构和功能。但汞与巯基结合并不能完全解释汞毒性作用的特点。

（四）毒作用表现

1）急性中毒　短时间吸入高浓度汞蒸气或摄入可溶性汞盐可致急性中毒，多由于在密闭空间内工作或意外事故所致。急性汞中毒较少见。一般起病急，有咳嗽、呼吸困难、口腔炎和胃肠道症状，继之可发生化学性肺炎伴有发绀、气促、肺水肿等。肾损伤表现为开始时多尿，继之出现蛋白尿、少尿及肾衰。急性期恢复后出现类似慢性中毒的神经系统症状。口服汞盐可引起胃肠道症状，恶心、呕吐、腹泻和腹痛，并可引起肾脏和神经损害。

2）慢性中毒　慢性汞中毒较常见，主要引起神经精神系统症状，早期表现为类神经症，如易兴奋、激动、焦虑、记忆力减退和情绪波动。随病情发展可表现为三大典型症状：易兴奋、口腔炎、震颤。少数患者可有肾脏损害。其中震颤是神经毒性的早期症状，开始为细微震颤，多在休息时发生，进一步可发展成意向性粗大震颤，也可伴有头部震颤和运动失调。震颤、步态失调、动作迟缓等症候群，类似帕金森病。后期可出现幻觉和痴呆。口腔炎非急性中毒时明显和多见。

（五）预防原则

1）改革工艺及生产设备，控制工作场所空气汞浓度。例如，电解食盐采用离子膜电解代替用汞作阴极的电解；用硅整流器代替汞整流器；用电子仪表、气动仪表代替汞仪表。从事汞的灌注、分装应在通风柜内进行，操作台设板孔下吸风或旁侧吸风。为防止汞污染和沉积，车间地面、墙壁、天花板、操作台宜用不吸附汞的光滑材料；操作台和地面应有一定倾斜度，以便清扫与冲洗，低处应有储水的汞吸收槽；对排出的含汞蒸气，应用碘化或氯化活性炭吸附净化。

2）加强个人防护，建立卫生操作制度。接触汞作业应穿工作服，戴防毒口罩或用2.5%~10%碘处理过的活性炭口罩。工作服应定期更换、清洗除汞并禁止携带出车间。下班后、饭前要洗手、漱口，严禁在车间内进食、饮水和吸烟。

3）职业禁忌证。患有明显口腔疾病，胃肠道和肝、肾器质性疾患，精神神经性疾病，以及妊娠和哺乳期女工，应暂时脱离汞接触。

（六）处治原则

患者应脱离汞接触作业，进行驱汞及对症治疗。口服汞盐患者不应洗胃需尽快服蛋清、牛奶或豆浆，以使汞与蛋白质结合，保护被腐蚀的胃壁。也可用活性炭吸附汞。驱汞治疗主要应用巯基络合剂。

四、砷中毒及其防治

（一）理化特性

砷在自然界中主要伴生于各种黑色或有色金属矿中。砷有灰、黑、黄三种同素异构体，其中灰色结晶具有金属性，质脆而硬，相对密度为 5.73，熔点为 814℃，615℃升华。砷不溶于水，溶于硝酸和王水，在潮湿空气中易氧化。砷的化合物种类很多，主要为砷的氧化物和盐类，常见的有三氧化二砷、五氧化二砷、砷酸铅、砷酸钙、亚硝酸钠等。含砷矿石、炉渣遇酸或受潮及含砷金属用酸处理时可产生砷化氢。

（二）职业接触机会

铅、铜、金及其他含砷有色金属冶炼时，砷以蒸气状态逸散在空气中，形成氧化砷。处理烟道和矿渣、维修燃烧炉等都可接触三氧化二砷粉尘。从事含砷农药（如砷酸铅、砷酸钙）、含砷防腐剂（如砷化钠）、除锈剂（如亚砷酸钠）等制造和应用的工人可接触砷。此外，砷化物在玻璃工业中常作为颜料，砷合金用作电池栅极、轴承及强化电缆铅外壳。中医用雄黄（AsS）、三氧化二砷作为皮肤外用药。工业中，在有氢和砷同时存在的条件下，如有色金属矿石和炉渣中的砷遇酸或受潮时，可产生砷化氢。非职业接触主要来自于砷污染的井水、敞灶燃烧含砷煤以及砷污染的食品。

（三）毒理

砷化合物可经呼吸道、消化道或皮肤进入体内。职业性中毒主要由呼吸道吸入所致。吸收入血的砷化合物主要与血红蛋白结合，随血液分布到全身各组织和器官，并沉积于肝、肾、肌肉、骨、皮肤、指甲和毛发。五价砷和砷化氢在体内转变为三价砷。吸收的三价砷大部分被代谢成二甲基砷酸和单甲基砷酸从尿中排出，少量砷可经粪便、皮肤、毛发、指甲、汗腺、乳腺及肺排出。砷可通过胎盘屏障。砷在体内半减期约 10h。

砷是一种细胞原生质毒。在体内，砷是亲硫元素，三价砷极易与巯基（—SH）结合，从而引起含巯基的酶、辅酶和蛋白质生物活性及功能改变，这是砷中毒重要毒性机制。砷与酶作用可有单巯基反应和双巯基反应两种方式，前者主要形成 AsS 复合物，使酶中活性巯基消失而抑制酶的活性，此时加入过量单巯基供体（如 GSH），即可使酶活性恢复。后者是砷与酶或蛋白中的两个巯基反应，形成更稳定的环状化合物。单巯基供体不能破坏此环状化合物使酶活性恢复，只有二巯基化合物供体才能破坏该环状结构，将巯基游离，使酶活性恢复。砷与丙酮酸氧化酶辅酶硫辛酸的反应，以及用二巯基丙醇（BAL）恢复其活性就是基于这一机制。此外，砷进入血循环后，可直接损害毛细血管，引起通透性改变。

砷化氢是强烈溶血性毒物，毒作用主要表现为大量溶血引起的一系列变化。溶血的机制还不十分清楚。一般认为是由于砷化氢和血红蛋白结合后形成过氧化物，通过谷胱甘肽过氧化物酶的作用，大量消耗维持红细胞膜完整性的还原型谷胱甘肽所致。

（四）毒作用表现

1. 急性中毒

可因设备事故或违反操作规程大量吸入砷化合物所致，但已很少见。主要表现为呼吸道症状，如咳嗽、喷嚏、胸痛，呼吸困难以及头痛、头晕、全身衰弱，甚至烦躁不安、痉挛和昏迷。恶心、呕吐和腹痛、腹泻等消化道症状出现较晚。严重者多因呼吸和血管中枢麻痹而死亡。

口服砷化物中毒可在摄入后数分钟至数小时发生，主要为恶心、呕吐、腹痛及血样腹泻，寒战、皮肤湿冷、痉挛，严重者极度衰弱、脱水、尿少、尿闭和循环衰竭，并出现神经系统症状，如兴奋、躁动不安、谵妄、意识模糊、昏迷，可因呼吸麻痹死亡。急性中毒恢复后可有迟发性末梢神经炎，数周后表现出对称性远端感觉障碍，个别可有中毒性肝炎、心肌炎，以及皮肤损害。

砷化氢急性中毒，可在吸入砷化氢数小时至十余小时内发生，出现急性溶血引发的症状和体征。腹痛、黄疸和少尿三联征是砷化氢中毒的典型表现。尿中可见大量血红蛋白、血细胞及管型尿，伴有头痛、恶心、腹痛、腰痛、胸部压迫感、皮肤青铜色、肝脾肿大等症状，严重者可导致急性肾功能衰竭。

2. 慢性中毒

职业性慢性中毒主要由呼吸道吸入所致，除一般类神经症外，主要表现为皮肤黏膜病变和多发性神经炎。皮肤改变主要表现为脱色素和色素沉着加深、掌跖部出现点状或疣状角化。饮水型砷中毒患者，皮肤改变更为明显，表现为扩大的角化斑块或溃疡，可发展为 Bowen 病、基底细胞癌和鳞状细胞癌。砷诱导的末梢神经改变主要表现为感觉异常和麻木，严重病例可累及运动神经，伴有运动和反射减弱。此外，呼吸道黏膜受砷化物刺激可引起出鼻血、嗅觉减退、喉痛、咳嗽、咳痰、喉炎和支气管炎等。

砷是确认的人致癌物，职业暴露主要致肺癌和皮肤癌，也有报道与白血病、淋巴瘤及肝血管肉瘤有关。

砷可通过胎盘屏障并引起胎儿中毒、胎儿体重下降或先天畸形。

（五）预防原则

在冶炼、冶金及农药制造过程中，生产设备应采取密闭、通风等技术措施，减少工人对含砷粉尘的接触。在维修设备和应用砷化合物过程中，要加强个人外护。医学监护应注重皮肤、呼吸道以及肝、肾、血液和神经系统功能改变。尿砷监测有助于对工业卫生设施效果的评价。

（六）处治原则

急性职业性砷中毒应尽快脱离现场，并使用解毒剂。经口中毒者应迅速洗胃、催吐，并投予活性炭和导泻。一经确诊，使用巯基络合剂二巯基丙醇进行肌内注射，亦可用二巯基丙醇肌内注射或二巯基丁二酸钠静脉注射，并辅以对症治疗。

砷化氢中毒需严密监视血细胞变化和肾功能，碱性尿可减少血红蛋白在肾小管沉积和引起肾损伤，血浆游离血红蛋白高于 150mg/L 时或少尿是换血的指征。如果发生急性肾衰，应进行血液透析，二巯基丙醇对砷化氢中毒无效。职业性慢性砷中毒患者应暂时脱离接触砷工作，并视病情给予络合剂治疗；皮肤改变和多发性神经炎按一般对症处理。

五、其他金属与类金属中毒及其防治要点

（一）锰中毒及其防治要点

锰为浅灰色金属，质脆，反应活泼，溶于稀酸。锰矿开采、运输和加工，制造锰合金，以及用锰化合物制造干电池、焊料、氧化剂和催化剂，用锰焊条电焊时，都可发生锰烟尘。

生产中过量吸入锰烟及锰尘可引起中毒。慢性锰中毒早期主要表现为类神经症，继而出现锥体外系神经受损症状，肌张力增高，手指明显震颤，腱反射亢进，并有神经情绪改变；严重患者锥体外系神经障碍恒定而突出，表现为帕金森病样症状。

锰中毒的防治要点如下：

（1）接触锰作业应采取防尘措施和佩带防毒口罩，禁止在工作场所吸烟和进食。

（2）早期可用金属络合剂治疗。

（3）肌张力增强者可用安坦或左旋多巴治疗。

（二）铬中毒及其防治要点

铬为银灰色、硬而脆的金属，溶于稀盐酸及硫酸。工业接触的铬多为六价，其次是三价铬。铬的价态对铬化合物毒性起重要作用。铬的职业接触机会主要有：铬矿开采、冶炼，镀铬，使用铬酸盐的颜料、染料、油漆、鞣皮、橡胶、陶瓷等工业。此外，照相、印刷制板常用铬盐作感光剂，不锈钢弧焊也会接触铬。

铬酸盐可经呼吸道、消化道和皮肤吸收。六价铬毒性比三价铬大。六价铬在细胞内被转变成三价铬后，通过和蛋白质及核酸紧密结合发挥毒性作用。低浓度铬酸盐可致敏，高浓度铬酸盐对皮肤有刺激和腐蚀作用。急性接触高浓度铬酸或铬酸盐可刺激眼、鼻、喉及呼吸道黏膜，引起灼伤、充血、鼻衄等。慢性接触易使鼻黏膜糜烂、溃疡和鼻中隔穿孔。皮肤可发生"铬疮"，表现为不易愈合的侵蚀性溃疡。从事铬化合物生产工人肺癌发病率较高。

铬酸盐中毒的防治要点如下：

（1）采取防护措施和改善卫生条件，减少工人对可溶性六价铬化合物接触，以降低对呼吸道和鼻黏膜的刺激；劝说接触铬的工人戒烟。

（2）急性吸入性损伤应住院观察，严密注意肾功能改变。慢性鼻黏膜和皮肤溃疡可用10%依地酸二钠钙软膏治疗。

（三）锌中毒及其防治要点

锌是一种银白色金属，不溶于水，溶于强酸或碱液中。锌冶炼、炼铜、焊接镀锌铁等可接触氧化锌烟尘。镀锌和生产锌合金可接触锌化合物。锌白用于颜料，硫酸锌用于人造丝、医药等。食用由镀锌铁皮罐装的酸性食物和饮料曾引起锌中毒的发生。

氧化锌烟尘可经呼吸道吸收，只有20%~30%的锌化合物经消化道吸收。进入循环的锌与血浆中金属硫蛋白、白蛋白及红细胞结合，广泛分布于组织中，但主要在横纹肌。吸收的锌主要经胰液、胆汁和汗液排出，仅有20%由肾脏排出。急性锌中毒主要

是过量接触氧化锌烟雾后数小时发生金属烟雾热，表现为头痛、口中金属味，接着出现肌肉和关节痛及疲劳、发热、寒战、多汗、咳嗽，8~12h后可出现胸痛，24~48h后症状消失，类似"流感"过程。接触氯化锌可引起严重的皮肤及眼灼伤。慢性皮肤接触主要引起湿疹性皮炎或皮肤过敏。

锌中毒的防治要点如下。

（1）加强局部通风等措施减少氧化锌烟雾接触。

（2）金属烟尘热应对症治疗。

（四）磷中毒及其防治要点

黄磷呈黄白色，易溶于二硫化碳、氯仿和苯。黄磷用于制造磷酸、赤磷、炸药、燃烧弹、化肥、有机磷酸酯等；赤磷用作灭鼠剂（磷化锌）制造等。故这些作业中可接触到磷。

磷可通过呼吸道、消化道或皮肤接触吸收。在肝脏，磷干扰蛋白和糖代谢并抑制糖原储存，增加脂肪在肝蓄积。黄磷和磷化氢具有高毒性。黄磷主要以蒸气和粉尘形式经呼吸道进入人体。急性吸入磷蒸气可引起呼吸道刺激和急性肺水肿。长期接触低浓度黄磷主要引起颌骨坏死，开始表现为牙痛，接着感染化脓，呼气有恶臭味。长期接触有刺激性的磷化合物的工人可发生阻塞性肺疾患和慢性气管炎。黄磷可致皮肤灼伤并经皮肤吸收引起肝脏损害。

磷中毒的防治要点：

（1）处理磷化合物时要注意保护皮肤、眼和呼吸道，医学监护要注意口腔卫生和肺、肝、肾功能。

（2）误服者用0.2%硫酸铜反复洗胃催吐，禁食牛奶、脂肪。颌骨坏死可引流及用抗生素治疗，严重者需手术和骨移植。

典型案例

案例1 锰中毒

2001年，某机械厂5名行车女工在一次职业性健康检查中发现有不同程度的慢性锰中毒现象，经当地职业病防治院检查，有3人被诊断为慢性轻度锰中毒，2人被诊断为慢性锰中毒观察对象。

5名女工全是机械厂焊接车间的行车工人，年龄大多在34岁左右，入厂前身体都十分健康，近两三年开始出现不同程度的头晕、头痛、疲乏、多梦、健忘等神经衰弱综合征，感觉日渐加重，伴有多汗、心悸、双下肢沉重感，夜间常发生小腿抽筋。经当地职业病医院检查，其中有3人被诊断为职业性慢性轻度锰中毒，2人被诊断为锰中毒观察对象，按慢性锰中毒治疗原则处理后，5名女工有不同程度的好转。

该机械厂的车间建于20世纪70年代，车间内共有两部行车，车间没有局部通风排尘装置，也没有换气扇。车间工人以锰铁焊条为主进行焊接工作，没有固定的焊接位置，也没有职业卫生操作规程。电焊工人都配有防护面罩和防护眼镜，行车女工却没有任何防护用品，所有职工也都没有进行过职业卫生知识培训或健康教育,职业卫生防护知识匮乏。电焊作业主要采用传统的手工焊接,以含高锰的锰铁焊条为主要原料,致使产生的电焊烟光含有大量的锰化合物,车间内没有有效的通风排尘、防毒设施,产生的大量烟尘不能及时排出,车间内空气中电焊烟尘的浓度超过国家职业卫生标准,尤其是行车驾驶室内最高竟达 $78mg/m^3$,长期在这样的环境中工作,吸入了大量的含锰化物烟尘,最终导致行车女工发生了慢性轻度锰中毒。

另外,作业工人职业卫生知识匮乏、个人防护差也是引起这次中毒的一个重要原因。据了解,该厂从来没有对职工进行任何形式的职业卫生安全教育,职工的职业卫生防护知识匮乏,对电焊烟尘的危害认识不足,防护意识差,工作期间也不佩戴防护用品,职业性健康检查也不及时,这些都加快了中毒事故的发生。

案例 2　镉中毒

2004 年 10 月,某锌品冶炼厂 21 名镉作业工人,在一次职业病健康检查中,全部被诊断为慢性轻度镉中毒。21 名镉作业工人中,男性 19 人、女性 2 人,其中 8 名工人发现有慢性支气管炎并肺气肿,8 名工人发现有肺部功能限制性通气功能轻度障碍,5 名工人发现有混合性通气功能轻度障碍,其余胸片和肺功能正常,肝、肾 B 超,心电图及肾图都在正常范围。

经了解,中毒工人工龄都在 6 年以上,多数工人工龄超过 10 年,车间环境镉粉尘及镉烟雾污染严重,通风设备及防护条件较差,中毒工人出现神经衰弱样症状、呼吸道刺激症及肢体酸胀改变,大部分中毒工人有肺通气功能障碍,没有明显的吸烟、慢性支气管炎及肺气肿病史。根据接镉工人身体的变化,结合镉毒性改变规律,因为接触镉工人出现肾小管排泄功能和肺通气功能障碍,而没有明显的骨损害,因此,职业病检查诊断为镉毒性轻度损害。

尿镉是镉在体内剂量的间接生物学指标,尿镉一旦增高,在停止接触后相当长的时间内尿中镉排泄量仍然很高,肾小管性蛋白尿一旦出现则不易恢复。通过对中毒病人的长期临床观察,肺、肾功能改变无明显加重,尿镉排泄大多数为持久升高,但无骨质疏松、软化和骨折改变,病人脱离接触镉后,病情稳定,预后良好。

第三节　危险气体与有机溶剂中毒及其防治

一、刺激性气体类毒物概述

(一) 刺激性气体类毒物的一般描述

刺激性气体主要是指对眼、呼吸道黏膜及皮肤有刺激性的气体,在化工行业中最为常见,在冶金、采矿、机械、食品制造、医药、塑料制造等行业也可经常接触到。由于刺激性气体多具有腐蚀性,在生产过程中常因违章操作或设备、管道被腐蚀而发生跑、冒、滴、漏，导致接触者的中毒和损伤，此种事故往往情况紧急，可造成集体中毒和伤亡。长期低水平接触可产生慢性影响。

刺激性气体对人体的主要损害为眼、皮肤灼伤和呼吸系统的损伤，轻者表现为呼吸道刺激症状，重者可出现化学性气管炎、支气管炎、肺炎、化学性肺水肿、急性呼吸窘迫综合征（acute respiratory distress syndrome，ARDS），甚至危及生命。

（二）刺激性气体的种类

刺激性气体种类繁多，多数在常态下呈气体，部分种类可经蒸发、升华和挥发形成气体和蒸气作用于机体。具有刺激作用的毒物种类甚多，大致可分为以下几类：

（1）酸：硫酸、盐酸、硝酸、铬酸。

（2）成酸氧化物：二氧化硫、三氧化硫、二氧化氮。

（3）成酸氢化物：氟化氢、氯化氢、溴化氢。

（4）卤族元素：氟、氯、溴、碘。

（5）无机氯化物：光气、二氯亚砜、三氯化磷、三氯化硼、三氯氧磷、三氯化砷、三氯化锑、四氯化硅。

（6）卤烃：溴甲烷、氯化苦、八氟异丁烯、氟光气、六氟丙烯、氟聚合物的裂解残液气和热解气等。

（7）酯类：硫酸二甲酯、二异氰酸甲苯酯、甲酸甲酯、醋酸甲酯、氯甲酸甲酯等。

（8）醚类：氯甲基甲醚。

（9）醛类：甲醛、乙醛、丙烯醛、三氯乙醛等。

（10）酚类：苯酚、甲酚、硝基苯酚等。

（11）酮类：甲基异丙烯酮、乙烯酮等。

（12）有机氧化物：环氧氯丙烷。

（13）成碱氢化物：氨。

（14）强氧化剂：臭氧。

（15）金属化合物：氧化镉、羰基镍、硒化氢。

（16）军用毒气：亚当氏气、路易氏气、氮芥气。

刺激性气体的种类虽然很多，但常见者为氯、氨、氮氧化物、光气、氟化氢、二氧化硫和三氧化硫等。

（三）刺激性气体的毒性作用

刺激性气体对机体作用的共同点是对眼、呼吸道黏膜和皮肤有不同程度的刺激，常以局部损害为主，当刺激作用强烈时可引起全身性反应。病损的严重程度与毒物的种类、浓度、溶解度、接触时间以及机体的状况有关。高溶解度的刺激性气体，如氨、氯、硫酸二甲酯、氟化氢、二氧化硫等接触到湿润的黏膜表面时，立即附着在局部溶解成酸或碱产生刺激作用，可引起结膜炎、角膜炎、鼻炎、咽炎、喉炎、气管炎、支气管炎。对于这些高溶解度刺激性气体，

由于其刺激性强烈，易引起接触者警惕而及时脱离现场。但因意外事故而大量吸入高浓度气体，尤其是低溶解度的气体，如氮氧化物、光气、八氟异丁烯等，经过上呼吸道刺激性小，并进入呼吸道深部，与水逐渐作用而产生刺激和腐蚀作用损伤肺泡，不易

引起接触者警惕而及时脱离，造成接触时间长、吸入量大，可造成化学性肺炎、肺水肿、喉头水肿、喉痉挛，支气管黏膜损伤，严重时可出现黏膜坏死、脱落，导致呼吸道阻塞窒息。故需对接触者进行密切的临床观察，必要时给予预防性治疗，以及时阻断肺水肿的发生。液态毒物如氨水、氢氟酸等直接接触皮肤可导致化学性灼伤。

（四）刺激性气体中毒的临床表现

1. 急性作用

急性作用包括如下几个方面：

（1）眼、上呼吸道刺激症状。

出现眼辛辣感、流泪、畏光、结膜充血、流涕、喷嚏、咽疼、咽充血、发音嘶哑、呛咳、胸闷等。

（2）喉痉挛或水肿。

喉痉挛发病突然，表现为高度呼吸困难和喉鸣，由于缺氧、窒息而发生发绀甚至猝死。喉水肿的发生较为缓慢，持续时间较长。

（3）化学性气管炎、支气管炎及肺炎。

表现为剧烈咳嗽、胸闷、胸痛、气促。肺部听诊，两肺有散在的干、湿啰音。体温及白细胞可增高。支气管黏膜损伤严重时，可发生黏膜坏死、脱落，引起突然的呼吸道阻塞、肺不张及窒息。

（4）化学性肺水肿。

临床上分为四期：①刺激期。此时吸入刺激性气体后出现呛咳、咯痰、气急、胸闷、呼吸困难，伴有头晕、乏力、恶心、呕吐等全身症状，有时症状并不明显。②潜伏期。即刺激期后，患者的自觉症状减轻或消失，病情似已好转，但肺部潜在的病理变化仍在进展，经过一段时间后发生。潜伏期的长短主要取决于接触毒物的水溶性和浓度，水溶性大、浓度高者潜伏期短，水溶性小则潜伏期较长。潜伏期多为 2~24h，少数可长达 36~48h，也有短至半小时者。此时应避免活动和过量补液，积极防止肺水肿发生。③肺水肿期。即潜伏期后，症状突然加重，表现为剧烈咳嗽、气急、烦躁、呼吸困难、大汗、咯大量粉红色泡沫痰。体检可见患者明显发绀，两肺满布湿性啰音，血压下降，血液浓缩，白细胞可达（20~30）×10^{9}个/L。X 射线胸片检查：早期为肺纹理增多，肺门阴影增宽、境界不清，两肺散在小点状阴影和网状阴影，肺野透明度减低，水平裂增厚，符合间质性肺水肿表现。随着肺水肿的加重，两肺野可见大小不等、边缘模糊的粟粒小片状或云絮状阴影，有时可融合成大片状阴影，或由肺门向两侧肺野呈放射状阴影似蝴蝶形，符合肺泡性肺水肿表现。该期可并发气胸、纵隔气肿及皮下气肿；肝、肾、心、脑等脏器损伤；多器官功能障碍综合征；水、电解质、酸碱平衡失调以及继发感染。一般肺水肿发生后 24h 内变化最剧烈，若控制不力，有可能发展成急性呼吸窘迫综合征（ARDS）。④恢复期。此时如无严重并发症，处理得当，肺水肿可在 2~3d 内控制。症状、体征逐渐消失。X 射线异常所见约在 1 周内大部分消失。7~11d 基本恢复，多数不留后遗症。部分吸入有机氟热解物、氮氧化物引起的肺损害，可在肺水肿消退后 2~3 周引起广泛的肺纤维化和支气管腺体肿瘤样增生，导致肺功能障碍。

2. 急性呼吸窘迫综合征（ARDS）

ARDS 是肺水肿的一种类型，是严重创伤、感染、休克、中毒、手术等所引起的弥漫性肺实质细胞损伤、肺水肿和肺不张，以及以进行性呼吸窘迫、低氧血症为特征的急性呼吸衰竭。刺激性气体中毒是引起 ARDS 的主要病因之一。ARDS 临床可分四个阶段：①原发疾病症状；②原发病后 $24 \sim 48h$，出现呼吸急促、发绀；③出现呼吸窘迫，肺部水泡音，X 射线胸片有散在的浸润阴影；④呼吸窘迫加重，出现意识障碍，X 射线胸片显示广泛毛玻璃样融合浸润阴影。ARDS 在病因上明确，在疾病程度上较中毒性肺水肿更为严重。较其他原因所致的 ARDS，其肺部黏膜上皮的直接损伤更重要，局部体征、X 射线表现、病理改变等更明显。但由于无其他原发病，故预后较好。

ARDS 需要在肺水肿的基础上综合分析后作出诊断，如有吸入高浓度刺激性气体史，经一定潜伏期突然发病，严重的进行性呼吸困难，呼吸频率 >28 次/min，两肺满布湿性啰音，$PaO_2 < 8kPa$，血气分析 $PaO_2/FiO_2 \leqslant 26.7kPa$（200mmHg），X 射线胸片显示呈融合的大片状阴影，并排除其他相似疾病后可作出诊断。

3. 皮肤损伤

腐蚀性强者可造成眼、皮肤直接接触部位发生化学性灼伤以及接触性皮炎。

4. 慢性作用

长期接触低浓度刺激性气体，可引起呼吸道、眼结膜刺激症状，发生慢性结膜炎、鼻炎、咽炎、支气管炎、牙酸蚀症，同时常伴有神经症样症状和消化道症状。氯气、甲苯二异氰酸酯等有致敏作用，可导致支气管哮喘发作。急性氯气中毒可遗留慢性喘息性支气管炎。甲醛等可导致过敏性皮炎。

（五）预防和处治原则

1. 预防刺激性气体中毒大部分因意外事故所致

一般可采用下列综合措施。

（1）卫生技术措施。

例如采用耐腐蚀材料制造的管道；生产和使用刺激性气体的设备应加强密闭抽风；生产流程自动化；储运过程应符合防爆、防火、防漏气的要求；做好废气的回收利用等。

（2）组织保障措施。

严格执行安全操作规程，防止设备跑、冒、滴、漏和意外事故，进行安全教育和上岗前培训。接触者懂得自救互救知识。

（3）个人防护措施。

应选用有针对性的耐腐蚀防护用品（工作服、手套、眼镜、胶鞋、口罩等）。如防二氧化硫、氯化氢、酸雾可用碳酸钠饱和溶液及 10%甘油浸渍的纱布夹层口罩；防氟化氢用碳酸钙或乳酸钙溶液浸过的纱布夹层口罩；防氯气、光气用碱石灰、活性炭作吸附剂的防毒口罩；防氨用硫酸铜或硫酸锌防毒口罩。防毒口罩应定期进行性能检查，以防失效。防护皮肤污染时，可选用适宜的防护油膏，如防酸用 3%氧化锌油膏，防碱可用 5%硼酸油膏；防止牙齿酸蚀症可用 1%小苏打或白陶土溶液漱口。

（4）保健措施。

进行上岗前和定期体检，发现相应职业禁忌证者，不得从事或调离该作业。车间内应有冲、淋设备以及时冲洗身体污染部位。易发生事故的场所，应备有急救器材，如防毒面具、各种冲洗液等。

（5）环境监测措施。

定期监测环境有害物质，及时发现问题，预防事故发生。

2. 处治

刺激性气体中毒多发生于生产事故，往往导致多人中毒，其主要危害是化学性肺水肿和 ARDS。积极防治肺水肿是抢救中毒的关键。

（1）一般处理。

迅速将患者移离现场，脱去污染衣服，眼与皮肤污染者应立即用清水或生理盐水彻底清洗。可用 5% 可的松眼药水及抗生素眼药水或药膏滴眼，皮肤灼伤者用中和剂（4%碳酸氢钠或 5%硼酸）湿敷。对吸入量较大者，应严密观察 24~72h，安静卧床休息，避免用力、情绪激动，以减少肺渗出，必要时给予镇静剂或对症处理。X 射线胸片检查可早期发现肺水肿，而胸部透视易漏诊，拍片时尽量取半卧位或坐位。吸氧并保持呼吸道通畅，必要时给予肾上腺糖皮质激素、地塞米松或强的松。

（2）肺水肿治疗。

首先要迅速纠正缺氧。轻症者常用鼻导管或鼻塞法，氧浓度为 50%，肺水肿时可应用压力给氧、间歇正压通气（IPPB）或呼气末正压通气（PEEP）。PEEP 可防止肺泡萎陷，减少毛细血管渗出，但在低血容量时慎用。接触腐蚀性大的毒气时需注意正压呼吸易引起气胸和纵隔气肿，ARDS 时 PEEP 以 0.294~0.490kPa 为宜。其次要降低毛细血管通透性并改善微循环。一旦中毒，应尽早、足量、短程应用肾上腺糖皮质激素。如吸入高浓度刺激性气体后的应用，可根据病情轻重每日给予 20~60mg 地塞米松，糖皮质激素常用 3~5d。对接触氮氧化物、氟裂解气等易引起并发症的患者可适当延长使用时间。每日静脉滴注 500mL 低分子右旋糖酐，可减少红细胞凝聚和微血栓形成，增加血容量。肺水肿时应限制静脉补液量，维持水、电解质平衡。再次要注意保持呼吸道通畅。吸入去泡沫剂二甲基硅油，清除气道内水泡，增加氧吸入量和改善弥散功能；应用氨茶碱解除支气管痉挛；根据接触毒物种类不同，及早雾化吸入中和剂以中和毒物。雾化液中可加入抗生素、糖皮质激素、支气管解痉药和祛痰药，必要时需切开气管。最后要积极治疗并发症。要合理应用抗生素控制肺部感染，防止霉菌感染。气胸、纵隔气肿可抽气或闭式引流。坏死黏膜脱落阻塞气管可鼓励患者咳出、气管切开吸取或纤维支气管镜取出。对症处理心、脑、肾、肝等器官损伤和多脏器功能障碍综合征。

（3）ARDS 治疗原则。

与肺水肿治疗相似，但更强调尽快改善缺氧，使用 PEEP，短期、大量、短程冲击使用糖皮质激素以及积极处理各种并发症。

二、常见刺激性气体中毒及其防治

（一）氯气（Cl₂）

1. 理化特性

氯为黄绿色、具有强烈刺激性臭味的气体，相对分子质量为 70.91，相对密度为

2.488。氯易溶于水、碱性溶液、二硫化碳和四氯化碳等有机溶剂，在高压下液化为液态氯。液氯蒸气压随温度升高而增高，达到 6.8atm（1atm = 101325Pa）时具有爆炸的危险性。氯溶于水形成次氯酸。次氯酸又可分解为盐酸和新生态氧。氯在高温条件下与一氧化碳作用，可形成毒性更大的光气。

2. 职业接触机会

氯在工业生产中使用广泛。电解食盐产生氯气；氯用来制造各种含氯化合物，如四氯化碳、漂白粉、二二三、六六六、聚氯乙烯、环氧树脂等；氯在造纸、印染、颜料、纺织、合成纤维、石油、橡胶、塑料、制药、农药、冶金等行业用作原料；氯可用于水的消毒，如医院、游泳池等地的消毒；氯还可用于油脂及兽骨加工过程中的漂白。生产中多因管道、容器破损或密闭不严、超装、压力升高等外泄，污染环境，常导致群体中毒事故发生。

3. 毒理

氯主要经呼吸道进入，作用于气管、支气管及肺部。损害部位与接触浓度、时间有关。其损害主要由溶于水后形成的盐酸和次氯酸所致，尤其是次氯酸，具有明显的生物活性，可穿透细胞膜，破坏其完整性和通透性，引起组织炎性水肿、充血，甚至坏死。严重者形成肺水肿。低浓度氯仅对眼及上呼吸道黏膜有刺激和烧灼作用，长时间高浓度接触，可引起气管炎、支气管炎、化学性肺水肿，并可刺激呼吸道前膜内末梢感受器，引起平滑肌痉挛，加剧通气障碍及缺氧。吸入高浓度氯气还可引起迷走神经反射性心搏骤停或喉痉挛，出现电击样死亡。

4. 毒作用表现

（1）急性中毒常见的表现有：①接触反应，即接触氯后出现一过性的眼和上呼吸道黏膜刺激症状，肺部无阳性体征或偶有散在干啰音，胸部 X 射线无异常表现。②轻度中毒，表现有急性气管炎、支气管炎或支气管周围炎症状、喷嚏、咽烧灼感、疼痛、干咳，可有少量痰，胸闷。查体可见眼结膜、鼻黏膜及咽部充血，两肺有散在干、湿啰音或哮喘音，X 射线胸片表现可无异常或可见下肺野有肺纹理增多、增粗、延伸、边缘模糊。③中度中毒，上述症状加重，呛咳、咯痰、气急、胸闷、呼吸困难或哮喘样发作，有时咯白色或粉红色泡沫痰。伴有头痛、乏力、烦躁、嗜睡及恶心、呕吐、食欲不振、腹胀、上腹痛等消化道症状。查体轻度发绀，两肺可闻及干、湿性啰音，或弥漫性哮鸣音。X 射线胸片可有肺部不规则点片状模糊阴影。符合化学性支气管炎、间质性或局限性肺泡性肺水肿。哮喘发作者症状以哮喘为主，呼气尤为困难，有发绀、胸闷，两肺弥漫性哮鸣音，胸部/射线可无异常发现。④重度中毒，吸入高浓度氯气，呼吸困难，咯大量粉红泡沫样痰，可出现昏迷和休克，肺水肿及 ARDS，喉痉挛或支气管痉挛、水肿造成窒息，反射性呼吸中枢抑制或心搏骤停导致猝死。可伴有气胸、纵隔气肿等严重并发症。查体明显发绀，两肺弥漫湿性啰音或局部呼吸音明显减弱，X 射线表现广泛分布两肺野大片状密度增高阴影或大小与密度不一、边缘模糊阴影，广泛分布于两肺，少数呈蝴蝶翼状。心电图常酷似冠心病或急性心肌梗死的波形变化。少数可见一过性肝、肾损害，重度中毒者常还伴有心、肝、胃肠道及中枢神经系统症状，如惊厥、昏迷、消化道出血及急性心、肺、肾功能衰竭等。重度氯气中毒后，可留有支气管哮喘或喘息性支气管炎以及肺功能改变。液氯皮肤灼伤呈白色或灰黄色,轻者充血,重者可见水泡,组织坏死。

(2)慢性作用长期接触低浓度氯气可引起上呼吸道、眼结膜及皮肤刺激症状,慢性支气管炎、支气管哮喘、肺气肿和肺硬化的发病率较高。患者可有乏力、头晕等类神经症和胃肠功能紊乱,皮肤可发生痤疮样皮疹和疱疹,还可引起牙齿酸蚀症。

5. 预防原则

预防措施主要从严格遵守安全操作规程入手,定期检查设备,防止跑、冒、滴、漏。设备、管道保持负压,加强通风,正规使用防护用品。

6. 处治原则

(1)立即脱离现场,保持安静及保暖。出现刺激反应者至少观察12h,并给予对症处理。

(2)合理氧疗。适当给氧,使动脉血氧分压$PaO_2 > (8 \sim 10)$ kPa。例如,发生严重肺水肿或ARDS时,给予鼻(面)罩持续正压通气或呼气末正压通气,常用0.5kPa。

(3)早期、足量、短程应用糖皮质激素,防治肺水肿。

(4)维持呼吸道通畅。可给予雾化吸入疗法、支气管解痉剂、去泡沫剂如二甲基硅油对症处理,必要时气管切开。

(5)对症支持治疗。早期适当控制静脉补液量,防治休克,合理应用抗生素预防感染。维持水、电解质平衡。

(6)皮肤和眼灼伤者应脱去被污染的衣物,立即用大量流动清水彻底冲洗,冲洗时间一般为20~30min,应特别注意眼结膜穹窿部及头面、手、会阴的冲洗。必要时用4%碳酸氢钠溶液或软膏中和,预防感染和粘连。

(二)氮氧化物(NO$_X$)

1. 理化性质

氮氧化物是氮和氧化合物的总称,包括氧化亚氮(N$_2$O亦称笑气)、一氧化氮(NO)、二氧化氮(NO$_2$)、三氧化二氮(N$_2$O$_3$)、四氧化二氮(N$_2$O$_4$)、五氧化二氮(N$_2$O$_5$)等。氮氧化物因氧化程度不同而具有不同的颜色。氮氧化物除二氧化氮外均不稳定,遇湿、气或热可变为二氧化氮及一氧化氮。在职业环境中接触的几种气体混合物称为硝烟(气),其中主要是二氧化氮和一氧化氮。一氧化氮相对分子质量30.01,沸点-151.5℃,水中溶解度4.7%(20℃)。二氧化氮在21.1℃时为红棕色刺鼻气体,21.1℃以下时呈暗褐色液体。在-11℃以下时为无色液体,微溶于水,性质较稳定。

2. 职业接触机会

在多种职业活动中可接触到氮氧化物。例如,制造硝酸或苦味酸、硝化纤维、硝基炸药等硝基化合物时,用硝酸清洗金属时,合成氨、苯胺染料的重氮化过程以及有机物如木材、棉织品接触浓硝酸时;硝基炸药爆炸、硝酸铵肥料及电影胶片等含氮物质及硝酸燃烧时;卫星发射、火箭推进、汽车及内燃机尾气含有氮氧化物;电焊、亚弧焊、气割及电弧发光时,高温使空气中的氧和氮结合成氮氧化物;谷物和青饲料的储存过程中,在缺氧条件下发生酵解,生成亚硝酸,当谷仓内温度增高时,亚硝酸分解成氮氧化物和水,可导致"谷仓气体中毒"。

3. 毒理

氮氧化物对上呼吸道刺激性较小，主要作用于深部呼吸道，与黏膜上的水缓慢作用，形成硝酸和亚硝酸对肺组织产生强烈的刺激和腐蚀，损害肺终末支气管和肺泡上皮，使肺泡和毛细血管通透性增加，导致肺水肿。硝酸和亚硝被吸收入血后形成硝酸盐和亚硝酸盐。前者可引起血管扩张，血压下降；后者能使血红蛋白氧化为高铁血红蛋白，引起组织缺氧。氮氧化物中，若以 NO_2 为主，主要引起肺损害；NO 为主时，高铁血红蛋白血症和中枢神经系统损害明显。

4. 毒作用表现

氮氧化物引起肺水肿为迟发性病变，潜伏期为 6~72h，故与氮氧化物有密切接触史者应注意严密观察。

（1）刺激反应。吸入氮氧化物气体，出现一过性胸闷、咳嗽等症状，无阳性体征，胸部 X 射线检查无异常表现。

（2）轻度中毒。经一定潜伏期后，出现胸闷、咳嗽、咳痰等，可伴有轻度头晕、头痛、无力、心悸、恶心、发热等症状，眼结膜及鼻咽部轻度充血，肺部有散在干啰音。X 线表现肺纹理增强或肺纹理边缘模糊。血气分析吸入空气时，动脉血氧分压低于预计值 1.33~2.67kPa

（3）中度中毒。除上述症状外，可有呼吸困难、胸部紧迫感，咳嗽加剧咳痰或咯血丝痰、轻度发绀。两肺可闻干啰音或散在湿啰音。X 线表现可见肺野透光度减低，肺纹理增多、紊乱、模糊呈网状阴影或点片状阴影。血气分析在吸入低于 50% 低浓度氧气时，动脉血氧分压大于 8kPa。白细胞可增高。

（4）重度中毒。咳嗽加剧，咳大量白色或粉红色泡沫痰，呼吸窘迫，明显发绀。两肺可闻干、湿性啰音。X 线表现两肺满布密度较低、边缘模糊的斑片状阴影或大小不等的云絮状阴影，可融合成大片状阴影。有的可并发较重程度的气胸、纵隔气肿或出现窒息。血气分析在吸入高于 50% 高浓度氧气时，动脉血氧分压小于 8kPa。

（5）迟发性阻塞性毛细支气管炎。在吸入氮氧化物后，无明显急性中毒症状或在肺水肿基本恢复后 2 周左右，又突然发生咳嗽、胸闷及进行性呼吸窘迫等症状，有明显发绀，两肺可闻干啰音或细湿啰音。X 线可见两肺满布粟粒状阴影。迟发性阻塞性毛细支气管炎应与粟粒状肺结核、矽肺、含铁血黄素沉着症相鉴别。

5. 预防原则

同氯等气体的预防。

6. 处治原则

迅速脱离现场，静卧休息、保暖、吸氧及紧急处理；对刺激反应者，应观察 24~72h，并给予对症治疗；积极防治肺水肿，保持呼吸道通畅，给予肾上腺糖皮质激素，合理氧疗及对症治疗；对迟发性阻塞性毛细支气管炎患者，应尽早使用。肾上腺糖皮质激素。

（三）光气（$COCl_2$）

1. 理化特性

光气又称碳酰氯。相对分子质量为 98.9，相对密度为 1.392，沸点为 8.2℃，熔点为-118℃,8.3℃以上时为无色气体,具有发霉干草样和烂苹果样气味。可加压为液体储存,微溶于水,并逐渐水解为二氧化碳和盐酸,易溶于苯等有机溶剂。光气由一氧化碳和氯气混合通过活性炭作催化剂而制得。可与乌洛托品作用生成无毒的加成物。

2. 职业接触机会

以下场合易接触光气:光气制造;有机合成如制药、合成橡胶、泡沫塑料、染料、农药等的原料;四氯化碳、氯仿、三氯乙烯、氯化苦等脂肪族氯烃类燃烧时可产生光气。光气曾用作军事毒剂。

3. 毒理

光气经呼吸道侵入人体,导致中毒,其毒性比氯气大10倍,属高毒类。光气对上呼吸道刺激性小。光气分子中的羰基(C＝＝O)同肺组织的蛋白质、酶等结合发生酰化反应,干扰细胞的正常代谢,损伤细胞膜,故对肺有强烈的刺激作用,使肺泡上皮细胞和毛细血管受损,通透性增加,从而导致化学性肺炎和肺水肿,高浓度吸入可在肺水肿出现前发生猝死。近来研究表明,花生四烯酸衍化而来的脂质过氧化酶中间代谢物及自由基的产生,与光气所致肺水肿有密切关系。

4. 毒作用表现

(1) 刺激反应。吸入后出现流泪、畏光、咽干、咳嗽、胸闷、气急等眼及上呼吸道黏膜刺激症状,也可伴有头痛、头晕、恶心、乏力、心悸等,肺部无阳性体征,X射线胸片无异常改变。

(2) 轻度中毒。表现为符合支气管炎或支气管周围炎,出现咳嗽、气短、胸闷或胸痛,肺部可有散在干、湿性啰音。X射线胸片表现为肺纹理增强或伴边缘模糊。

(3) 中度中毒。有下列情况之一:①急性支气管肺炎症状,出现胸闷、气急、咳嗽、咳痰等,可有痰中带血,常伴有轻度发绀,两肺出现干、湿性啰音。胸部X射线表现为两中、下肺野可见点状或小斑片状阴影;②急性间质性肺水肿症状,出现胸闷、气急、咳嗽、咳痰较严重,两肺呼吸音减低,可无明显啰音,胸部X射线表现为肺纹理增多、肺门阴影增宽、境界不清、两肺散在小点状阴影和网状阴影,肺野透明度减低,常可见水平裂增厚,有时可见支气管袖口症或克氏B线。血气分析呈现轻度或中度低氧血症。

(4) 重度中毒。有下列情况之一:①弥漫性肺泡性肺水肿或中央性肺泡性肺水肿,出现明显呼吸困难、发绀,频繁咳嗽、咯白色或粉红色泡沫痰,两肺有广泛的湿性啰音,胸部X射线表现为两肺野有大小不一、边缘模糊的小片状、云絮状或棉团样阴影,有时可融合成大片状阴影或呈蝶状形分布,血气分析显示 $PaO_2/FiO_2 \leq 40kPa$(300mmHg);②上述情况更为严重,呼吸频数(>28 次/min)或(和)呼吸窘迫,胸部X射线显示两肺呈融合的大片状阴影,血气分析显示 $PaO_2/FiO_2 \leq 26.7kPa$(200mmHg),表现为急性呼吸窘迫综合征;③窒息;④并发气胸、纵隔气肿;⑤严重心肌损害;⑥休克;⑦昏迷。

5. 预防原则

应密闭生产,管道及反应器保持负压,加强尾气的处理,严格操作规程,定期检查设备,监测环境。发生大量泄漏,应立即用氨水喷雾中和,少量可用水蒸气冲散。

6. 处治原则

（1）迅速脱离现场，去除污染，安静卧床休息。光气肺水肿潜伏期可达 48h，需严密观察，给予吸氧、药物雾化吸入、支气管解痉、镇静等对症处理。

（2）防治肺水肿，应用肾上腺糖皮质激素。控制输液量，合理氧疗。

（3）早期应用山莨菪碱（654-2）对改善微循环、防治肺水肿和 ARDS 有较好疗效，可将地塞米松、氨茶碱联用，疗效明显。

（4）皮肤污染者用清水或肥皂水冲洗。眼结膜炎可用 2% 碳酸氢钠冲洗，皮质激素眼药滴眼。

三、窒息性气体类毒物概述

窒息性气体类毒物概述 窒息性气体是指吸入人体后，使氧气的供给、摄取、运输和利用发生障碍，而造成机体缺氧的气体。根据其毒作用机理，可分为两类。

一类是单纯性窒息性气体。此类气体本身无毒或毒性甚低，常见的有氮气、甲烷、乙烯、二氧化碳、水蒸气等。由于它们的浓度过高，使空气中氧含量比例下降，导致机体缺氧窒息。大气压在 101kPa（760mmHg）时，空气中氧含量为 20.96%。氧含量低于 16% 即可引起缺氧、呼吸困难，低于 6% 时可造成迅速惊厥、昏迷、死亡。

另一类为化学性窒息性气体。它又可分为血液窒息性气体和细胞窒息性气体两类。前者阻碍血红蛋白与氧气的化学结合能力或妨碍其向组织释放携带的氧气，造成组织供氧障碍而窒息，常见的有一氧化碳、一氧化氮以及苯胺、硝基苯等苯的氨基、硝基化合物蒸气等；后者主要作用于细胞内的呼吸酶使之失活，直接阻碍细胞对氧的摄取、利用，使生物氧化不能进行，引起细胞内缺氧窒息。此类气体主要有硫化氢和氰化物气体。

窒息性气体的主要致病原因是造成机体缺氧。脑对缺氧极为敏感。脑是机体耗氧量最大的组织，尽管脑只占体重的 2% 左右，但其耗氧量约占总耗氧量的 23%，急性缺氧可引起头痛、情绪改变、脑功能障碍，严重者可导致脑细胞肿胀、变性、坏死以及脑水肿。除中枢神经系统症状外，呼吸及循环系统症状也较早出现，早期表现为呼吸、心跳加快、血压升高，晚期表现为呼吸浅显、血压下降，心动过速，心律不齐，最终出现心衰、休克和呼吸衰竭。此外，还可出现肝、肾功能障碍及持续严重缺氧引起的二氧化碳麻醉。

窒息性气体导致机体损害的机制较复杂，故治疗时需作综合处理。除针对病因进行有效的解毒治疗外，脑水肿及其他缺氧性损伤的处理是防治的关键。治疗方法主要有：

（1）积极纠正脑缺氧立即给予吸氧，改善脑组织供氧，可用鼻塞、面罩、机械呼吸器、高频正压通气、氧帐等方法，有条件者应尽快使用高压氧治疗，可使血中物理溶解氧提高 20 倍，并可使脑血管收缩，预防和治疗脑水肿。必要时气管插管或切开给予有效的人工通气和给氧。

（2）降低颅内压和解除脑水肿。主要有两种方法：①采用肾上腺糖皮质激素，可稳定毛细血管内皮细胞的紧密连接，降低毛细血管的通透性，对钠、钾及液体跨膜运转有作用，能防止细胞膜磷脂的自由基反应，对细胞及溶酶体膜有稳定作用，用于消除血管源性脑水肿疗效良好。常选用地塞米松，每日 10~30mg，连续 5~7d，病情严重者可加量至每日 40~60mg，病情好转后减量。②采用脱水剂，可提高血浆渗透压，达到脑细胞脱水、缩小脑体积和降低颅内压的目的，用于治疗脑水肿。常选用高渗晶体脱水剂甘露醇，成人每次 1~1.5g/kg 于 15~20min 内静脉滴注，根据病情每日 2~4 次。也可配合应用 50%葡萄糖交替静脉注射和速尿等利尿剂。脱水利尿时应避免血容量不足和电解质紊乱。

（3）降低血液黏稠度，改善脑微循环维持正常的灌注压：维持血容量和使用扩血管药，防治低血压、休克。可应用低分子右旋糖酐 500mL 静脉滴注，或丹参、川芎嗪等静脉注射。

（4）钙通道阻滞剂常用尼莫地平、利多氟嗪等。

（5）改善脑组织代谢，促进脑细胞恢复常用三磷酸腺苷、细胞色素 C、辅酶 A、核苷酸、胞二磷胆碱、脑活素等，常用维生素 C、维生素 E、辅酶 Q_{10}、SOD、谷胱甘肽等。

（6）对症及支持治疗　对频繁抽搐、躁动不安者使用安定或冬眠疗法。物理降温，给予足够的营养，防治感染、褥疮，加强护理，积极治疗并发症。

四、常见窒息性气体中毒及其防治

（一）一氧化碳（CO）

1. 理化特性

一氧化碳为无色、无臭、无味的气体，相对分子质量为 28.01，密度为 0.967g/L，微溶于水，易燃、易爆，在空气中爆炸极限为 12.5%~74.2%。不易被活性炭吸附。

2. 职业接触机会

含碳物质不完全燃烧时均可产生一氧化碳。在工业中接触 CO 的作业甚多，主要有煤气制造，炼焦，冶金工业中进行冶炼、铸造及羰化法生产金属，采矿爆破，机械锻造，化工生产中作为原料制备各种化工产品，用油料制取氮肥，交通运输使用煤、油料产生燃烧尾气，建筑材料制造、熔烧，家禽孵育，家庭煤炉、燃气热水器、土坑等均可接触较高浓度 CO。CO 中毒是我国发病和死亡人数最多的急性职业中毒。北方地区生活中毒极为常见。

3. 毒理

一氧化碳从呼吸道进入血液，吸收迅速，与血红蛋白（Hb）发生紧密可逆性结合，形成碳氧血红蛋白（HbCO），使之失去携氧的能力。10%~15%与结合能力比氧与血红蛋白的结合能力大 240 倍，而 HbCO 的解离速度比氧合血红蛋白（HbO_2）的解离速度慢 3600 倍，故 HbCO 不仅本身无携带氧的功能，而且还影响 HbO_2 的解离，阻碍氧的释放和传递。由于组织受到双重缺氧作用，低氧血症，引起组织缺氧窒息。HbCO 为一可逆性复合物，即 $HbO_2 + CO \longleftrightarrow HbCO + O_2$，通常在这一过程中，红细胞并未受到损害，停止接触，O_2 又可取代 CO，重新形成 HbO_2。使用高压氧，能加速 HbCO 的解离。CO 不仅能与 Hb 结合，而且能与肌红蛋白结合，影响氧从毛细血管弥散到细胞的线粒体，损害线粒体功能；CO 还能与线粒体中细胞色素 a_3 结合，阻断电子传递链，抑制组织呼吸。故其毒性模式可总结为如下两种途径：CO+Hb ——→ HbCO ——→ 低氧血症 ——→ 组织缺氧（主要）；CO+肌红蛋白、细胞色素 a_3 ——→ 损害线粒体功能，阻断电子传递链，抑制组织呼吸。

4. 毒作用表现

（1）急性 CO 中毒轻度中毒表现为剧烈的头痛、头昏、四肢无力、恶心、呕吐，或出现轻度至中度意识障碍，血液 HbCO 浓度可高于 10%。中度中毒除上述症状外，出现浅至中度昏迷，经抢救恢复后无明显并发症，血液 HbCO 浓度可高于 30%。重度中毒出现深度昏迷或去大脑皮层状态，可并发脑水肿、休克或严重的心肌损害、肺水肿、呼吸衰竭、上消化道出血、脑局灶损害如锥体系锥体外系损害，血液 HbCO 浓度可高于 50%。急性一氧化碳中毒意识障碍恢复后，经 2~60d 的"假愈期"，可出现急性一氧化碳中毒迟发脑病，出现神经、精神症状，具体表现有：痴呆、谵妄或去大脑皮层状态；锥体外系障碍，出现帕金森综合征的表现；锥体系神经损害，出现偏瘫、病理反射阳性或大小便失禁等；脑皮层局灶性功能障碍如失语、失明，或出现继发性癫痫。迟发性脑病的发生可能与 CO 中毒急性期的病情重、醒后休息不够充分或治疗处理不当有一定关系。

（2）慢性影响。长期接触低浓度 CO 是否可引起慢性中毒尚无定论，但有学者认为可出现神经系统症状，如头痛、头晕、耳鸣、无力、记忆力减退、睡眠障碍等。

5. 预防原则

设立 CO 报警器；防止管道漏气；生产场所加强通风；加强个体防护，普及自救、互救知识；进入危险区工作时，应戴防毒面具。

6. 处治原则

是否是 CO 中毒可根据吸入较高浓度 CO 的接触史和中枢神经系统损害的毒作用表现，结合血中 HbCO 测定及现场情况综合分析，具体按国标"职业性急性一氧化碳中毒诊断标准"处理。急性中毒患者应立即脱离现场，移至空气新鲜处，保持呼吸道通畅，注意保暖，密切观察意识状态，并采取如下措施：

（1）纠正缺氧立即给予氧疗，以纠正缺氧并促进 CO 排出。有条件者尽早采用高压氧治疗。呼吸停止者及时进行人工呼吸或机械通气。

（2）防治脑水肿重度 CO 中毒者，中毒后 2~4h 即可出现脑水肿，并可持续 5~7d，应及早应用脱水剂。常用 20% 甘露醇快速静脉滴注，2~3d 后颅内压增高现象好转可酌情减量。肾上腺糖皮质激素有助于消除脑水肿，常选用地塞米松。

（3）改善脑组织代谢应用能量合剂、胞二磷胆碱、脑活素、脑复康等。

（4）对症支持治疗频繁抽搐、脑性高热者可使用地西泮 10~20mg 静脉注射或冬眠疗法，控制肛温在 33~35℃ 左右。维持水、电解质平衡，给予足够营养，防治感染，加强护理，积极防治并发症和后发症。

（5）迟发脑病的治疗可应用高压氧、糖皮质激素、血管扩张剂，采用改善脑微循环及细胞代谢疗法以及对症治疗。

（二）硫化氢（H_2S）

1. 理化特性

硫化氢为无色、具有强烈臭鸡蛋样气味的气体，相对分子质量为34.08，相对密度为1.19，熔点为-82.9。C，沸点为-61.8℃。易积聚在低洼处。易溶于水、醇类及石油溶剂。在空气中易燃烧。呈酸性反应，能与大部分金属反应形成黑色硫酸盐。对各类织物有很强的吸附性。

2. 职业接触机会

硫化氢很少作为工业原料直接使用，多是工业生产或生活中的废气，在石油开采和炼制，含硫矿石的冶炼，含硫化合物的生产如农药、染料、制药、化纤、橡胶、造纸、皮革、制毡、食品加工等行业均可有硫化氢产生。含硫有机物腐败产生的硫化氢常导致在清理阴沟、下水道、沟渠、开挖和整治沼泽地以及清除垃圾、污物、粪便等作业时接触到它。

3. 毒理

H_2S为剧毒气体，主要经呼吸道进入，消化道亦可吸收，皮肤吸收甚慢。H_2S在血液内可与血红蛋白结合为硫血红蛋白，一部分游离的H_2S经肺排出，一部分被氧化为无毒的硫酸盐和硫代硫酸盐，随尿排出。

H_2S与眼结膜、角膜及上呼吸道黏膜接触后，迅速溶解形成氢硫酸和硫化钠，引起明显的刺激和腐蚀作用，造成眼及上呼吸道炎症，严重者可出现肺炎和肺水肿。对潮湿的皮肤也有明显刺激作用，出现充血、糜烂、湿疹。进入体内的H_2S如未及时被氧化解毒，能与氧化型细胞色素氧化酶中的二硫键或与三价铁结合，使之失去传递电子的能力，造成组织细胞内窒息，尤以神经系统为敏感。H_2S还能使脑和肝中的三磷酸腺苷酶活性降低，结果造成细胞缺氧窒息，并明显影响脑细胞功能。高浓度H_2S可作用于颈动脉窦及主动脉的化学感受器，引起反射性呼吸抑制，且可直接作用于延髓的呼吸及血管运动中枢，使呼吸麻痹，造成电击样死亡。硫化氢的慢性影响尚缺乏确证。

4. 毒作用表现

（1）接触反应。接触后出现眼刺痛、畏光、流泪、结膜充血、咽部灼热感、咳嗽等刺激表现，或有头痛、头晕、乏力、恶心等神经系统症状，脱离接触后在短时间内消失。

（2）轻度中毒。除上述症状外，头痛、头晕、乏力等症状更加明显，并出现轻度至中度意识障碍；或有急性气管-支气管炎或支气管周围炎。检查见眼结膜充血，肺部可有干啰音。

（3）中度中毒。意识障碍表现为浅至中度昏迷；或有明显的黏膜刺激症状，出现咳嗽、胸闷、视物模糊、眼结膜水肿及角膜溃疡等。有急性支气管肺炎表现，肺部可闻干性或湿性啰音，X线表现肺部纹理增强或有片状阴影。

（4）重度中毒。可出现深昏迷或呈植物状态、肺水肿、多脏器衰竭、电击样死亡等。部分严重中毒患者治疗后，可留有后遗症，主要表现为头痛、失眠、记忆力减退、自主神经功能紊乱、紧张焦虑、智力障碍、平衡及运动功能障碍、周围神经损伤等，头颅CT显示轻度脑萎缩。

（5）长期接触低浓度H_2S。可引起眼及呼吸道慢性炎症，甚至可导致角膜糜烂或点状角膜炎。全身可出现类神经症、中枢性自主神经功能紊乱，也可损害周围神经。

5. 预防原则

生产过程应注意设备的密闭和通风，设置自动报警器；硫化氢及含硫的工业废水排放前必须采取净化措施；在疏通阴沟、下水道等有可能产生硫化氢的场所，应尽量通风；进入高浓度场所，应戴供氧式防毒面具，并应有专人在外监护；工人可口服较长效的高铁血红蛋白形成剂对氨基苯丙酮作预防药，成人口服 90~180mg，有效时间 4~5h。

6. 处治原则

（1）现场急救迅速脱离现场，至空气新鲜处，去除污染的衣物，呼吸停止者立即进行人工呼吸，猝死者立即实施心肺复苏。保证气道通畅。

（2）氧疗积极供氧，昏迷者尽早给予高压氧治疗，纠正脑及重要脏器缺氧。

（3）防治脑水肿和肺水肿宜早期、足量、短程使用糖皮质激素，地塞米松预防剂量为 10mg/d，治疗剂量为 40~80mg/d。应用脱水利尿剂、能量合剂，采取适度冬眠等。

（4）对症支持治疗。积极防治多器官功能衰竭，对危重者加强监护，抗炎，营养支持，维持水、电解质平衡，防治休克，保护心、肝、肾等重要脏器。

（5）按中毒程度不同分别处置急性轻、中度中毒者痊愈后可恢复原工作，重度中毒者经治疗恢复后应调离原工作岗位。

（三）氰化氢（HCN）

1. 理化特性

HCN 为无色、有苦杏仁味的气体，相对分子质量为 27.02，相对密度为 0.94，熔点为-13.2℃，沸点为 25.7℃，常态下为无色透明液体。易蒸发，易在空气中弥散。易溶于水、乙醇和乙醚。水溶液呈酸性，称为氢氰酸。氰化氢在空气中可燃烧，当含量达到 5.6%~12.8%（体积分数）时，具有爆炸性。

2. 职业接触机会

氰化物种类很多，包括无机氰类和有机氰类。含氰化合物在化学反应时，尤其是在高温或与酸性物质作用时，能释放出氰化氢气体。氢氰酸制备、金属表面渗碳、摄影、电镀、冶金、合成纤维、塑料、橡胶、有机玻璃、制药、染料、油漆、农药等行业均可能接触氰化物。农业用作杀虫、灭鼠剂，军事用于战争毒剂。某些植物如苦杏仁、木薯、白果等亦含有氰化物。大量接触可引起严重中毒，甚至死亡。

3. 毒理

氰化氢可从呼吸道、皮肤和消化道侵入人体，生产环境中多由呼吸道进入。高浓度蒸气和氢氰酸液体可直接经无损皮肤吸收。进入体内的氰化氢部分以原形由肺排出，而大部分则在硫氰酸酶的作用下，与胱氨酸、半胱氨酸、谷胱甘肽等巯基化合物结合，转化为无毒的硫氰酸盐，保留于细胞外液中，后随尿排出；少部分转化为 CO_2 和 NH_3，还可生成氰钴胺参与维生素 B_{12} 的代谢。氰基可转化为甲酸盐，进一步参与一碳化合物的代谢过程。

氰化氢以及其他氰化物的毒性主要是体内解离出的氰根离子（CN⁻）所引起。CN⁻可抑制 42 种酶的活性，但它与细胞呼吸酶的亲和力最大，能迅速与细胞色素氧化酶的 Fe^{3+} 结合，使细胞色素失去传递电子的能力，呼吸链中断，组织不能摄取和利用氧，引起细胞内窒息。此时，血液为氧所饱和，但不能被组织利用。动静脉血氧差下降，静脉血仍呈动脉血的鲜红色，因此氰化物中毒时，皮肤、黏膜呈樱桃红色。另外，CN⁻还可夺取某些酶中的金属，或与酶的辅基和底物中的羰基结合，使二硫键断裂，从而抑制多种酶的活性，也可导致组织细胞缺氧窒息。由于中枢神经对缺氧最敏感，故是氰化物主要的毒性靶器官。

4. 毒作用表现

（1）接触反应接触后出现头痛、头昏、乏力、流泪、流涕、咽干、喉痒等表现，脱离后短时间内恢复。

（2）轻度中毒头痛、头昏加重，上腹不适，出现恶心、呕吐、手足麻木、胸闷、呼吸困难、眼及上呼吸道刺激症状。出现意识模糊或嗜睡。可有血清转氨酶升高、心电图或心肌酶谱异常、尿蛋白阳性。

（3）重度中毒上述症状加重，呼吸困难、发绀、意识丧失、昏迷、全身阵发性强直性抽搐，甚至角弓反张；休克、大小便失禁；呼吸、心跳停止，死亡。除吸入高浓度氰化氢立即发生电击样死亡者外，临床大致可分四期：

①前驱期。出现眼及上呼吸道刺激症状，结膜充血、心悸、胸闷、头痛、恶心、呕吐、呼出气有苦杏仁味，呼吸深快。

②呼吸困难期。呼吸明显困难，胸部有紧束压迫感，气急、有恐惧感，查体意识模糊、呼吸频数变化，张口耸肩、瞳孔散大、眼球突出，血压波动。

③痉挛期。意识丧失，全身阵发性强直性抽搐，角弓反张、血压下降、呼吸浅快，各种反射消失，病理征阳性。大小便失禁，皮肤黏膜呈鲜红，可伴肺水肿或呼吸衰竭。

④麻痹期。深昏迷，各种反射均消失，血压明显下降，呼吸浅且不规则，可因呼吸、心跳停止而死亡。可有多器官功能衰竭。因病情发展迅速，各期之间不易区分。

（4）慢性影响长期接触低浓度氰化氢，可见眼及上呼吸道炎症发病率增加，类神经症样表现及植物神经功能紊乱。皮肤接触可出现皮疹及灼伤。

氰化氢属剧毒类，在短时间内如果高浓度吸入，可无任何先兆症状而突然昏倒，呼吸骤然停止而致电击样死亡。

5. 预防原则

严格遵守操作规程，普及防毒和急救知识；加强个人防护，处理事故及进入现场抢救时，应佩戴防毒面具；含氰废气、废水应经处理后方能排放。国内常用氯碱法净化，其原理是将含氰化氢的废气或废水循环通入4%氢氧化钠碱液吸收槽，即生成氰化钠与水，然后加氯，氧化分解氰根，最后形成 CO_2、N_2、和 CL_2 气排除，余下的是氯化钠溶液。

6. 处治原则

根据氰化物接触史，以中枢神经系统损害为主的临床表现，结合现场调查，排除其他类似疾病，综合分析。

（1）防止毒物侵入。患者立即脱离现场，脱去污染的衣物，用清水或肥皂水清洗皮肤，静卧保暖；消化道摄入者立即催吐、洗胃；眼污染者用清水或5%硫代硫酸钠冲洗；皮肤灼伤者用0.01%高锰酸钾冲洗。

（2）氧疗。尽早高浓度氧吸入，有条件者使用高压氧治疗。高浓度氧可使氰化物与细胞色素氧化酶的结合逆转，并促进氰化物与硫代硫酸钠结合生成低毒的硫氰酸盐。吸入高浓度氧（>60%）不宜超过24h。

（3）解毒。应用高铁血红蛋白生成剂，使体内形成足够的高铁血红蛋白，利用高铁血红蛋白的 Fe^{2+}，夺取与细胞色素氧化酶结合的氰离子，继而迅速给予硫代硫酸钠，使氰离子在酶的作用下转化为硫氰酸盐，随尿排出。常用的高铁血红蛋白形成剂为亚硝酸钠和4-二甲基氨基苯酚（4-DMAP）。亦可应用亚甲蓝、对氨基苯丙酮（PAPP）。

（4）对症支持治疗。重度中毒者常出现呼吸停止、心力衰竭、肺水肿、脑水肿。需严密监护，及时处理。心搏骤停者施以紧急复苏治疗，抽搐者可给予地西泮、巴比妥类；积极防治脑水肿，采用大剂量糖皮质激素、能量合剂、脱水利尿等，并可应用氧自由基清除剂、钙离子通道阻滞剂、纳络酮等。

五、有机溶剂类毒物概述

（一）理化特性与毒作用特点

有机溶剂是一大类在生活和生产中广泛应用的有机化合物，相对分子质量不大，常温下呈液态。有机溶剂包括多类物质，如链烷烃、烯烃、醇、醛、胺、酯、醚、酮、芳香烃、卤代烃、杂环化物等，多数对人体有一定毒性。大多用作清洗、去油污、稀释和提取剂；许多溶剂也用作中间体以制备其他化学产品。

工业溶剂约30000余种，具有相似或不同的理化特性和毒作用特点，现概括如下。

1. 挥发性、可溶性和易燃性

机溶剂多易挥发，接触途径以吸入为主。脂溶性是有机溶剂的重要特性，这是决定其与神经系统亲和，具有麻醉作用的重要因素；同时又兼具水溶性，故可经皮肤进入体内。多数有机溶剂具有可燃性，如汽油、乙醇等，可用作燃料；有些则属非可燃物，如卤代烃类化合物，用作灭火剂。

2. 化学结构

按化学结构将有机溶剂分为若干类（族），同类物的毒性趋于相似，如氯代烃类多具有肝脏毒性，醛类具有刺激性等。基本化学结构为脂肪族、脂环族和芳香族，其功能基团包括卤素、醇类大多数有机溶剂吸入后有40%~80%在肺内滞留，体力劳动可使经肺摄入量增加2~3倍。有机溶剂多具脂溶性，故摄入后多分布于富含脂肪的组织，包括神经系统、肝脏等；肥胖者接触有机溶剂后，在体内蓄积量多、排出较慢。此外，大多数有机溶剂可通过胎盘，亦可进入母乳，从而影响胎儿和乳儿健康。孕妇及哺乳期妇女应脱离接触有机溶剂的岗位。

3. 吸收与分布

大多数有机溶剂吸入后有40%~80%在肺内滞留，体力劳动可使经肺摄入量增加2~3倍。有机溶剂多具脂溶性，故摄入之后多分布于富含脂肪的组织，包括神经系统、肝脏等；肥胖者接触有机溶剂后，在体内积聚量多、排出较慢。此外，大多数有机溶剂可通过胎盘，亦可进入母乳，从而影响胎儿和乳儿健康。孕妇及哺乳期妇女应脱离接触有机溶剂的岗位。

4. 代谢与排出

不同溶剂的代谢程度各异，有些可充分代谢，有些则几乎不被代谢。代谢对其毒作用起重要作用。例如，正己烷的毒性与其主要代谢物 2，5-己二酮有关；有些溶剂，如三氯乙烯的代谢，与乙醇相似，可因有限的醇和醛脱氢酶的竞争，而产生毒性的"协同作用"。进入体内的溶剂主要以原形物经呼出气排出，少量以代谢物形式经尿排出。多数溶剂的生物半衰期较短，一般为数分钟至数天，故生物蓄积对大多数溶剂来说，不是影响毒作用的重要因素。

（二）有机溶剂对健康的影响

1. 皮肤

溶剂所致的职业性皮炎，约占职业性皮炎总例数的 20%。有机溶剂几乎全部都能使皮肤脱脂或使脂质溶解而成为原发性皮肤刺激物。典型溶剂皮炎具有急性刺激性皮炎的特征，如红斑和水肿；亦可见慢性裂纹性湿疹。有少数工业溶剂能引起过敏性接触性皮炎；个别有机溶剂甚至能引起严重的剥脱性皮炎（如三氯乙烯）。

2. 中枢神经系统

易挥发的脂溶性有机溶剂几乎全部能引起中枢神经系统的抑制，多属非特异性的抑制或全身麻醉。溶剂的脂溶性与麻醉作用密切相关，麻醉作用又与化学物结构有关。例如碳链长短，有无卤基或乙醇基取代，是否具有不饱和（双）碳键等。

急性有机溶剂中毒时出现的中枢神经系统抑制症状与酒精中毒相似，可表现为头痛、恶心、呕吐、眩晕、步态不稳、语言不清、倦怠、嗜睡、衰弱、易激怒、神经过敏、抑郁、定向能力障碍、意识错乱或丧失，以致死于呼吸抑制。虽然大多数工业溶剂的生物半衰期较短，24h 内症状大多相应缓解，但值得注意的是，大多数情况下，常常同时接触多种有机溶剂，它们呈协同作用，使代谢半衰期延长；大量接触后中枢神经系统出现持续脑功能不全，并伴发昏迷，以至脑水肿。

有机溶剂慢性接触可导致慢性神经行为障碍，如性格或情感改变（抑郁、焦虑）、智力功能失调（短期记忆丧失、注意力不集中）等；还可能因小脑受累导致前庭-动眼功能失调。

3. 周围神经和脑神经

有机溶剂可引起周围神经损害，但仅有少数溶剂对周围神经系统呈特异毒性。例如二硫化碳、正己烷及甲基正-丁酮能使远端轴突受累，引起两侧对称、感觉运动神经的混合损害，主要表现为手套、袜子样分布的肢端末梢神经炎和感觉异常及衰弱感；有时出现疼痛和肌肉抽搐，远端反射则多呈抑制。三氯乙烯能引起三叉神经麻痹，多限于三叉神经支配区域的感觉功能丧失。

4. 呼吸系统

有机溶剂对呼吸道均有一定刺激作用；高浓度的醇、酮和醛类还会使蛋白变性。接触溶解度高、刺激性强的溶剂（如甲醛类），主要引起上呼吸道刺激。大量接触溶解度低、刺激性较弱的溶剂，常在呼吸道深部溶解，可引起急性肺水肿。长期接触刺激性较强的溶剂还可致慢性支气管炎。

5. 心脏

有机溶剂对心脏的主要影响是心肌对内源性肾上腺素敏感性增强。发生心律不齐，如发生心室颤动，可致猝死。

6. 肝脏

在接触剂量大、接触时间长的情况下，任何有机溶剂均可导致肝细胞损害。其中一些具有卤素或硝基取代的有机溶剂，对肝毒性尤其明显。芳香烃（如苯及其同系物）对肝毒性较弱。短期内过量接触四氯化碳时，可产生急性肝损害；而长期较低浓度接触时，工人可出现慢性肝病，包括肝硬化。

7. 肾脏

四氯化碳急性中毒时，可出现肾小管坏死性急性肾衰竭。多种溶剂或混合溶剂慢性接触可导致肾小管性功能不全，出现蛋白尿等。溶剂接触还可能与原发性肾小球性肾炎有关。

8. 血液

苯可损害造血系统，导致白细胞和全血细胞减少，以至再生障碍性贫血。某些乙二醇醚类能引起溶血性贫血（渗透脆性增加）或再生障碍性贫血（骨髓抑制）。

9. 生殖系统

大多数溶剂容易通过胎盘脂质屏障，还可进入睾丸。有些溶剂（如二硫化碳）对女性生殖功能和胎儿的神经系统发育均有影响。

10. 致癌

在常用溶剂中，苯是肯定的人类致癌物质，可引起急性或慢性白血病。

六、常见有机溶剂中毒及其防治

（一）苯（C_6H_6）

1. 理化特性

苯在常温下为带特殊芳香味的无色液体，相对分子质量为78，沸点为80℃，极易挥发，蒸气相对密度为2.77。自燃点为562.2℃，爆炸极限为1.4%~8%。易着火。微溶于水，易与乙醇、氯仿、乙醚、汽油、丙酮、二硫化碳等有机溶剂互溶。

2. 职业接触机会

苯在工农业生产中被广泛使用，接触机会很多。苯是有机化学合成中常用的原料，如制造苯乙烯、苯酚、药物、农药、合成橡胶、塑料、洗涤剂、染料、炸药等；作为溶剂、萃取剂和稀释剂，苯可用于生药的浸渍、提取、重结晶以及油墨、树脂、人造革、粘胶和油漆等制造；苯的制造，如焦炉气、煤焦油的分馏，石油的裂化重整与乙炔合成苯；用作燃料，如工业汽油中苯的含量可高达10%以上。

3. 毒理

苯在生产环境中以蒸气形式由呼吸道进入人体，皮肤吸收很少，经消化道吸收完全，但实际意义不大。苯进入体内后，主要分布在含类脂质较多的组织和器官中。一次大量吸入高浓度的苯，大脑、肾上腺与血液中的含量最高；中等量或少量长期吸入时，骨髓、脂肪和脑组织中含量较多。进入体内的苯，约有50%以原形由呼吸道排出，约10%以原形储存于体内各组织，40%左右在肝脏代谢为酚等。苯代谢产物被转运到骨髓或其他器官。可能表现为骨髓毒性和致白血病作用。但迄今苯的毒作用机制仍未完全阐明，目前认为主要涉及如下几个方面：①干扰细胞因子对骨髓造血干细胞的生长和分化的调节作用。骨髓基质是造血的微环境，在调节正常造血功能上起关键作用，苯代谢物以骨质基质为靶部位，降低造血正调控因子白介素 IL-1 和 IL-2 的水平，同时活化骨髓成熟白细胞，产生高水平的造血负调控因子肿瘤坏死因子 TNF-a。②氢醌与纺锤体纤维蛋白共价结合，抑制细胞增殖。③损伤 DNA，或是苯的活性代谢物与 DNA 共价结合，抑或是代产物引发氧化性应激，对 DNA 造成氧化性损伤，由此诱发突变或染色体的损伤，引起再生障碍性贫血或因骨髓增生不良，最终导致急性髓性白血病。④癌基因的激活。肿瘤的发生往往并非单一癌基因的激活，通常是两种或两种以上癌基因突变的协同作用。苯致急性髓性白血病可能与 ras、c-fos、c-myc 等癌基的激活有关。

4. 毒作用表现

（1）急性中毒急性苯中毒是因短时间吸入大量苯蒸气所致。主要表现为中枢神经系统的麻醉作用。轻者出现兴奋、欣快感、步态不稳以及头晕、头痛、恶心、呕吐、轻度意识模糊等。重者神志模糊加重，由浅昏迷进入深昏迷状态或出现抽搐。严重者导致呼吸、心跳停止。苯的液体吸入肺内，可引起肺水肿和肺出血。

（2）慢性中毒。长期接触低浓度苯可引起慢性中毒，其主要临床表现如下：

①神经系统。多数患者表现为头痛、头昏、失眠、记忆力减退等类神经症，可伴有植物神经系统功能紊乱，如心动过速或过缓，皮肤划痕反应阳性，个别病例有肢端麻木和痛觉减退表现。

②造血系统。慢性苯中毒主要损害造血系统。有近 5% 的轻度中毒者无自觉症状，但血象检查发现异常。重度中毒者常因感染而发热，常见齿龈、鼻腔、鼻膜与皮下出血，眼底检查可见视网膜出血。最早和最常见的血象异常是持续性白细胞计数减少，主要是中性粒细胞减少，白细胞分类淋巴细胞相对值可增加到 40% 左右。血液涂片可见白细胞有较多的中毒性颗粒、空泡、破碎细胞等。电镜检查可见血小板形态异常。中度中毒者可见红细胞计数偏低或减少；重度中毒者全血细胞明显减少，淋巴细胞百分比相对增高。

慢性苯中毒的骨髓象主要表现为：呈再生障碍性贫血表现；骨髓增生异常综合征。苯可引起各种类型的白血病，苯与急性髓性白血病密切相关。国际癌症研究中心（IARC）已确认苯为人类致癌物。我国也将苯所致白血病列入职业病名单。

③其他。经常接触苯，皮肤可脱脂、变干燥、脱屑以致皲裂，有的出现过敏性湿疹、脱脂性皮炎。苯还可损害生殖系统，女工接触苯可导致月经血量增多、经期延长，自然流产，胎儿畸形率增高。苯对免疫系统也有影响。

5. 预防原则

（1）以无毒或低毒的物质取代苯。例如，在油漆及制鞋工业中，以汽油、环己烷、甲苯、二甲苯等低毒溶剂作为稀释剂或粘胶剂，以乙醇等作为有机溶剂或萃取剂。

（2）生产工艺改革和通风排毒。生产过程密闭化、自动化和程序化；安装有充分效果的局部抽风排毒设备。

（3）卫生保健措施对苯作业现场进行空气中苯浓度的监测。作业工人应加强个人防护，如戴防苯口罩或使用送风式面罩。进行周密的就业前和定期体检，筛检出禁忌证。女工怀孕期及哺乳期必须调离苯作业，以免对胎儿产生不良影响。

（4）注意职业禁忌证血象指标低于或接近正常值下限者，各种血液病，严重的全身性皮肤病，月经过多或功能性子宫出血。

6. 处治原则

（1）急性中毒应迅速将中毒患者移至空气新鲜处，立即脱去被苯污染的衣服，用肥皂水清洗被污染的皮肤，注意保暖。急性期应卧床休息。急救可用葡萄糖醛酸，忌用肾上腺素。病情恢复后，轻度中毒者一般休息3~7d即可工作，重度中毒者应按病情恢复程度而定。

（2）慢性中毒无特效解毒药，根据造血系统损害所致血液疾病对症处理。一经确定诊断，应立即调离接触苯及其他有毒物质的工作。在患病期间应按病情分别安排工作或休息。轻度中毒者一般可从事轻工作或半日工作；中度中毒者应视病情适当安排休息；重度中毒者必须全休。

（二）甲醛（H_2CO）

1. 理化特性

甲醛又名蚁醛，相对分子质量30.03，相对密度0.815，沸点-21℃，常温、常压下为无色、具特殊刺激性气味的气体。易燃，易溶于水、醇和醚。其37%（体积分数）水溶液称为福尔马林。

2. 职业接触机会

甲醛用途广泛，在制造合成树脂、表面活性剂、塑料、橡胶、鞣革、造纸、染料、制药、农药、照相胶片、炸药等以及在消毒、熏蒸和防腐过程中均可接触甲醛，某些胶水中也含有甲醛。

3. 毒理

甲醛可经呼吸道吸收，其水溶液福尔马林可经消化道吸收。甲醛在呼吸道及消化道黏膜中很快反应，与不同的功能基团结合或开始聚合反应，并很快在各种组织，特别在肝及红细胞中氧化成甲酸从尿中排出。短期内接触高浓度甲醛蒸气可引起以眼、呼吸系统损害为主的全身性疾病。轻度中毒有视物模糊、头晕、头痛、乏力等症状，检查可见结膜、咽部明显充血、胸部听诊呼吸音粗糙或闻及干性啰音。X射线检查无重要阳性发现。重者可出现喉水肿及窒息、肺水肿、支气管哮喘及肝肾损伤。甲醛对皮肤有致敏作用。

4. 毒作用表现

（1）刺激反应表现为一过性的眼及上呼吸道黏膜刺激症状，肺部无阳性体征，胸部X射线检查无异常发现。

（2）轻度中毒有下列情况之一者：①具有明显的眼及上呼吸道黏膜刺激症状，体征有眼结膜充血、水肿，两肺呼吸音粗糙，可有散在的干、湿性啰音，胸部X射线检查有肺纹理增多、增粗，以上表现符合急性气管-支气管炎；②一至二度喉水肿。

（3）中度中毒血气分析是轻度至中度低氧血症，且具有下列情况之一者：①持续咳嗽、咯痰、胸闷、呼吸困难，两肺有干、湿性啰音，胸部X射线检查有散在的点状或小斑片状阴影。以上表现符合急性支气管肺炎；②三度喉水肿。

（4）重度中毒。血气分析呈重度低氧血症，且具有下列情况之一者：①肺水肿；②四度喉水肿。

5. 预防原则

生产环境应加强通风和局部换气，生产过程机械化、生产设备密闭化；避免皮肤直接接触甲醛溶液；加强作业环境监测，做好就业前体检和定期健康检查，有呼吸系统疾病、皮肤疾病、眼病患者及对甲醛过敏者，不应从事接触甲醛的职业。

6. 处治原则

（1）现场处理。立即脱离现场，及时脱去被污染的衣物，对受污染的皮肤使用大量的清水彻底冲洗，再使用肥皂水或2%碳酸氢钠鲜液清洗。溅入眼内需立即使用大量的清水冲洗。

（2）短期内吸入大量的甲醛气体后，出现上呼吸道刺激反应者至少观察48h，避免活动后病情加重。对接触高浓度的甲醛者可给予0.1%淡氨水吸入；早期、足量、短程使用糖皮质激素，可以有效地防止喉水肿、肺水肿。

（3）保持呼吸道通畅。给予支气管解痉剂、去泡沫剂，必要时行气管切开术。

（4）合理氧疗，对症处理，预防感染，防治并发症。

（5）轻度和中度中毒治疗后，经短期休息，一般可从事原作业；但对甲醛过敏者应调离原作业；重度中毒视疾病恢复情况，酌情安排不接触毒物工作。

（三）汽油

1. 理化特性

汽油呈无色或淡黄色，为具有特殊臭味的液体。汽油蒸气相对密度为3~3.5。易挥发、易爆、易燃，易溶于苯、醇和二硫化碳等有机溶剂，溶于脂肪，不溶于水。其主要成分为脂肪烃。

2. 职业接触机会

职业接触汽油的机会大致可分为燃油汽油和溶剂汽油。职业性溶剂汽油的主要接触行业有橡胶、制革、制鞋、橡胶制品、轮胎、清洗机械零件、炼油和油库等。

3. 毒理

汽油主要以蒸气形式经呼吸道吸入，也可因口吸油管经口吸入肺内。汽油具有去脂作用，能引起中枢系统细胞内类脂质平衡障碍，对其有麻醉作用，使中枢及植物神经功能紊乱。急性中毒以神经或精神症状为主，误将汽油吸入呼吸道可引起吸入性肺炎；慢性中毒主要表现为神经衰弱综合征、植物神经功能紊乱和中毒性周围神经病。

4. 毒作用表现

（1）急性中毒又包括如下几种情形。

①轻度中毒。有下列表现之一：头痛、头晕、恶心、呕吐、步态不稳、视力模糊、烦躁；出现情绪反应，哭笑无常及兴奋不安等表现；轻度意识障碍。

②重度中毒。有下列表现之一：中度或重度意识障碍；化学性肺炎；反射性呼吸停止。

③吸入性肺炎。汽油液体被吸入呼吸道后，有下列表现之一：剧烈咳嗽、胸痛、咯血、发热、呼吸困难、发绀及肺部啰音；X射线检查，肺部可见片状或致密团块阴影；

白细胞总数及中性粒细胞可增加。

（2）慢性中毒也包括如下几种情形。

①轻度中毒。有下列表现之一：四肢远端麻木，出现手套、袜套样分布的痛、触觉减退，伴有跟腱反射减弱；神经-肌电图显示有神经源性损害。

②中度中毒。除上述表现外，有下列表现之一：四肢肌力减弱至3度或以下，常有跟腱反射消失；四肢远端肌肉（大、小鱼际肌，骨间肌）萎缩。

③重度中毒。有下列表现之一者，诊断为重度中毒：中毒性脑病，常见表现为表情淡漠，反应迟钝，记忆力、计算力丧失等；中毒性精神病，类精神分裂症；中毒性周围神经病所致肢体瘫痪。

（3）皮肤损害。

5. 预防原则

对有汽油蒸气逸散的作业场所应加强通风和换气；加强个人防护，进入汽油槽车一类场所时，应穿防护服、戴防毒面具；严禁用口吸汽油管；患有神经系统疾病、过敏性皮炎者，不得从事接触高浓度汽油的工作。

6. 处治原则

（1）急性中毒应迅速脱离现场，清除皮肤污染及安静休息。急救原则与内科相同。

（2）慢性中毒根据病情进行综合对症治疗。汽油吸入性肺炎可给予短程糖皮质激素治疗及对症处理。

（3）观察对象每年体检一次，重点进行神经系统检查，尽可能作神经-肌电图检查。

（4）急性中毒轻度患者治愈后，可恢复原工作；重度中毒患者经治疗恢复后，应调离汽油作业；吸入性肺炎治愈后，一般可恢复原工作。慢性中毒患者应调离汽油作业，定期复查，并根据病情适当安排工作或休息。

典型案例

案例1

2007年8月6日，安徽省某冶炼厂烧结车间因拆除煤气管道外保温层，造成一氧化碳中毒事故，致使5人中毒。

2007年7月14日，冶炼厂烧结车间停炉，并关闭了该厂煤气总管道阀门和烧结车间烧结一道煤气管道阀门。然后，对烧结一道煤气管道阀门后端煤气管道内的一氧化碳用水和蒸汽进行吹赶。8月4日，工人戴防毒面罩把烧结一道煤气管道阀门后的两管道连口处加盖钢制盲板，管道口四周用黄泥封住。8月5日，对需拆除保温层的盲板后端煤气管道进行一氧化碳监测，结果为合格。8月6日早，再次对此段管道进行一氧化碳监测，结果显示合格后，8点半该厂副厂长指挥7名工人开始拆除盲板后端煤气管道保温层。

起初，陈某和高某两人戴上防毒面罩，沿铁梯爬到煤气管道上，到达操作平台，开始用铁钎和铁锤拆除煤气管道保温层，其余人员在地面等待轮换。因为事先没有检查防毒面罩，工作了2~3min，发现防毒面罩内有滑石粉，呼吸时滑石粉被吸入，两人就摘掉了防毒面罩，继续工作。在操作过程中，铁钎和铁锤敲击产生的震动使盲板处黄泥部分脱落。当保温层被拆除约 3.3m 长时，两人感到不适，先后晕倒在操作平台上。地面上 1 名工人见此情况，没戴防毒面罩就急忙沿梯子爬到管道上，到达中毒人员身边，但还未进行施救，就因头晕，身体失去平衡而从平台上掉了下来。副厂长见此状况，立即一边指挥地面人员将跌落者移到通风良好处，一边沿梯子爬上平台，将 1 名操作者的身体摆平后也晕倒在了平台上。随即地面 1 名工人迅速爬上平台，将 1 名操作工抱起，从上面将其顺下来，地面上 5 个人接住后，移到通风良好处。然后这名救援人员快速返回地面，但感到头晕，站到通风处之后，另两名工人用同样的方法快速将晕倒在平台上的操作工和副厂长救了下来。

原来，由于管道间门关闭不严，在拆除保温层时将盲板处封闭管道口四周的黄泥震掉，致使盲板前端煤气管道内的一氧化碳泄漏。而工作人员安全意识不强，没有戴防毒面罩就对存在高毒物品一氧化碳的管道进行维护作业，才导致了这样的后果。

案例 2

2003 年 5 月 9 日下午，某住宅建筑工程公司雇佣 2 名民工开启 2 个污水管道封口。2 名工人先将某一个污水井内的污水抽干后将封口开封，当晚 10 时许移到另一个污水井工作。11 时左右，污水管道封口被打通，污水冲出，在井下作业的 1 名民工当即晕倒。井上的另一名民工发现后急忙呼喊救人，该公司民工救援者在没有任何防护措施的情况下，便沿着木扶梯下井救人，下到井底后即刻晕倒。随即另一个救援者带着绳索下井，将绳索系在最先晕倒的作业民工腰间之后也晕倒在井下，井上人员将第 1 个晕倒民工拉至井上。第 3 名救援者又带着绳索下井，将绳索系在第 2 名救援者腰间后也晕倒在井下，第 2 名救援者由井上人员拉至井上。这时井上人员向 110 报警，5min 后，110 赶至现场，并通过民防办，将还在井下的 2 名民工救出，立即由 110 送往医院抢救。第 1 个在井下作业晕倒的民工在送往医院途中死亡。

4 名中毒工人均为男性，除一位在送往医院途中死亡外，两位有流泪、黏膜充血、头晕、乏力、昏迷等临床表现；一位表现为"电击样"意识丧失，面色发绀，抽搐。依据国家统一诊断标准，2 名工人诊断为急性硫化氢重度中毒（其中 1 例死亡），2 名工人为急性硫化氢轻度中毒。送到医院抢救的 3 名工人全部进行高压氧治疗，当日 2 次，之后 1 次/d，10d 为 1 疗程，共进行了 3 个疗程的高压氧治疗。一名急性硫化氢重度中毒工人出现呼吸、心搏骤停，立即进行心肺复苏，静脉滴注肾上腺素、地塞米松、纳洛酮等急救治疗。经过抢救，3 名工人全部脱离危险，经住院治疗，痊愈后出院。

主管部门根据《中华人民共和国职业病防治法》的规定，对事故现场实施控制，并责令该公司暂停井下作业。根据调查证实，这起硫化氢中毒事故属未配备必要的防护设施和未佩戴任何个人防护用品、事故发生时救援人员违章操作造成的。卫生行政部门根据《中华人民共和国职业病防治法》，依法对该住宅建筑工程公司责令其改进防护措施并处以 18 万元的行政处罚。第 2 天该公司向卫生行政部门递交了整改报告，经现场审查符合国家标准后，恢复井下作业。

第四节 其他有机类毒物和农药中毒及其防治

一、苯的氨基和硝基化合物类毒物概述

（一）苯的氨基和硝基化合物的一般描述

苯的氨基、硝基化合物又称芳香族氨基和硝基化合物，是苯及其同系物的苯环不同位置上的氢原子被氨基（—NH_2）或硝基（—NO_2）取代，即成为苯的氨基、硝基化合物。由于卤素（主要为氯）或烃基（甲基、乙基等）可与氨基或硝基共存于苯环上，因此可形成很多种化合物。常见的苯的氨基和硝基化合物有苯胺、对苯二胺、联苯胺、二硝基甲苯、三硝基甲苯和硝基氯苯等。其主要代表为苯胺（$C_6H_5NH_2$）和硝基苯（$C_6H_5NO_2$）。

该类物质在常温下大多属沸点高、挥发性低的固体或液体，难溶或不溶于水，易溶于脂肪、醇、醚、氯仿及其他有机溶剂。

苯的氨基、硝基化合物是化工生产的重要原料或中间体，广泛应用于染料、农药、橡胶、塑料、油漆、合成树脂、合成纤维、香料、油墨、鞋油等工业中。苯胺还应用于制药工业。三硝基甲苯作为炸药广泛应用于国防、采矿、开掘隧道中。因此，该类化合物的职业接触途径十分广泛。在生产条件下，它们主要以粉尘或蒸气的形态存在于空气中，可经呼吸道和完整无损的皮肤吸收。一般来说，脂溶性大的化合物吸收快，液体比固体易吸收，尤其是液体化合物经皮肤吸收而引起的中毒占有主要地位。夏季，皮肤出汗、充血，更能促进毒物的吸收。

苯的氨基、硝基化合物在体内的代谢，初期是不同的。苯胺先经氧化，而硝基苯先经还原；苯胺转化快，硝基苯转化慢；最后，代谢产物均为对氨基酚，经肾随尿排出。因此，对尿中对氨基酚的测定可作为其接触指标。硝基苯中毒时，尿中尚可排出少量的硝基酚。三硝基甲苯进入人体后，一部分以原形由尿排出，一部分氧化成三硝基甲醇后，再还原为 2，6-二硝基-4-氨基甲醇；另一部分则还原为 2，6-二硝基-4-羟氨甲苯和2，6-二硝基-4-氨基甲苯，最终，经肾从尿中排出。故对尿中三硝基甲苯代谢产物 2，6-二硝基-4-氨基甲苯的测定，可作为三硝基甲苯机体的吸收指标。

（二）苯的氨基和硝基化合物对人体的危害

苯的氨基、硝基化合物的毒性作用，由于苯环上所代入的氨基或硝基的位置和数目的不同而有所不同，其毒性也不尽相同。例如，苯胺形成高铁血红蛋白较迅速；邻甲苯胺可引起血尿；硝基苯对神经系统作用明显；三硝基甲苯对肝和眼晶体产生明显损害；联苯胺和萘胺可致膀胱癌等。一般取代的氨基或硝基的数目越多，则毒性也越大。这类化合物的毒作用有许多共同特性。

1. 血液损害

包括如下两个方面：

（1）形成高铁血红蛋白。以苯胺和硝基苯最为典型。在正常情况下，血红蛋白含二价铁（Fe^{2+}），并能与氧结合形成氧合血红蛋白，故有携带氧的功能。当这类物质进入血液后，则可使血红蛋白的二价铁氧化为三价铁，并与羟基牢固结合而不易分离，因而失去携氧能力，同时也阻止了氧与血红蛋白的结合，造成机体组织缺氧。因为血红蛋白分子内只要有一个三价铁（Fe^{3+}）存在，就可以使其他二价铁对氧的亲和力大大加强，使氧不易从血红蛋白释放到组织中去。高铁血红蛋白形成的机制可分为直接和间接两种。直接氧化物主要有苯肼、苯醌、亚硝酸盐和硝化甘油等。多数苯的氨基、硝基化合物为间接高铁血红蛋白形成剂，即在体内需经代谢转化形成某些中间产物才有此作用，如苯胺和硝基苯的中间代谢产物苯胲和苯醌亚胺都有较强的高铁血红蛋白形成能力。仅有少数，如对氯硝基苯、对氨基酚等可直接形成高铁血红蛋白。这类化合物形成高铁血红蛋白的能力差异很大，其次序为硝基苯胺>苯胺>硝基氯苯>二硝基苯>三硝基甲苯>二硝基甲苯。此外，有些如二硝基酚、联苯胺等则不能形成高铁血红蛋白。若大量生成高铁血红蛋白超过了生理还原能力时，即发生高铁血红蛋白症，并出现化学性发绀。

（2）溶血作用。正常红细胞的生存，需要不断供给还原型谷胱甘肽（GSH）以维持细胞膜的正常功能。由于高铁血红蛋白的形成，还原型谷胱甘肽减少，使红细胞膜破裂溶血。此外，毒物及代谢产物直接作用于珠蛋白分子中的巯基，使珠蛋白变性，形成沉淀物出现于红细胞中，即变性珠蛋白小体，亦称赫恩滋小体（Heinz body）。此种红细胞极易破裂，故变性珠蛋白小体的大量出现，可视为溶血先兆。但赫恩滋小体的量与溶血的轻重程度并不一定平行。中毒后 2~4d 左右计数可达高峰，7d 左右才完全消失，其出现的多少和早晚，常与毒物的性质和中毒的严重程度有关。溶血作用与高铁血红蛋白形成也有一定的关系，但程度上并不平行。

2. 肝脏损害

苯的氨基、硝基化合物常引起肝损害，如三硝基甲苯、硝基苯、二硝基苯、硝基苯胺等，可直接作用于肝细胞，引起中毒性肝病及肝脂肪变性。中毒性肝病与一般病毒性肝炎的鉴别相比有一定的困难，需结合现场调查及有关的实验室检查进行全面综合的分析。有些如间苯二胺、硝基苯胺、对氯硝基苯等则由于溶血作用，使胆红素、血红蛋白、含铁血黄素等红细胞破坏分解产物沉积于肝脏，引起继发性肝损害。但其病程一般较短，恢复较快。

3. 晶体损害

三硝基甲苯（TNT）、二硝基酚、二硝基邻甲酚及环三次甲基三硝苯胺（黑索金）可致晶体损害，引起中毒性白内障。病变特点是先侵犯晶体的周边部，早期表现为周边部的点状浑浊，皮质透明度降低，以后发展为周边环形浑浊，中心部盘状浑浊，逐渐发展成白内障，视力明显减退。停止接触毒物后，晶体病变仍可继续加重。

4. 皮肤损害和致敏作用

有些化合物对皮肤有强烈的刺激作用和致敏作用。若反复接触二硝基氯苯、三硝基甲苯，皮肤接触部位可产生灼痛、红斑、丘疱疹，严重者可出现局部细胞坏死，继发溃疡。若长期刺激可发生角质增生。有些化合物如二硝基氯苯、三硝基酚等尚有致敏作用，可能是由于毒物与表皮内的某些氨基酸相结合而形成致敏原的结果。

5. 神经系统损害

由于这类化合物脂溶性强，极易侵害富含类脂质的神经系统。重症中毒患者可能出现神经细胞脂肪变性，视神经区受损，可出视神经炎、视神经周围炎等。

6. 泌尿系统损害

多数是由于氨基、硝基化合物引起大量溶血，红细胞破坏后的溶解产物如血红蛋白及胆色素等沉积于肾脏，间接地导致继发性肾脏损害。有的也可直接作用于肾脏，引起肾小球、肾小管变性、坏死，如邻硝基乙苯可直接损伤肾脏导致血尿。邻甲苯胺和对甲苯胺可致一时性血尿。急性苯胺中毒可出现尿道刺激症状。5-氯-邻甲苯胺可致出血性膀胱炎。

7. 致癌作用

苯的氨基化合物具有致癌作用。目前公认的 α-萘胺、β-萘胺和联苯胺可引起职业性膀胱癌，其中以 β-萘胺致癌性最强，α-萘胺最弱。动物实验发现金胺是致肝癌物质，4-氨基联苯能致肝和膀胱肿瘤。

(三) 一般预防措施

(1) 根除或控制毒物。以无毒或低毒物质代替有毒物质或禁止使用剧毒物质。例如，用硝基苯加氢法代替铁粉还原法生产苯胺，可杜绝工人因进入反应锅内去除铁泥而引起的急性中毒；对毒物发生源应加强密闭和通风排毒措施，生产设备应密闭化、自动化，及时排除有毒蒸气及粉尘；建立安全生产制度，严格遵守操作规程，防止跑、冒、滴、漏，杜绝事故发生，矿山爆破后，应通风一定时间，待粉尘(TNT)降低后才可进入操作。定期检测车间空气中毒物的浓度，使车间空气不超过国家最高允许浓度标准。

(2) 加强个体防护。由于这类化合物易经皮肤和呼吸道吸收，因此，应合理使用工作服、口罩、防毒面具及手套等个体防护用品，工作时要穿"三紧"(袖口、领口和袜口紧)工作服，工作后彻底淋浴。三硝基甲苯污染手时，可用5%亚硫酸钠洗手，或用10%亚硫酸钾肥皂洗手。该品遇三硝基甲苯即变为红色，如将红色全部洗净，即表示皮肤污染已去除。也可用浸过9∶1的酒精、氢氧化钠溶液的棉球擦手，如不出现黄色，则表示三硝基甲苯污染已清除。苯胺污染手时，可用75%酒精或肥皂水洗擦。车间应有淋浴设备，便于工人下班后淋浴，但水温不应超过40℃。

(3) 上岗前及定期体格检查接触苯的氨基、硝基化合物的工人，应进行就业前体检及每年一次的定期体检。凡有肝病、肾病、血液病、葡萄糖-6-磷酸脱氢酶(G-6-PD)缺陷以及慢性皮肤病者，如久治不愈的慢性湿疹、银屑病等，不宜从事此类作业。患有肝、胆、各种血液病、各种原因引起的晶状体浑浊或白内障以及全身性皮肤病者，均不宜从事接触三硝基甲苯作业。

二、常见苯的氨基和硝基化合物中毒及其防治

（一）苯胺（$C_6H_5NH_2$）

1. 理化特性

苯胺又称阿尼林、氨基苯等。纯品为易挥发、具有特殊臭味、无色、油状液体，久置颜色可变为棕色。相对分子质量为 93.1，熔点为 $-6.2℃$，沸点为 184.3℃，蒸气密度为 3.22g/L，略溶于水，易溶于苯、乙醇、乙醚、氯仿等。呈碱性，能与硫酸或盐酸化合成硫酸盐或盐酸盐。

2. 职业接触机会

自然界中少量存在于煤焦油中。工业所用的苯胺均是以硝基苯为原料人工合成的。苯胺广泛用于印染、制造染料及染料中间体、橡胶促进剂及抗氧化剂、照相显影剂、光学涂白剂、塑料、离子交换树脂、香水、药物合成等工业。在生产过程中，苯胺挥发或加热时其蒸气可经呼吸道吸入；在苯胺分装、搬运及运输中，液体泄漏或容器破裂沾污皮肤，可引起急性中毒。

3. 毒理

苯胺可经呼吸道、皮肤和消化道进入，但在生产过程中经皮肤吸收是引起中毒的主要原因。液体及其蒸气都可经皮肤吸收，气温越高、空气湿度越大，皮肤吸收率越高。

经呼吸道吸入的苯胺，可在体内滞留达 90%。经氧化后生成毒性更大的中间代谢产物——苯基羟胺（苯胲），然后再氧化生成对氨基酚，与硫酸、葡萄糖醛酸结合后，经尿排出，为吸收量的 13%~56%。苯胺吸收量的增加，其代谢物对氨基酚亦相应地增加，故接触苯胺的工人，尿中对氨基酚量常与血中高铁血红蛋白的量呈平行关系。少量苯胺以原形态由呼吸道排出。苯胺的主要毒性是其代谢中间产物苯基羟胺，具有很强的高铁血红蛋白形成能力，使血红蛋白失去携氧功能，造成机体组织缺氧；产生溶血性贫血；引起中枢神经系统、心血管系统及其他脏器的一系列损害。

4. 毒作用表现

苯胺中毒的毒作用表现与血液中高铁血红蛋白的量有关。

（1）急性中毒。短时间内吸收较大量苯胺，可引起急性中毒，以夏季为多见，主要表现为高铁血红蛋白血症引起的缺氧和发绀。急性中毒早期最先见于口唇周围呈紫蓝色，随中毒加深，可扩展到鼻尖、指端、耳郭及颜面等部位。其色调与一般缺氧所见的发绀不同，呈蓝灰色，称为化学性发绀。当血中高铁血红蛋白占血红蛋白总量的 15% 时，即可出现明显发绀，但无自觉症状。当高铁血红蛋白增高达 30% 以上时，出现头痛、头昏、恶心、乏力、手指麻木、全身酸痛、视力模糊、嗜睡、腱反射亢进和轻度溶血性贫血等症状。高铁血红蛋白升至 50% 以上时，患者颜面呈灰淡蓝色，尿呈葡萄酒色或暗褐色，出现呼吸困难、胸闷、心悸、恶心、呕吐、精神恍惚、抽搐等，进一步可发生休克、心律失常，以至昏迷、瞳孔散大、反应消失。中毒严重者 4d 左右可出现不同程度的溶血性贫血；2~7d 可发生肝、肾、心脏损害和中枢神经系统症状，出现溶血性黄疸、中毒性肝病和膀胱刺激症状等；肾脏受损时，出现少尿、蛋白尿、血尿等，可发生急性肾功能衰竭；少数可见心肌损害。

（2）慢性中毒长期慢性接触苯胺可有类神经症和自主神经紊乱，表现为头晕、头痛、失眠、多梦、记忆力减退、倦乏无力以及恶心、腹胀、食欲不振、心悸、气短等症状；轻度发绀、溶血性贫血和肝脾肿大、肝功能异常、红细胞出现赫恩滋小体；皮肤经常接触苯胺蒸气后，可发生湿疹、皮炎等。

5. 预防原则

（见前文概述）

6. 处治原则

（1）现场处理。迅速将患者撤离中毒现场，立即吸氧，脱去苯胺污染的衣服，用75%酒精反复擦洗污染皮肤，再用大量温肥皂水（勿用热水）或清水冲洗，防止继续吸收进入机体内。眼部污染可用大量生理盐水冲洗。

（2）高铁血红蛋白血症用高渗葡萄糖、维生素C、小剂量（1～2mg/kg）高铁血红蛋白血症的特殊解毒剂美蓝（亚甲蓝）治疗。

（3）对症和支持治疗。保护肾脏功能，碱化尿液，应用适量肾上腺糖皮质激素，防治继发感染，严重溶血性贫血患者可输血治疗，必要时采用换血疗法激素，防治继发感染，严重溶血性贫血患者可输血治疗，必要时采用换血疗法或血液净化疗法。肝、肾功能损害治疗原则同内科。

（4）轻、中度中毒治愈后，可恢复原工作。重度中毒视疾病恢复情况可考虑调离原工作。

（二）三硝基甲苯（$C_6H_2CH_3(NO_2)_3$）

1. 理化特性

三硝基甲苯有六种同分异构体。通常所指的是2，4，6-三硝基甲苯，又称黄色炸药，简称TNT，为无色或淡黄色单斜形结晶。相对分子质量为227.13，熔点为80.65℃，相对密度为1.654，沸点为240℃（爆炸）。本品易溶于丙酮、苯、醋酸甲酯、甲苯、氯仿、乙醚，极难溶于水。突然受热容易爆炸。

2. 职业接触机会

三硝基甲苯作为炸药，广泛应用于国防、采矿、开凿隧道中。在粉碎、球磨、过筛、配料、装药等生产工艺过程中都可接触大量TNT粉尘及蒸气。在运输、保管及使用过程中，都可以接触TNT粉尘。TNT还用作照相药品和染料的中间体。

3. 毒理

三硝基甲苯可经皮肤、呼吸道及消化道进入机体。在职业接触条件下，主要经皮肤和呼吸道吸收。气温高、湿度大时，附着于皮肤的TNT粉尘极易经皮肤吸收。由于TNT具有亲脂性，经皮肤吸收是TNT职业接触的主要吸收途径；在生产硝胺炸药时，由于硝酸铵具有吸湿性，一旦污染皮肤，更易加速经皮肤吸收。进入体内的三硝基甲苯在肝微粒体和线粒体的参与下通过氧化、还原、结合等途径进行代谢。其代谢问题至今不明确。但接触TNT的工人尿内4-氨基-2，6-二硝基甲苯（4-A）含量最高，也有一定量的原形TNT，因此，尿-4-A和原形TNT含量可作为生物监测指标。国际劳工组织（ILO）1983年提出接触TNT工人的尿内4-A的接触限量为30mg/L。

有关TNT毒作用机制还未完全阐明，近年的研究表明，三硝基甲苯可在体内多种器官和组织内（肝、肾、脑、晶体、睾丸、红细胞等）接受来自还原辅酶Ⅱ的一个电子，被还原活化为TNT硝基阴离子自由基，并在组织内产生大量活性氧，可使体内重要还原性物质如还原型谷胱甘肽、还原型辅酶Ⅱ含量明显降低，进一步可影响蛋白质巯基的含量。TNT硝基阴离子自由基、活性氧可诱发脂质过氧化，与生物大分子共价结合并引起细胞内钙稳态紊乱，导致细胞膜结构与功能破坏，细胞内代谢紊乱甚至死亡，从而对机体产生损伤作用。

4. 毒作用表现

TNT对人的毒性作用主要是对眼睛晶体损害（以中毒性白内障为主要表现），其发病缓慢，一般需接触TNT 2~3年后发病。病随接触工龄增长而增多，且损害加重，晶体损害一旦形成，虽脱离接触仍可继续发展。有关白内障形成的机制尚不清楚。TNT还对肝脏造成损害，肝脏是其毒作用的主要靶器官。对肝损害的急性病理改变主要是肝细胞坏死和脂肪变性，慢性改变主要是肝细胞再生和纤维增生。接触TNT工人早期体征为肝大（或脾大）。肝肿大程度与肝损伤严重性并不平行，如果继续接触TNT，则除肝大外，肝脏质地变硬，脾肿大一般在肝肿大之后，严重者可导致肝硬化。长期高浓度TNT接触可导致再生障碍性贫血等血液方面的改变以及男工的睾酮降低，精子形成受损；女工则月经异常率增加等。具体有如下表现：

（1）急性中毒。接触高浓度TNT粉尘或蒸气可引起急性中毒。轻度中毒时，患者可有头晕、头痛、恶心、呕吐、食欲不振、上腹部及右季肋部痛，尿急、尿频、尿痛，面色苍白，口唇呈蓝紫色，可逐渐扩展到鼻尖、耳壳、指（趾）端。重度中毒者，除上述症状加重以外，尚有神志不清，呼吸浅表、频速，偶有惊厥，甚至大小便失禁，瞳孔散大，对光反应消失，角膜及腱反射消失。严重者可因呼吸麻痹死亡。

（2）慢性中毒。长期接触TNT可致慢性中毒，主要损害肝、眼晶状体、血液等。

①中毒性肝损伤。患者出现乏力、食欲减退、恶心、肝区疼痛，症状与传染性肝炎相似。体检可见肝肿大，大多在肋下1.0~1.5cm左右；有压痛、叩击病，多数无黄疸，随着病情进展肝质地由软变硬，可出现脾肿大，严重者可导致肝硬化。

②中毒性白内障。中毒性白内障在TNT中毒患者中是常见而且具有特征性的体征，一般于接触6个月~3年发病，工龄越长发病率越高，10年以上工龄检出率可高达82%。初始时晶体周边部呈环形浑浊，视力不受影响。进一步发展可在晶体中央部出现环形或盘状浑浊，视力明显减退。据报道，中毒性白内障检出率为9.6%~72.8%。中毒性白内障可伴有肝肿大，但亦可在无肝损伤情况下单独存在。TNT对肝和晶体的损害不完全一致，肝损害早于晶体损害。

③血液改变。TNT可引起血红蛋白、中性粒细胞及血小板减少，可引起贫血，出现赫恩滋小体，严重者可发生再生障碍性贫血。在目前生产条件下，很少发生血液方面的改变。

④皮肤改变。TNT作业者出现"TNT面容"，表现为面色苍白，口唇、耳郭青紫。裸露在外的皮肤如手、颈部、前臂等可产生过敏性皮炎、黄染，严重时呈鳞状脱屑。

⑤生殖功能影响。TNT接触男工血清睾酮显著降低，性欲下降，出现阳痿、早泄。精液检查可见精液量显著减少，精子形态异常率增高，精子活动率<60%者明显增多。

女工接触者表现为痛经、月经周期异常，月经量过多或过少。

⑥其他。长期接触 TNT 的工人，类神经症发生率较高，可伴有自主神经功能紊乱，细胞免疫功能降低。部分人可出现肾损害，尿蛋白含量及尿中乳酸脱氢酶及亮氨酸氨基肽酶活性增高，有随工龄增加而增加的趋势。可见心肌劳损，心电图显示窦性心动过缓及不齐、P-R 间期延长、左室高电压等改变。

在生产条件下，TNT 急性中毒很少见到，以慢性中毒为主。

5. 预防原则

（见前文概述）

6. 处治原则

急性中毒者应迅速将患者移至空气新鲜处，立即脱去被污染的衣服，肥皂水（忌用热水）清洗皮肤上的毒物。可给予维生素 C 加葡萄糖液静脉注射或静脉滴注，出现发绀者可给予亚甲蓝加入 25% 葡萄糖液 20mL 静脉滴注；肝脏损伤者按内科保肝治疗，根据病情制订治疗方案，可依据病情选用口服葡萄糖内酯、联苯双酯，静脉滴注维生素 C，禁止饮酒，禁用或慎用引起肝脏损害的药物。白内障治疗目前尚无特效药物，可用氨肽碘、吡诺辛钠等眼药水滴眼。采取对症及支持疗法，适当休息，增加营养等。

轻度中毒应立即调离原作业并休息治疗，治愈后一般应调离可能存在肝脏损害的作业；中度中毒应住院积极治疗，治愈后应调离有害有毒作业；重度中毒应予较长时间休息，治疗后明显好转者在健康情况许可下，可适当安排无毒害的轻工作。

眼晶体有可疑损害者可一年复查一次。一旦诊断为职业性三硝基甲苯白内障，按白内障常规治疗处理。如晶体完全浑浊者可实行白内障摘除术，术后酌情配矫正眼镜，有条件者可行人工晶体移植术。凡对视力发生确切影响者，应脱离三硝基甲苯接触。已有晶体浑浊，而无明显功能损害者，也应酌情调换其他工作。对晶体浑浊，视力或视野明显受损者，应适当安排休息或从事轻工作。

三、高分子化合物生产中的毒物概述

（一）一般情况描述

高分子化合物简称高分子，相对分子质量高达几千至几百万，一般在 104～107 范围内，其化学组成很简单，都是由一种或几种单体，经聚合或缩聚而成，故又称聚合物。聚合是指许多单体连接起来形成高分子化合物的过程，此过程中不析出任何副产品，例如聚乙烯，是由许多单体乙烯分子聚合而成。缩聚是指单体间首先缩合析出一分子的水、氨、氯化氢或醇以后，再聚合为高分子化合物的过程，例如酚醛树脂，是由苯酚与甲醛缩聚而成。

高分子化合物就其来源可分为天然高分子化合物和合成高分子化合物。天然的如蛋白质、核酸、纤维素、羊毛、棉、丝、天然橡胶、淀粉；合成的高分子化合物，如合成橡胶、合成纤维、合成树脂等。本文所说的高分子主要指合成高分子化合物。

高分子化合物具有机械、力学、热学、声学、光学、电学等许多方面的优异性能，表现为强度高、质量轻，隔热、隔音、透光、绝缘性能好，耐腐蚀，成品无毒或毒性很小等特性。半个世纪以来，高分子化学工业在数量上和品种上迅速增加，其应用形式主要包括五大类：塑料、合成纤维、合成橡胶、涂料和粘胶剂等。高分子化合物广泛应用于工业、农业、化工、建筑、通信、国防、日常生活用品等方面；也广泛应用于医学领域，如一次性注射器、输液器，各种纤维导管、血浆增容剂，人工肾、人工心脏瓣膜等。特别是在功能高分子材料，如光导纤维、感光高分子材料、高分子分离膜、高分子液晶、超电导高分子材料、仿生高分子材料和医用高分子材料等方面的应用、研究、开发工作将会日益活跃。

高分子化合物的生产可分为四个部分：①生产基本的化工原料；②合成单体；③单体聚合或缩聚；④聚合物树脂的加工塑制和制品的应用。例如，腈纶的生产过程，先由石油裂解气丙烯与氨作用，生成丙烯腈单体，然后聚合为聚丙烯腈，经纺丝制成腈纶纤维，再织成各种织物。又如，聚氯乙烯塑料的生产过程，先由石油裂解气乙烯与氯气作用生成二氯乙烯，再裂解生成氯乙烯，然后经聚合成为聚氯乙烯树脂，再将树脂加工为成品，如薄膜、管道、日用品等。

高分子化合物的基本生产原料有：煤焦油、天然气、石油裂解气和少数农副产品等。以石油裂解气应用最多，主要有不饱和烯烃和芳香烃类化合物，如乙烯、丙烯、丁二烯、苯、甲苯、二甲苯等。常用的单体多为不饱和烯烃、芳香烃及其卤代化合物、氰类、二醇和二胺类化合物，这些化合物多数对人体健康可产生不良影响。

在高分子化合物生产过程的每个阶段，作业者均可接触到不同类型的毒物，主要来自于三个方面：生产基本的化工原料、合成单体、单体聚合或缩聚生产过程；生产中的助剂；树脂、氟塑料在加工、受热时产生的毒物。

（二）高分子化合物生产中毒物的毒作用

一般来说，高分子化合物的成品无毒或毒性很小。其毒性主要取决于所含游离单体的量和助剂的种类。例如，脲醛树脂对皮肤的刺激作用大于酚醛树脂，是因其所含的游离单体甲醛较多之故。

高分子化合物生产中的职业中毒，多发生于单体制造，如氯乙烯、丙烯腈；对接触者可致急、慢性中毒，甚至引起职业性肿瘤。聚四氟乙烯生产中，通过二氟一氯甲烷（F_{22}）高温裂解制取四氟乙烯单体时，裂解气和残液气组分中含有多种有机氟气体，其中八氟异丁烯为剧毒物质，可致接触者急性肺水肿。

在单体生产和聚合过程中，还可接触各种助剂（添加剂），包括催化剂、引发剂（促使聚合反应开始的物质）、调聚剂（调节聚合物的相对分子质量达一定数值）、凝聚剂（使聚合形成的微小胶粒凝聚成粗粒或小块）等。在聚合物树脂加工塑制为成品的成型加工过程中，为了改善聚合物的外观和性能，也要加入各种助剂，如稳定剂（增加聚合物对光、热、紫外线的稳定性）、增塑剂（改善聚合物的流动性和延展性）、固化剂（使聚合物变为固体）、润滑剂、着色剂、发泡剂、填充剂等。除了在单体生产和聚合或缩聚过程中可接触各种助剂外，由于助剂与聚合物分子大多数只是机械结合，因此很容易从聚合物内部逐渐移行至表面，进而与人体接触或污染水和食物等，影响人体健康。例如，含铅助剂的聚氯乙烯塑料，在使用中可析出铅，因而不能用来储存食品或包装食品。又如，邻苯二甲酸（2-乙基己基）酯（DEHP）是聚氯乙烯塑料的主要增塑剂，将血液保存在该聚氯乙烯储血袋中3周，血液中可检出增塑剂 DEHP 0.50～

0.75mg/L；用含增塑剂 DEHP 的聚氯乙烯塑料管作血液透析导管时，可引起部分病人产生非特异性肝炎，血液中可析出 10~20mg/L 的 DEHP；改用不含 DE-HP 增塑剂的塑料管作血液透析导管后，肝炎症状和体征消失。DEHP 对人类为一种可能的潜在性致癌物。助剂的种类繁多，在生产高分子化合物中一般接触量较少，其危害没有生产助剂时严重。助剂中的氯化汞、无机铅盐、磷酸三甲苯酯、二月桂酸二丁锡、偶氮二异丁腈等毒性较高；碳酸酯、邻苯二甲酸酯、硬脂酸盐类等毒性较低；有的助剂如顺丁烯二酸酐、六次甲基四胺、有机铝、有机硅等对皮肤黏膜有强烈的刺激作用。

高分子化合物与空气中的氧接触，并受热、紫外线和机械作用，可被氧化。例如，对聚四氟乙烯加热，从 510~700℃ 的过程中，热裂解产物中全氟异丁烯的含量可从微量增加至 30%，热裂解产物的毒性也随之增高。高分子化合物加工、受热时产生的裂解气和烟雾毒性较大。聚氯乙烯在温度高于 300℃ 时可裂解为氯化氢和二氧化碳等，600℃ 时有少量光气、氯气。聚四氟乙烯在高温下可裂解为剧毒的全氟异丁烯、氟光气、氟化氢等，吸入后可致急性肺水肿和化学性肺炎。高分子化合物在燃烧过程中受到破坏，热分解时产生各种有毒气体，其中一氧化碳和缺氧是主要危害。含碳、卤族元素（氯、氟）以及含氮的聚合物燃烧时，可生成窒息性或刺激性气体，如一氧化碳、氯化氢、氟化氢、氰化氢、氯气、光气等，吸入后可引起急性中毒。

高分子化合物生产中某些化学物质的远期效应——致癌、致突变、致畸作用，值得引起重视。高分子化合物本身无毒或毒性很小。但某些高分子化合物粉尘，可致上呼吸道黏膜刺激症状。酚醛树脂、环氧树脂等对皮肤有原发性刺激或致敏作用。聚氯乙烯等高分子化合物粉尘对肺组织具有轻度致纤维化作用。

四、高分子化合物生产中的常见毒物危害及其防治

（一）氯乙烯（CH₂＝CHCl）

1. 理化性质

氯乙烯又名乙烯基氯，常温、常压下为无色、略具有芳香气味气体，相对分子质量为 62.5，加压或在 12~14℃ 时变为液体，凝固点为 -159.7℃，沸点为 -13.9℃，蒸气压为 403.5kPa（25.7℃），蒸气密度为 2.15g/L，闪点为 -78℃。微溶于水，可溶于盐水、乙醇、二氯乙烷、轻汽油，极易溶于乙醚、四氯化碳。易燃、易爆，与空气混合时的爆炸极限为 3.6%~26.4%（体积分数）。

2. 职业接触机会

主要作为制造聚氯乙烯塑料的单体，也可与丙烯腈、醋酸乙烯、偏氯乙烯等制成共聚物，用作绝缘材料、黏合剂、涂料或制造合成纤维、薄膜，还可作为中间体或溶剂。氯乙烯合成过程中，在转化器、分馏塔、储槽、压缩机及聚合反应的聚合釜、离心机处，都可能接触到氯乙烯，特别是进入聚合釜内清洗或抢修时，接触浓度最高。另外，在使用聚氯乙烯树脂制造各种制品时，也有氯乙烯单体产生。

3. 毒理

氯乙烯主要通过呼吸道吸入其蒸气而进入人体，液体氯乙烯污染皮肤时可部分经皮肤吸收。吸入人体的氯乙烯大部分以原形从呼吸道排出，少部分进入体内，可分布于皮

肤、肝脏、肾脏中。在停止接触氯乙烯10min内，约有82%被排出体外，有时从尿中可检出氯乙烯和氯乙醛。目前认为氯乙烯是通过肝微粒体细胞色素P450酶进行代谢的。在该酶的作用下，氯乙烯氧化为有高度活性的中间代谢物环氧化物——氧化氯乙烯（CEO），氧化氯乙烯可自发重排（或经氧化）形成氯乙醛（CAD），这些中间活性产物在谷胱甘肽硫转移酶催化下，形成S-甲酰甲基半胱氨酸由尿排出；或经进一步氧化后形成N-乙酰-S-（2-羟乙基）半胱氨酸经尿排出。氯乙醛可在醛脱氢酶作用下转变为氯乙酸，部分经尿排出，部分氯乙酸与谷胱甘肽（GSH）结合并进一步氧化分解为 CO_2，并形成硫代二乙酸，经尿排出。

短期吸入较高浓度氯乙烯气体引起以中枢神经系统抑制为主要表现的全身性疾病，主要表现为麻醉作用；较长时期接触氯乙烯气体引起以肝脾损害为主要表现以及肢端溶骨症、肝血管肉瘤等为特点的全身性疾病。氯乙烯长期吸入试验可诱发大、小鼠肝血管肉瘤及肝、肾、肺、乳腺等肿瘤。氯乙烯为人类致癌物。有关氯乙烯致癌机制还未完全清楚，目前认为氯乙烯的活性环氧化中间代谢物—氧化氯乙烯为双功能烷化剂，可直接与体内大分子物质DNA、RNA和蛋白质共价结合，并可形成DNA加合物，引起DNA碱基配对错误，诱导基因突变，导致细胞恶性转化，引发肿瘤。

4. 毒作用表现

（1）急性中毒。

由于检修设备或意外事故大量吸入所致，多见于聚合釜清釜工。主要表现为麻醉作用，轻度中毒有醉酒感、眩晕、头痛、恶心、乏力、胸闷、嗜睡、步态蹒跚等。若及时脱离接触，吸入新鲜空气，症状可减轻或消失。重度中毒可发生意识不清、抽搐、持续昏迷甚至死亡。

氯乙烯液体污染皮肤，可致局部麻木，随之出现红斑、水肿以至局部坏死等。污染眼部呈明显刺激症状。

（2）慢性中毒。

长期接触氯乙烯，对人体健康可产生不同程度的影响，如类神经症、雷诺综合征、周围性神经病、肢端溶骨症、肝脾肿大、肝功能异常、血小板减少等，这些症状亦称为"氯乙烯病"或"氯乙烯综合征"。

①神经系统以类神经症和自主神经功能紊乱为主，其中以睡眠障碍、多梦、手掌多汗为常见。有学者认为，神经、精神症状是慢性氯乙烯中毒的早期症状，精神方面主要表现为抑郁，清釜工可见皮肤瘙痒、烧灼感、手足发冷发热等多发性神经炎表现，有时还可见手指、舌或眼球震颤。神经传导和肌电图可见异常。

②消化系统有食欲减退、呃逆、恶心、腹胀、便秘或腹泻等症状。

③可有肝、脾不同程度肿大，也可有单纯肝功能异常。病情较缓慢，早期可有一般肝病表现，如乏力、厌食、腹胀、肝区痛等。肝病后期肝脏明显肿大、肝功异常、黄疸、腹水等。一般肝功能指标不敏感。

④肢端溶骨症，多见于工龄较长者。特点为末节指骨骨质溶解性损害，早期手指麻木、疼痛、肿胀、僵硬等。X射线常见一指或数指末节指骨粗隆边缘半月形缺损及骨折线，常见骨皮质硬化，严重者发展至指骨变粗变短，呈杵状指。手指动脉痉挛，遇冷发

白，呈现雷诺现象。动脉造影手指动脉管腔狭窄、部分或全部阻塞。手、前臂皮肤局限性增厚、僵硬、活动受限，呈硬皮样损害。目前认为，肢端溶骨症是氯乙烯所致全身性改变在指端局部的一种表现。肢端溶骨症的发生常伴有肝、脾肿大。

⑤血液系统有贫血倾向，伴轻微溶血，一般白细胞计数正常；但嗜酸性细胞增多，部分患者可有轻度血小板减少、凝血障碍等。

⑥皮肤经常接触氯乙烯可出现皮肤干燥、皲裂、丘疹、粉刺或手掌皮肤角化、指甲变薄等，有的可发生湿疹样皮炎或过敏性皮炎，可能与增塑剂和稳定剂有关。少数接触者可有脱发。

⑦肿瘤。氯乙烯为化学致癌物，可引起肝血管肉瘤。此外调查发现，氯乙烯作业男工的肝癌发病率、死亡率明显升高，氯乙烯接触人员造血系统、胃、呼吸系统、脑、淋巴组织等部位的肿瘤发病率增高。

⑧其他。调查结果显示，氯乙烯作业女工和作业男工配偶的流产率增高，胎儿中枢畸形的发生率也有增高；长期吸入氯乙烯烟尘可引起尘肺样改变；部分可出现甲状腺功能受损，检查 4h 尿 17-羟皮质类固醇降低。

5. 预防原则

（1）密闭、通风、排毒，降低车间空气中氯乙烯浓度。聚合反应容器采用夹套水冷却装置，防止聚合釜内温度剧升及氯乙烯蒸气逸出。加强设备维护、保养，防止氯乙烯气体外逸和防火、防爆。

（2）在出料和清釜时，进釜前必须先进行釜内通风换气，或用高压水或无害溶剂冲洗，并经测定釜内温度和氯乙烯浓度合格后，佩戴防护服和通风式面罩，并在他人监督下，方可入釜清洗。为防止粘釜和减少清釜次数及清釜时间，可在釜内涂以"阻聚剂"。

（3）加强健康监护，每年 1 次体检，接触浓度高者每 1~2 年作手指 X 射线检查，并查肝功。凡有精神、肝、肾疾病及慢性皮肤病者，不宜从事氯乙烯作业。

6. 处置原则

（1）急性中毒应迅速将中毒者移至空气新鲜处，立即脱去被污染的衣服，用清水清洗被污染的皮肤，注意保暖，卧床休息。急救措施和对症治疗原则与内科相同。轻度中毒者治愈后，可返回原岗位工作；重度中毒者治愈后，应调离有毒作业岗位。

（2）慢性中毒可给予保肝及对症治疗。符合外科手术指征者，可行脾脏切除术。肢端溶骨症患者应尽早脱离接触。轻度中毒者和中度中毒者治愈后，一般应调离有害作业岗位；重度中毒者应调离有毒有害作业岗位，应予以适当的治疗和长期休息。

（二）含氟塑料

1. 理化特性

多为白色晶体、颗粒或粉末。多由有机氟化合物经聚合成为不同品种的含氟塑料，如聚四氯乙烯（PEET）、四氟乙烯、六氟乙烯共聚物（F_{46}）、聚三氟氯乙烯（PCTFE 或 F_3）等。氟塑料化学性能稳定，基本无毒，250℃以下不分解，耐高、低温，耐腐蚀，防辐射，耐摩擦，不导电。但若加温裂解，可产生多种毒物，这些残液若处理不当可引起严重中毒事故。也可因违反安全操作规程，裂解温度控制失灵，致温度上升或聚合釜泄漏以及电焊工高温切割、焊接有含裂解温度控制失灵，致温度上升或聚合釜泄漏以及电焊工高温切割、焊接有含氟涂料涂层的部件等而接触裂解气。

2. 接触机会

含氟塑料广泛用于石油、化工、电子、航空、火箭、制药、农药、酸洗、染料、油漆、冶炼、造纸、电镀、食品等行业输送液体，杜绝跑、冒、滴、漏，是建设现代文明工厂的理想设备。

在氟塑料生产过程中接触的有毒物质主要来自：①单体的制备过程：例如：二氟一氯甲烷（F_{22}）高温裂解制备四氟乙烯及裂解气，包括六氟丙烯、八氟正丁烯等共 10 多种；②聚四氟乙烯加工烧结过程：由于温控失灵，致温度上升及电焊工高温切割、焊接有含氟塑料涂层的管道、阀门、垫圈等。

3. 毒理

有机氟聚合物本身无毒或基本无毒。但某些单体、单体制备中的裂解气残液气及聚合物的热裂解产物具有一定毒性，有的为剧毒物，对人体有明显的肺部刺激损害。生产中产生的氟烯烃类等化合物化学性质不稳定，其分子中含氟原子数目越多，毒性就越大。例如，八氟异丁烯>六氟丙烯>四氟乙烯>三氟氯乙烯>二氟乙烯>氟乙烯，其中三氟氯乙烯有肾毒性。这些裂解产物可通过多种途径进入机体，工业上以呼吸道吸入为主，主要经呼吸道和肾脏排出。

裂解气、残液气及聚合物热解物的主要靶器官是肺。损害特征是急性间质性肺水肿，小支气管及支气管坏死性改变，管壁充血水肿，有大量炎性细胞浸润，其中支气管黏膜坏死、脱落，连同黏液、炎症细胞。红细胞等凝聚成团块状，栓塞于支气管腔内，形成所谓"阻塞性支气管炎"，引起支气管及细支气管的坏死性病变，及随后的纤维性变。人意外吸入八氟异丁烯对呼吸道和眼的刺激作用不明显，根据接触程度，可在短期内引起肺脏损害，表现为支气管周围炎、化学性肺炎、间质性或弥漫性肺水肿，并有心肌损害。中毒后尚可引起肺纤维化，影响肺通气功能。人长期低浓度接触有机氟可引起骨骼改变，骨密度增高、骨纹增粗等。

4. 毒作用表现

（1）急性中毒。

见于事故性吸入有机氟裂解气、裂解残液气和聚合物热裂解物。裂解气一般无明显上呼吸道黏膜刺激症状，因而常被忽视。根据吸入量及裂解气成分不同，一般潜伏期 0.5~24h，以 2~8h 发病最多，但也有长达 72h 者。按病情可分为轻、中、重度中毒。

①轻度中毒。吸入后 72h 内出现头晕、头痛、咽痛、咳嗽、胸闷、乏力等症状。有咽部充血、体温升高、呼吸音粗糙、散在干或湿啰音等体征。X 射线显示两肺纹理增多、增粗或紊乱，边缘模糊。

②中度中毒。上述症状加重，出现烦躁、胸部紧束感、胸闷、胸痛、心悸、呼吸困难、轻度发绀。肺部局限性呼吸音减弱，两肺有较多干、湿啰音。X 射线显示两肺纹理增多、增粗、边缘模糊，有广泛网状阴影和散在小点状阴影，部分肺野呈毛玻璃状，肺野透亮度降低。

③重度中毒。中度中毒临床症状加重，出现发绀、胸闷、气急、呼吸困难、咯粉红

色泡沫痰。两肺呼吸音减弱，或有弥漫性湿啰音，X 射线显示两肺纹理增强紊乱、肺门增宽，两肺野透亮度降低，可见广泛的大小不等、形态不一、密度高、边缘不清的团片状阴影。较严重患者可出现急性呼吸窘迫综合征（ARDS），表现为气促、发绀、鼻翼煽动、进行性呼吸窘迫，伴焦虑、烦躁、出汗等症状；也可出现头昏、头痛、乏力、恶心、嗜睡、运动不协调、意识减退甚至昏迷等神经系统症状。高浓度吸入中毒可伴有缺氧引起的震颤、惊厥和脑水肿。心脏也可受损，表现为心音低钝、心律失常、虚脱、心电图 ST 段降低或升高，或有心功能不全的临床表现。还可见肝、肾功能及血气分析异常，尿液检查可见微量蛋白、红细胞、白细胞，尿氟也可增高。

（2）氟聚合物烟尘热。

主要为吸入聚四氟乙烯热解物微粒所致，病程经过与金属烟尘热样症状相似。表现为发热、寒战、乏力、头昏、肌肉酸痛等，并伴有头痛、恶心、呕吐、呛咳、胸部紧束感、眼及咽喉干燥等。发热多在吸入后 0.5 至数小时发生，体温 37.5～39.5℃，持续4～12h。检查可见眼及咽部充血，或扁桃腺肿大，白细胞总数及中性白细胞增高，一般1～2d 自愈。

（3）慢性中毒。

长期接触有机氟树脂生产、加工和使用过程中产生的裂解气和热解产物，可出现不同程度的类神经症，脑电图出现反映中枢神经系统抑制的 θ 慢波增多，α 波节律欠规则。还可见以氟离子形式沉积为特征以及骨质增生等骨骼改变。

5. 预防原则

（1）加强密闭、通风、排毒。设备经常维修，防止跑、冒、滴、漏；严格掌握聚合物烧结温度，防止超过 450℃，避免或减少剧毒物质产生；烧结炉与一般操作室隔开，并安装排风扇，防止热解气外逸。

（2）对含氟残液进行焚烧处理。残液储罐要密闭化，防止暴晒；含有机氟化合物的瓶罐，未经处理不得随意开放或排放。对用聚四氟乙烯薄膜包裹的垫圈、管道、阀门等，如需电焊、焊接或高温切割时，应将聚四氟乙烯薄膜去除后方可操作。

（3）加强作业场所空气中毒物浓度监测，将其控制在最高容许浓度之下。注意个人防护，保持良好卫生习惯，在采样、检修或处理残液时必须佩戴供氧式防毒面具。

（4）定期体检，凡有明显的呼吸、心血管系统和肝肾疾病者，均不宜从事有机氟工作。

6. 处治原则

（1）凡有确切的有机氟气体吸入者，不论有无自觉症状，必须立即离开现场，绝对卧床休息，进行必要的医学检查和预防性治疗，并观察 72h。

（2）早期给氧，氧浓度一般控制在 50%～60% 以内，慎用纯氧和高压氧。并发急性呼吸窘迫综合征时可应用较低压力的呼气末正压呼吸（PEEP0.5kPa 左右）。

（3）尽早、足量、短程应用糖皮质激素。强调对所有观察对象及中毒患者就地给予糖皮质激素静注等预防性治疗。中毒患者根据病情轻重，在中毒后第 1 天可适当加大剂量，以后足量短程静脉给药。中度以上患者，为防治肺纤维化，可在急性期后继续小剂量间歇应用糖皮质激素。

（4）维持呼吸道畅通，可给予支气管解痉剂超声雾化吸入。咳大量泡沫痰者宜早期使用去泡沫剂二甲基硅油（消泡净）。出现呼吸困难经采用内科治疗措施无效后可行气管切开术。

（5）出现中毒性心肌炎及其他临床征象时，治疗原则一般与内科相同。

（6）合理选用抗生素，防治继发性感染。

（7）氟聚合物烟尘热患者，一般给予对症治疗。凡反复发病者，应给予防治纤维化的治疗。

（8）中毒者治愈后，可恢复原工作；如患者中毒后遗留肺、心功能减退者，应调离原工作岗位，并定期复查。

五、农药类毒物概述

（一）农药的种类及毒性

农药是指用于消灭、控制危害农作物的害虫、病菌、鼠类、杂草及其他有害动、植物和调节植物生长的各种药物，包括提高药物效力的辅助剂、增效剂等。农药使用范围很广，林业、畜牧、卫生部门也需要应用。农药的种类繁多，按其主要用途可分为杀虫剂、杀螨剂、杀菌剂、杀软体动物剂、杀线虫剂、杀鼠剂、除草剂、脱叶剂、植物生长调节剂等。其中以杀虫剂品种最多，用量最大。

职业性农药中毒主要发生在农药厂工人及施用农药的人员中。在农药生产过程中尤其在出料、分装和检修时，车间空气中农药的浓度较高，皮肤污染与接触机会较多，易引起中毒。施用农药过程中，在配料、喷洒及检修施药工具时，衣服、皮肤可被农药沾染，特别在田间下风侧喷药、拌种及在仓库内熏蒸，可吸入农药雾滴、蒸气或粉尘。在装卸、运输、供销、保管过程中，如管理和防护不足，也可引起中毒。

各种农药的毒性相差悬殊，有些制剂如微生物杀虫剂、抗生素等实际无毒或基本无毒，大部分品种为中毒或低毒，也有些品种为剧毒或高毒。农药急性中毒主要取决于其急性毒性，几乎可危害人体神经、循环、呼吸、生殖、消化、排泄等每一个系统，以及人体的大部分主要器官如眼、心脏、肝脏、肾等。慢性危害还包括蓄积毒性和远期作用，如致癌、生殖发育毒性、免疫功能损害等。

直接损害中枢神经系统的农药有：有机磷类、氨基甲酸酯类、拟除虫菊酯类、溴甲烷、磷化氢、氟乙酰胺、有机汞等。

损害周围神经系统的常见农药有：铊、砷及某些有机磷酸酯类，如甲氟磷、敌百虫、壤虫硫磷、苯硫磷、氯蜱硫磷、马拉硫磷、乐果、氧化乐果、敌敌畏、甲胺磷、水胺硫磷、对硫磷、稻瘟净、甲拌磷、丙氟磷。

能引起呼吸系统损害的常见农药有：溴甲烷、百草枯、有机磷农药。溴甲烷、百草枯中毒以肺脏为靶器官。有机磷农药中毒，由于其乙酰胆碱在体内大量蓄积造成腺体分泌增加，以及支气管黏液腺大量分泌，可引起肺水肿或成人型呼吸窘迫综合征。呼吸功能衰退和肺水肿常常是有机磷农药中毒的死亡原因。

引起循环系统损害的常见农药有：杀虫脒、代森锌、硫酸铜、抗凝血类农药。杀虫脒在体内转化为某些代谢产物后对血红蛋白起氧化作用，产生高铁血红蛋白（三价铁），使其丧失携氧能力，造成组织缺氧。杀菌剂代森锌中硫与血红蛋白相结合产生硫血红蛋白，并且一旦形成就很稳定，不能逆转，使正常红细胞丧失携氧能力。硫酸铜产生中毒性溶血。抗凝血类农药，尤其是杀鼠剂（如杀鼠灵、克灭鼠、敌鼠等），影响血液凝血机制。

引起心脏中毒损害的农药有：敌稗、林丹、代森铵、杀虫脒、拟除虫菊酯、杀灭菊酯、有机磷农药。有机磷农药及其所含杂质对心脏的毒作用可能导致在恢复期间发生猝死。

（二）一般预防措施

我国农药中毒高发的原因主要是：生产工艺落后，保管不严、配制不当、任意滥用、操作不善、防护不良。因此，预防的重点是：

（1）改革农药生产工艺，特别是出料、包装实行自动化或半自动化。

（2）严格实施农药安全使用规程，严格规定使用期限，防止污染环境。

（3）农药实行专业管理和严格保管，严禁滥用农药。

（4）加强个人防护与提高人群自我保健意识。

（5）做好接触人群中毒筛检工作：对农药中毒高危人群，如农药厂农药出料工、包装工、检修工，农忙季节农药配制、施药人员，以血液胆碱酯酶作为筛检指标，定期进行农药中毒筛检；对敌敌畏、敌百虫、马拉硫磷等急性中毒患者，在急性中毒症状消失后，以神经-肌电图进行筛检，早期发现迟发性周围神经病。

（6）还要注意农药急性中毒并发症的控制，重点在排毒和解毒。

由于害虫对农药抗药性增加，为提高杀虫药效，近年来常使用两种或两种以上的农药混合剂。我国发展的混配农药，主要以杀灭害虫为主，多以有机磷农药为主体，配以拟除虫菊酯、氨基甲酸酯等其他杀虫剂制成的二元混合剂。因此混配农药的职业卫生问题日益受到各方面的关注。混配农药的毒性大多呈相加作用，少数可为协同作用，如马拉硫磷与异丙威混配。因此，混配农药对人、畜的危害性增大。

目前对混配农药的毒理、职业危害及中毒的防治研究还不多，应加强这一方面的工作，为我国开发和推广应用高效低毒的混配农药及其中毒的防治提供科学依据。

六、几类主要农药中毒及其防治

（一）有机磷酸酯类农药

有机磷农药是目前我国生产和使用最多的一类农药，在农药所致的职业危害中占有很大的比例。我国生产的有机磷农药绝大部分为杀虫剂，如对硫磷、内吸磷、马拉硫磷、乐果、敌百虫、敌敌畏等。也有些品种如稻瘟净、克瘟散等可用作杀菌剂。近年，又先后合成了一些灭鼠剂、杀线虫剂、除草剂、脱叶剂、不育剂、生长调节剂等。

1. 理化特性

有机磷农药大多为磷酸酯类或硫代基磷酸酯类化合物，除少数品种如敌百虫外，有机磷农药一般为油状液体，工业品呈淡黄色至棕色，易挥发，常有类似大蒜的臭味。易溶于有机溶剂和植物油，对光、热、氧及在酸性溶液中较稳定，遇碱则易分解，故残效期较短。但敌百虫易溶于水，在碱性溶液中可变成毒性较大的敌敌畏。因此，敌百虫中毒时禁用碱性液体处理。

2. 毒理

有机磷农药可经消化道、呼吸道及完整的皮肤、黏膜吸收入体，经皮肤吸收常是职业性中毒的主要途径。吸收后的农药迅速随血流分布到全身各组织器官，其中以肝脏含量最高，肾、肺、脾次之，可通过血脑屏障进入脑组织，有的还能通过胎盘屏障到达胎儿体内。人体内的有机磷农药一般都能迅即代谢转化，故体内常无明显的物质蓄积。代谢物主要由肾随尿液、小部分随粪便排出。有机磷农药的中毒机制一般有如下几个方面：

（1）抑制胆碱酯酶（ChE）活性。

有机磷农药毒作用的主要机制是抑制胆碱酯酶（ChE）活性，使其失去分解乙酰胆碱（Ach）的能力，导致乙酰胆碱在神经系统内聚集，而产生相应的神经系统功能紊乱。

（2）迟发性多发性神经毒作用（OPIDP）。

有些品种如敌百虫、敌敌畏、马拉硫磷、甲胺磷、三甲苯磷等急性中毒症状消失后可出现迟发性多发性神经毒作用。有关 OPIDP 的机制尚不完全清楚。

（3）心肌损害。

重症有机磷农药中毒也可引起心肌损害，可能系有机磷直接对心脏毒性所致。

（4）中间型综合征（IMS）。

近年，还发现有机磷农药急性中毒出现抑制 ChE 活性和 OPIDP 之前，有中间型综合征，主要表现为肌无力，累及的肌肉有颈肌、上肢肌和呼吸肌，常伴颅神经支配的肌肉瘫痪，有时可导致呼吸衰竭而死亡。其机制还有待进一步阐明。

3. 毒作用表现

（1）急性中毒

有如下几种情形：

①毒蕈碱样症状（轻度中毒）。主要表现为食欲减退、恶心、呕吐、腹痛、腹泻、多汗、流涎、视物模糊、瞳孔缩小、支气管痉挛、呼吸道分泌增多；严重时可以出现呼吸困难、肺水肿、大小便失禁等。

②烟碱样症状（中度中毒）。患者出现全身紧束感、动作不灵活、发音含糊、胸部压迫感等，进而可有肌肉震颤、痉挛，多见于胸部、上肢和面颈部，严重时可因呼吸肌麻痹而死亡。

③中枢神经系统症状（重度中毒）。常见有头痛、头晕、倦怠、乏力、失眠或嗜睡、多梦，严重时可出现烦躁不安、意识模糊、惊厥、昏迷等，甚至出现呼吸中枢麻痹而危及生命。

另外，有少数重症患者在症状消失后 48~96h，个别在 7d 后出现中间型综合征；有少数患者在中毒恢复后，经 4~45d 潜伏期，出现迟发性周围神经病；个别患者，在急性有机磷中毒抢救好转、已进入恢复期时，可因心脏毒作用而发生"电击样"死亡。

（2）慢性中毒

多见于农药厂工人。由于长期少量接触有机磷农药，胆碱酯酶活力明显降低，但症状一般较轻。主要有类神经症，部分患者出现毒蕈碱样症状。

（3）致敏作用和皮肤损害

有些有机磷农药具致敏作用，可引起支气管哮喘、接触性皮炎或过敏性皮炎。

4. 预防原则

在农业生产中使用农药时，应认真贯彻执行原农牧渔业部、卫生部颁发的《农药安全使用规定》和中华人民共和国国家标准《农药合理使用准则》等法规。预防农药中毒的关键在于加强领导和普及安全用药知识。同时，还应强化操作规程、控制用药范围和加强医疗预防服务。

（1）安全用药操作规程应注意如下几个方面。

①配药、拌种应有专用容器和工具，正确掌握浓度。拌过农药的多余种籽应妥善保管，防止误服。各种容器、工具用毕后，应在指定地点清洗，防止污染水源等。

②喷药时应遵守安全操作规程，防止药剂污染皮肤和吸入中毒。大风和中午高温时应停止喷药。

③施药工具应注意保管、维修，防止发生阻塞、漏水或其他故障。严禁用口吹吸喷头和滤网。

④施药工人应穿长袖衣、长裤和鞋、袜，使用塑料薄膜围裙、裤套和鞋套。皮肤可涂抹肥皂，以减少药液经皮吸收。使用碱液纱布口罩，可以防止吸入中毒。配药和检修喷药器械时，应戴橡胶手套。工作时，禁止吸烟或进食，不要用手擦脸或揉眼睛。皮肤污染时，立即用肥皂洗净。工作服和手套需用碱水浸泡，再用清水洗净。

⑤施用过高毒农药的地方要竖立标志，在一定时间内禁止放牧、割草、挖野菜等，以防人、畜中毒。

（2）加强管理，限制用药范围。

可从如下几个方面入手：

①农药的运输应有专人负责运送和看管，不得与粮食及其他食物、日用品混合装载。装卸时，如发现包装破损渗漏，应立即妥善改装。被污染的地面和包装材料、运输工具等，要用1%碱水、5%石灰乳或10%草木灰水处理。

②供销部门应有专人负责农药保管、收发工作。剧毒农药应有专仓、专柜保管，不可与粮食、蔬菜、瓜果、饲料等混放。药械和农药空瓶、空箱等容器，应用碱水彻底消毒或交给供销社统一处理，不可作其他用途。

③严格按照规定合理使用农药。剧毒农药不得用于防治蔬菜和成熟期的粮食作物及果树的害虫。凡因农药中毒死亡的家畜、家禽等应予深埋或焚毁，严禁食用或出售。

（3）医疗预防措施包括如下几个方面。

①施药人员每天喷药时间一般不得超过6h，连续施药3~5d后应休11d。

②施药季节，医务人员应深入田间进行卫生宣传，协助做好安全用药工作，收工后对施药人员进行家访，及时发现和治疗中毒患者。

③对接触者应作就业前和定期限体检。有机磷农药作业人员应每年体检1次，检查项目除与就业前体检要求相同外，还需根据接触有机磷农药的情况，增加测定全血胆碱酯酶活性的次数。必要时，进行神经-肌电图检查。对患有神经系统器质性疾病，明显

的肝、肾疾病，明显的呼吸系统疾病，全身性皮肤病，全血胆碱酯酶活性明显低于正常者，不宜参加此项工作。妊娠期和哺乳期妇女也不宜从事此项工作。

5. 处治原则

（1）急性中毒应采取如下措施。

①清除毒物。立即使患者脱离中毒现场，脱去污染衣服，用肥皂水（忌用热水）彻底清洗污染的皮肤、头发、指甲；眼部受污染，应迅速用清水或 2%碳酸氢钠溶液冲洗，洗后滴入 1%后马托品数滴；口服中毒者，用温水或 2%碳酸氢钠溶液反复洗胃，直至洗出液无农药味为止。

②特效解毒药物。迅速给予解毒药物，轻度中毒者可单独给予阿托品；中度中毒者，需要阿托品及胆碱酯酶复能剂（如氯磷定、解磷定）两者并用。

③对症治疗。处理原则同内科。

④劳动能力鉴定。急性中毒在治疗后 3 个月内不宜接触有机磷农药。有迟发性神经病者，应调离有机磷作业。

（2）慢性中毒应脱离接触，进行治疗，以对症和支持疗法为主。待症状、体征基本消失，血液中胆碱酯酶活性恢复正常后调离有机磷作业 1~3 个月。以后一般可恢复原工作。但若屡次发病或病情严重者，应予以调换工作。

（二）拟除虫菊酯类农药

拟除虫菊酯类杀虫剂是仿效天然除虫菊化学结构的合成农药，其分子由菊酸和醇两部分组成。此类农药杀虫谱广、药效高，对哺乳类动物毒性一般较低（对水生动物毒性较大），环境中残留时间较短。现我国使用的有 20 几种，如氯菊酯、杀虫菊酯、溴氰菊酯、甲醚菊酯、氯氰菊酯。

1. 理化特性

此类农药绝大多数为黏稠油状液体，呈黄色或黄褐色，易溶解于多种有机溶剂，难溶于水，大多不易挥发，在酸性溶液中稳定，遇碱则易分解失效。拟除虫菊酯有很多异构体，可分为 I 型（不含氰基，如氯菊酯）和 II 型（含氰基，如溴氰菊酯）。目前以 II 型使用较多。按构型不同，可分为顺式和反式异构体。按旋光性，又有右旋和左旋之分。

2. 毒理

常用的拟除虫菊酯一般为中等毒或低毒农药，职业性拟除虫菊酯中毒常系经皮肤吸收和经呼吸道吸入引起。拟除虫菊酯类化合物在体内代谢很快，主要在肝脏的酯酶和混合功能氧化酶作用下，经水解、氧化，其代谢产物与葡萄糖醛酸、硫酸、谷氨酸等结合，成为水溶性产物随尿排出。

拟除虫菊酯具有神经毒性，毒作用机制尚未完全阐明。一般认为，它和神经细胞膜受体结合，改变受体通透性；也可抑制 Na^+/K^+-ATP 酶、Ca^{2+}/Na^+-ATP 酶，引起膜内外离子转运平衡失调，导致神经传导阻滞；此外，还可作用于神经细胞的钠通道，使钠离子通道的 m 闸门关闭延迟、去极化延长，形成去极化后电位和重复去极化；抑制中枢神经细胞膜的 γ-氨基丁酸受体，使中枢神经系统兴奋性增高。

3. **毒作用表现**

（1）急性中毒。

职业性拟除虫菊酯中毒常系经皮肤吸收和经呼吸道吸入引起，主要表现为：

①皮肤、黏膜刺激症状。多在接触后4~6h出现以下症状：流泪、眼痛、畏光、眼睑红肿、球结膜充血和水肿等，有的患者还可有呼吸道刺激症状。面部皮肤或其他暴露位瘙痒感，并有蚁走、烧灼或紧麻感，亦可有粟粒样丘疹或疱疹。

②全身症状。如头晕、头痛、恶心、食欲不振、乏力等，并可出现流涎、多汗、胸闷、精神萎靡等。较重者可出现呕吐、烦躁、视物模糊、四肢肌束颤动等。有些患者可有瞳孔缩小，但程度较急性有机磷农药中毒轻。部分患者体温轻度升高。严重中毒者可因呼吸、循环衰竭而死亡。

（2）慢性中毒。

长期接触低浓度拟除虫菊酯是否会引起慢性中毒，有待观察和研究，目前尚无人类发生慢性中毒的证据。

（3）变态反应。

除皮炎外，溴氰菊酯还可引起类似枯草热的症状，也可诱发过敏性哮喘等。拟除虫菊酯与有机磷农药混用时，可产生增毒作用。临床表现具有急性有机磷农药中毒和拟除虫菊酯中毒的双重特点，但以有机磷农药中毒特征为明显。

4. 预防原则

具体预防原则同有机磷农药。另外，拟除虫菊酯作业者应作就业前体检，常年作业人员每年体检一次。季节作业人员，作业结束后体检一次。凡患有周围及中枢神经系统器质性疾病、暴露部位的慢性皮肤病或有严重过敏性皮肤病史者，不宜从事接触拟除虫菊酯作业。

5. 处置原则

立即脱离现场，有皮肤污染者应即用肥皂水或清水彻底冲洗；严密观察观象；急性中毒以对症治疗为主，重度中毒者应加强支持疗法。

典型案例

2007年7月28日，某制药厂仓库管理员魏某佩戴导管式防毒面具进入中草药仓库内，将杀虫剂片剂分别投入6处盛有清水的药盘中。工作约20min后，闻到有浓烈的腐鱼样气味，同时感到胸闷、憋气、头痛、头晕，之后又继续工作5min左右，直到投药完毕后才离开仓库。魏某离开仓库休息30min后胸闷、头痛等症状开始加重，同时伴有乏力、恶心、咳嗽、四肢麻木、呼吸困难等症状，厂方即刻将其送往医院进行救治。

入院时，魏某出现明显的烦躁不安症状，但神志还比较清醒，眼结膜和咽部出现红肿，抬不起头，呼吸的声音变粗，心、肝等功能也出现异常。经医院详细检查，确定魏某为急性轻度磷化氢中毒。通过吸氧和保护心、肝功能及对症治疗，于9月26日痊愈出院。

魏某自1992年以来，每个月都要用药剂对中草药进行杀虫，且每个月都要进行3次杀虫，使用的都是同一种防毒面具，以往在工作中及工作后并没有不适感。

本次投药操作过程与以往的投药操作过程完全相同，只是更换了一个新的滤毒罐。检查人员之后对所用的导管式防毒面具做气密性检查，发现新更换的滤毒罐的罐与导管结合部位的橡胶密封圈丢失，从而导致导管发生漏气。

本次事故中，仓管魏某在更换滤毒罐后和使用防毒面具前未对防毒面具进行气密性检查，是导致中毒的主要原因。当滤毒罐与导管结合部位的橡胶密封圈丢失后，其漏气系数远远超过国家标准，部分磷化氢气体未经过滤，直接经漏气处吸入体内从而引起中毒。

习 题

1. 各种不同形式的生产性毒物是如何进入人体并在其中发挥毒性作用的？其影响因素怎样？

2. 试比较铅、汞、砷等三种典型金属或类金属毒物毒性作用的异同，并阐述其应采取的防治措施？

3. 刺激性气体和窒息性气体各自的中毒机制是什么？

4. 有机类物质的毒作用特点是什么？如何防治？

5. 当前我国农业生产中存在哪些农药中毒危险？可采取怎样的防范措施？

6. 结合某一生产企业现状，谈谈职业中毒的危害因素，并提出相应的防治对策和措施。

第七章 物理因素所致职业病

生产和工作环境中，存在着许多物理性因素。目前生产中经常接触的物理因素有：气象条件如气温、气湿、气流、气压；噪声和振动；电磁辐射如 X 射线、γ 射线、紫外线、可见光、红外线、激光、微波和射频辐射等。这些物理因素可能引起中暑、手臂振动病、电光性皮炎和电光性眼炎等职业病及职业有关疾病。与化学因素相比，物理因素具有以下特点：

（1）自然存在。作业场所常见的物理因素，多数在自然界中均有存在。正常情况下，有些因素不但对人体无害，反而是人体生理活动或从事生产劳动所必需的，如气温、可见光等。

（2）参数特定。每一种物理因素都具有特定的物理参数，如表示气温的温度，振动的频率、速度、加速度，电磁辐射单位面积（或体积）的能量或强度等。物理因素对人体是否造成危害以及危害的程度是由这些参数决定的。研究物理因素的职业危害及其预防，需要结合其具体参数加以研究和分析。在进行卫生学评价时要全面测量和考虑各种参数。

（3）来源明确。作业场所中存在的物理因素一般有明确的来源，称为"源"。当产生物理因素的"源"处于工作状态时，作业环境中存在这种因素，可以造成环境污染，影响人体健康。一旦"源"停止工作，则作业场所相应的物理因素即不复存在，如噪声、电磁辐射等。

（4）强度不均。作业场所空间中物理因素的强度一般不是均匀的，多以该因素产生"源"为中心，向四周传播，其强度一般随距离增加呈指数关系衰减。如果在传播的途中遇有障碍，则可产生反射、折射、绕射等现象，改变了这类因素在空间的分布特点。在研究对人体危害和进行现场评价时需要注意这种特点，在采取防护措施时也可以利用这种特点。有些物理因素，如噪声、微波等，可有连续波和脉冲波两种存在状态，性质的不同使得这些因素对人体危害的程度有所不同。

（5）作用不对称。许多情况下，物理因素对人体的危害程度与物理参数不呈直线相关关系，常表现为在某一范围内是无害的，高于或低于这一范围对人体会产生不良影响，而且影响的部位和表现可能完全不同。比如气温，正常气温对人体是必需的、有益的，高温则引起中暑，低温可引起冻伤或冻僵；又比如高气压可引起减压病，低气压则引起高山病等。某些物理因素，除了研究其不良影响或危害以外，还研究"适宜"范围，如合适温度、合理照明等，以便创造良好的工作环境。

物理因素的预防，在各个环节都有可行、有效的方法。在技术措施中，加强"源"的控制显得十分重要，如辐射源、声源和热源的屏蔽。通过各种措施，将某种因素控制在某一限度或正常范围内。如果条件容许，使其保持在适宜范围则更好。除了某些放射性物质进入人体可以产生内照射以外，绝大多数物理因素在脱离接触后体内没有该种因素的残留，因此物理因素对人体所造成的伤害或疾病的治疗，一般不需要采用"驱除"或"排出"有害因素的治疗方法，主要是针对人体的病变特点和程度采取相应治疗措施。目前，对于许多物理因素引起的严重损伤，尚缺乏有效治疗措施，对于物理因素的职业危害，主要应加强预防措施。由于物理因素向外传播的方向和途径容易确定，在传播过程中加以控制也能收到较好的效果。如果采用技术方法不能有效控制有害因素，采取个人防护措施也是切实可行的方法，如防护服、防护眼镜或眼罩、耳塞或耳罩等。

随着生产发展和技术进步，生产劳动和工作中接触的物理因素越来越多，其中有些因素在一般生产过程中虽然有接触，但由于强度小，对人体健康不产生明显影响，不引起人们的注意，如超声、次声、工频电磁场等。对于生产场所和工作环境中新出现的能够危害人体健康的物理因素，需要及时加以研究解决。

第一节　高、低温对人体的不良影响及预防

一、高温作业的危害及其防治

(一) 高温环境和高温作业及其类型

根据环境温度及其和人体热平衡之间的关系，通常把35℃以上的生活环境和32℃以上的生产劳动环境作为高温环境。高温环境因其产生原因不同可分为自然高温环境（如阳光热源）和工业高温环境（如生产型热源）。自然高温环境系由日光辐射引起，主要出现于夏季（每年7~8月）。夏季高温的炎热程度和持续时间因地区的纬度、海拔高度和当地气候特点而异，这种自然高温的特点是作用面广，从工农业作业环境到一般居民住室均可受到影响，而其中受影响最大的则是露天作业者。工业高温环境的热源主要为各种燃料的燃烧（如煤炭、石油、天然气、煤气等），机械的转动摩擦（如电动机、机床、砂轮、电锯等），使机械能变成热能和部分来自热的化学反应。工业高温环境是生产劳动中经常遇到的，如冶炼工业的炼焦、炼铁、炼钢；机械工业的铸造、锻造，机械加工车间，如陶瓷、玻璃、砖瓦等以及各种工程；轮船的锅炉间等。在印染、纺织、缫丝、造纸的蒸煮作业场所，不仅气温高，而且湿度大。所有的工业环境高温均可因夏季的自然高温而加剧。

高温作业是指工作地点有生产性热源，当室外实际出现本地区夏季通风室外计算温度时，工作地点的气温高于室外2℃或2℃以上的作业。这是根据我国有关高温卫生标准而确定的一个定义。一般来说，高温作业指有热源的生产场所中散热量大于84kJ/（m^3·h），或工作地点的气温在寒冷地区超过32℃炎热地区超过35℃，或工作地点气温在30℃以上且相对湿度超过80%的作业。热源散热量大于23W/（m^3·h）也称为高温车间或热车间。总之，工作地点有生产性热源，有接触高温的作业人员，这是高温作业的主要含义。高温作业通常分为3种类型。

1. 高温、强热辐射作业

如冶金工业的炼焦、炼铁、轧钢等车间；机械制造工业的铸造、锻造、热处理等车间；陶瓷、玻璃、搪瓷、砖瓦等工业的炉窑车间；火力发电厂和轮船的锅炉间等。这些生产场所的气象特点是气温高、热辐射强度大，而相对湿度较低，形成干热环境。

2. 高温、高湿作业

高温、高湿作业的特点是高温、高湿，而热辐射强度不大。主要是由于生产过程中产生大量水蒸气或生产上要求车间内保持较高的相对湿度所致。例如印染、缫丝、造纸等工业中液体加热或蒸煮时，车间气温可达35℃以上，相对湿度常达90%以上。潮湿的深矿井内气温可达30℃以上，相对湿度达95%以上。若通风不良就形成高温、高湿和低气流的不良气象条件，亦即湿热环境。

3. 夏季露天作业

夏季的农田劳动、建筑、搬运等露天作业，除受太阳的辐射作用外，还受被加热的地面周围物体放出的热辐射作用。露天作业中的热辐射强度虽较高温车间为低，但其作用的持续时间较长，加之中午前后气温升高，又形成高温、热辐射的作业环境。

（二）高温作业对人体的影响

高温作业时，人体可出现一系列生理功能改变。当生理功能的改变超过一定的限度，则可产生不良的影响，主要为以下几点：

1. 体温调节障碍

在高温环境中，体表血管反射性扩张，皮肤血流量增加，皮肤温度增高，通过辐射和对流使皮肤的散热增加；汗腺增加汗液分泌，通过汗液蒸发使人体散热增加，1 g 汗液从皮肤表面蒸发要吸收 2.51MJ 的汽化热。人体出汗量不仅受环境温度的影响，而且受劳动强度、环境湿度、环境风速因素的影响。高温环境中人体只能通过汗蒸发来散热，如果此时伴有高湿度，则散热困难，人体产生闷热；要是伴有高气流（有风）则利于散热。高温加上强烈的太阳辐射则很容易发生中暑，主要表现有头晕、头痛、眼花、耳鸣、心悸、恶心、四肢无力、注意力不集中，重者可出现皮肤干燥无汗、体温升高、痉挛等。

2. 水盐代谢紊乱

在常温下，正常人每天进出的水量为2~2.5L。在炎热季节，正常人每天出汗量为1L，而在高温下从事体力劳动，排汗量会大大增加，每天平均出汗量达3~8L。由于汗的主要成分为水，同时含有一定量的无机盐和维生素，所以大量出汗对人体的水盐代谢产生显著的影响，同时对微量元素和维生素代谢也产生一定的影响。当水分丧失达到体重的5%~8%而未能及时得到补充时，就可能出现无力、口渴、尿少、脉搏加快、体温升高、水盐平衡失调等症状，使工作效率降低，严重者可能导致热痉挛。

3. 循环系统负荷增加

在高温条件下，由于大量出汗，血液浓缩，同时高温使血管扩张，末梢血液循环增加，加上劳动的需要，肌肉的血流量也增加，这些因素都可使心跳过速，而每搏心输出量减少，加重心脏负担，血压也有所改变，长期影响可使心肌肥大。

4. 消化系统疾病增多

在高湿条件下劳动时，体内血液重新分配，皮肤血管扩张，腹腔内脏血管收缩，这样就会引起消化道贫血，可能出现消化液（唾液、胃液、胰液、胆液、肠液等）分泌减少，使胃肠消化过程所必需的游离盐酸、蛋白酶、脂酶、淀粉酶、胆汁酸的分泌量减少，胃肠消化机能相应地减退。同时大量排汗以及氯化物的损失，使血液中形成胃酸所必需的氯离子储备减少，也会导致胃液酸度降低，这样就会出现食欲减退、消化不良以及其他胃肠疾病。由于高温环境中胃的排空加速，使胃中的食物在其化学消化过程尚未充分进行的情况下就被过早地送进十二指肠。从而使食物不能得到充分的消化。

5. 神经系统兴奋性降低

在高温和热辐射作用下，大脑皮层调节中枢的兴奋性增加，由于负诱导，使中枢神经系统运动功能受抑制，因而，肌肉工作能力、动作的准确性、协调性、反应速度及注意力均降低，易发生工伤事故。

6. 肾脏负担加重

高温可加重肾脏负担，还可降低机体对化学物质毒性作用的耐受度，使毒物对机体的毒作用更加明显。高温也可以使机体的免疫力降低，抗体形成受到抑制，抗病能力下降。

（三）中暑及其诊断和治疗

中暑是高温环境下发生的一类疾病的总称。中暑的发生与周围环境温度有密切关系，一般当气温超过人体表面温度时，即有发生中暑的可能。但高温不是唯一的致病因素，生产场所的其他气象条件，如湿度、气流和热辐射也与中暑有直接关系。中暑按发病机理可分为热射病、日射病、热衰竭和热痉挛四种类型。

1. 热射病

热射病是由于机体产热和受热超过散热，引起体内蓄热，使体温调节功能发生障碍，体温升高所致。发病前常感觉头痛、头昏、全身乏力、恶心、呕吐等。热射病一般发病急骤，突然昏迷，开始大量出汗，后期出现"无汗"，体温可达40℃以上，皮肤干热发红。此病是中暑中较常见的一种，也是最严重的一种，如果抢救不及时，很容易引起死亡。

2. 日射病

多发生于夏季露天作业或有强烈热辐射的高温车间，是由于太阳或热辐射作用于无防护的头部，使颅内组织受热引起脑膜及脑组织充血水肿。日射病的症状为头痛、头晕、眼花、耳鸣、恶心、呕吐、兴奋不安或意识丧失，体温可不升或略有升高。

3. 热衰竭

热衰竭又称热晕厥或热虚脱。一般认为是由于周围毛细血管的扩张及大量失水造成循环血量减少，痛、恶心、呕吐、面色苍白、皮肤湿冷、严重者发生晕厥。脑部供血不足所致。表现为头晕、头多汗，体温一般不升高，脉搏细弱，严重者发生晕厥。

4. 热痉挛

高温作业时，由于大量出汗，引起缺水、缺盐而发生肌肉痉挛、疼痛。痉挛常发生在四肢、咀嚼肌及腹肌等经常活动的肌肉部位，尤以腓肠肌为最多。患者神志清醒，体温正常，发作时影响工作。

实际上在发生中暑的过程中，以上四种类型难以明显区分开。

按照我国《防暑降温措施暂行办法》，可将中暑诊断分为三级：

（1）先兆中暑在高温作业场所劳动一定时间后，出现大量出汗、口渴、头昏、耳鸣、胸闷、心悸、恶心、全身疲乏、四肢无力、注意力不集中等症状，体温正常或略有升高。

（2）轻症中暑除上述先兆中暑的症状外，尚有下列征候群之一而被迫停止劳动者，列为轻症中暑：体温超过 38℃，有面色潮红、皮肤灼热等现象；有呼吸、循环衰竭的早期症状。

（3）重症中暑除上述症状外，不能继续劳动，在工作中出现昏迷或痉挛，皮肤干燥无汗，体温在 40℃ 以上。对先兆中暑和轻症中暑者，应迅速离开高温作业环境，到通风良好的阴凉处安静休息。补充含盐清凉饮料，必要时给予仁丹、解暑片、藿香正气水。对热痉挛者，及时口服含盐清凉饮料，必要时给予葡萄糖生理盐水静脉点滴。对重症中暑者，应迅速送入医院进行抢救。

（四）高温作业的劳动防护

长期的高温作业，可导致职业病的产生，因此必须采取有效措施，预防并控制与高温作业相关疾病的发生。防暑降温要考虑到厂房的设计、劳动安全保护设备的设置、个人防护用品的使用，同时要考虑卫生保健措施，以增加人体对高温的抵抗能力。

1. 厂房设计与工艺流程的安排

（1）工艺流程的设计宜使操作人员远离热源，同时根据其具体条件采取必要的隔热降温措施。

（2）热加工厂房的平面布置应呈 L 形或 Ⅱ、Ⅲ 形。开口部分应位于夏季主导风向的迎风面，而各翼的纵轴与主导风向呈 0°~45° 夹角。

（3）高温厂房的朝向，应根据夏季主导风向对厂房能形成穿堂风或能增加自然通风的风压作用确定。厂房的迎风面与夏季主导风向宜成 60°~90° 夹角，最小也不应小于 45° 角。

（4）热源应尽量布置在车间的外面；采用热压为主的自然通风时，热源尽量布置在天窗的下面；采用穿堂风为主的自然通风时，热源应尽量布置在夏季主导风向的下风侧；热源布置应便于采用各种有效的隔热措施和降温措施。

（5）热车间应设有避风的天窗，天窗和侧窗应便于开关和清扫。

（6）夏季自然通风用的进气窗下端距地面不应高于 1.2m，以便空气直接吹向工作地点。冬季自然通风用的进气窗下端一般不低于 4m，若低于 4m 则应采取防止冷风吹向工作地点的有效措施。

（7）自然通风应有足够的进风面积。产生大量热、湿气、有害气体的单层厂房的附属建筑物，占用该厂房外墙的长度不得超过外墙全长的 30%，且不宜设在厂房的迎风面。

（8）产生大量热或逸出有害物质的车间，在平面布置上应以最大边作为外墙。如四周均为内墙时，应采取措施向室内送入清洁空气。

2. 避免在高温下长时间作业

（1）当作业地点气温≥37℃时应采取局部降温和综合防暑措施，并应减少接触时间。车间作业地点夏季空气温度，应按车间内外温差计算。其室内外温差的限度，应根据实际出现的本地区夏季通风室外计算温度确定。

（2）特殊高温作业，如高温车间桥式起重机驾驶室，车间内的监控室、操作室及炼焦车间拦焦车驾驶室等应有良好的隔热措施，热辐射强度应小于700W/m²，室内气温不应超过28℃。

（3）高温作业车间应设有工间休息室，休息室内气温不应高于室外气温；设有空调的休息室室内气温应保持在25~27℃。

3. 营养保健措施

（1）在炎热季节对高温作业的工人应供应含盐清凉饮料［含盐量为0.1%~0.2%（质量分数）］，饮料水温不宜高于15℃。

（2）高温环境中生活或工作的人员每天有大量氯化钠随汗液丧失。通常每天可损失氯化钠20~25g，如不及时补充，可引起严重缺水和缺氯化钠，严重时可引起循环衰竭及痉挛等。气温在36.7℃以上时，每升高0.1℃，每天应增补氯化钠1g。但也不能太高，约为25g或稍多，不应超过30g。随汗液排出的还有钾、钙和镁等，其中钾最值得注意。

（3）在高温环境下也观察到中暑病人血钾浓度下降，所以长期缺钾的人员，在高温条件下最易中暑。由此，对高温环境下生活或从事军事劳动的人员要注意补钾，以提高其机体耐热能力。补充钾盐可用氯化钾片，每片含有钾2.5mmol，每天2片，可补充4L汗液损失的钾。也可增加含钾丰富食物，通常各种植物性食品钾含量较高，所以高温作业工人应尽量多吃各种新鲜蔬菜和瓜果；还应增加维生素C、维生素B₁₂及胡萝卜素的来源。在植物食品中，各种豆类含钾特别丰富，如黄豆、绿豆、赤豆、蚕豆和豌豆含钾量都较高。除钠和钾外，对于钙、镁和铁也应注意。经汗液由体内损失钙和镁的量分别可达0.33mmol/L和0.13mmol/L或0.42mmol/h和0.6mmol/h；还有一定量铁损失，每天由汗液损失可达0.3mg，相当于通过食物所吸收铁量的1/3。因此高温下生活或作业人员的饮食应特别注意补充铁。除动物肝等内脏和蛋黄外，还可补充豆类食品。通过汗液可损失多种矿物质，对高温作业人员不能仅补充氯化钠，更不能滥用，还必须考虑到体内电解质平衡。

4. 严格筛查职业禁忌证

凡有心血管疾病、持久高血压、溃疡病、活动性肺结核、肝肾疾病、甲亢等患者，均不宜从事高温作业。

二、低温作业的危害及其防治

（一）低温环境和低温作业及其类型

所谓低温，是指环境气温以低于10℃为界限。严格地说，对人体的实感温度，还应当考虑当时环境的空气湿度、风速等综合因素。低温对人体的影响较为复杂，涉及低温的强弱程度、作用时间及方式。例如突然进入低温环境作业，机体对受到的暴寒与长时间在低温环境作业逐渐适应的应激程度不同。此外，因机体本身的生理状况及其作业的性质与条件而对低温的耐受能力等也有较大差异。

低温作业是指在寒冷季节从事室外及室内无采暖的作业，或在冷藏设备的低温条件下以及在极区的作业，工作地点的平均气温等于或低于5℃。在低温环境中，机体散热加快，引起身体各系统一系列生理变化，可以造成局部性或

全身性损伤，如冻伤或冻僵，甚至可引起死亡。我国东北、华北及西北部分地区属于寒区。其气候特点是气温低、温差大、寒潮多；雪期长，积雪深，结冻期长，冻土层厚。在这些地区遇到严寒强风潮湿天气，从事露天作业以及在工艺上要求低温环境的车间作业，尤其是衣服潮湿、饥饿时易发生冻伤。容易发生冻伤的作业有以下几种类型：

（1）冬季在寒冷地区或极区从事露天或野外作业，如建筑、装卸、农业、渔业、地质勘探、野外考察研究等以及在室内因条件限制或其他原因而无采暖的作业。

（2）在人工降温环境中工作，如储存肉类的冷库和酿造业的地窖等，这类低温作业的特点是没有季节性。

（3）在暴风雪中迷途、过度疲劳、船舶遇难、飞机迫降等意外事故。寒冷天气中进行战争或训练。人工冷却剂的储存、运输和使用过程中发生意外。

（二）低温作业对人体的影响

1. 体温调节

寒冷刺激皮肤引起皮肤血管收缩，使身体散热减少，同时内脏血流量增加，代谢加强，肌肉产生剧烈收缩使产热增加，以保持正常体温。如果在低温环境时间过长，超过了人体的适应和耐受能力，体温调节发生障碍，当直肠温度降为30℃时，即出现昏迷，一般认为体温降至26℃以下极易引起死亡。

2. 中枢神经系统

在低温条件下脑内高能磷酸化合物的代谢降低。此时可出现神经兴奋与传导能力减弱，出现痛觉迟钝和嗜睡状态。

3. 心血管系统

低温作用初期，心输出量增加，后期则心率减慢、心输出量减少。长时间在低温下，可导致循环血量、白细胞和血小板减少，而引起凝血时间延长并出现血糖降低。寒冷和潮湿能引起血管长时间痉挛，致使血管营养和代谢发生障碍，加之血管内血流缓慢，易形成血栓。

4. 其他部位

如果较长时间处于低温环境中，由于神经系统兴奋性降低，神经传导减慢，可造成感觉迟钝、肢体麻木、反应速度和灵活性减低，活动能力减弱。最先影响手足，由于动作能力降低，差错率和废品率上升。在低温下，人体其他部位也发生相应变化，如呼吸减慢，血液黏稠度逐渐增加，胃肠蠕动减慢等。由于过冷，致使全身免疫力和抵抗力降低，易患感冒、肺炎、肾炎等疾病，同时还引发肌病、神经痛、腰痛、关节炎等。

（三）冻伤的发生及其治疗

身体局部的冷损伤称为冻伤。冻伤是由于受低温作用，使局部皮肤和组织温度下降明显，组织胶质结构破坏或细胞胶体发生变化，出现暗紫色缺氧、浮肿、麻木、疼痛或失去知觉。冻伤好发部位是手、足、耳、鼻以及面颊等部位。导致局部组织过冷，一般

需要−10℃以下的温度。当湿度或气流速度较大时，发生冻伤的温度可能还要高一些。

冻伤通常分为三度：一度冻伤局部出现红肿；二度冻伤局部出现水泡及周围红肿；三度冻伤表现为局部组织坏死、脱落，严重者可以影响整个肢体并引起坏疽。

治疗冻伤目前还无十分有效的措施。一般预防可采用全身应用血管扩张剂，如烟酸等。对皮损未破者，可用10%樟脑醋、10%樟脑软膏、冻疮膏或蜂蜜猪油软膏（含70%蜂蜜和30%猪油）涂抹。对已破溃者，可采用加利凡诺糊膏、1%红霉素软膏、0.5%新霉素软膏或10%鱼石脂软膏等涂抹。此外，还有紫外线照射、氦氖激光、音频电疗等物理疗法。

（四）低温作业的劳动防护

1. 注意低温环境下的营养供给

低温环境可使人体的热能消耗增加。根据测定，在不同的低温环境中，人体基础代谢可增加10%～15%，且低温下的寒战、笨重防寒服增加身体负担并使活动受限，亦使能量消耗增加。此外，低温下体内一些酶的活力增加，使机体的氧化产能能力增强，热能的需要量也随之增加，总热能消耗增加5%～25%。具体热能供给量应参照个体生理状况及劳动强度而定，一般每日热能供给量为12.55～16.74MJ/人。其中蛋白质的供给量应略有增加，占总能量的13%～15%为宜。据报道，某些必需氨基酸能使机体增强耐寒能力。

例如蛋氨酸，经过甲基转移作用可提供适应寒冷所必需的甲基，对提高耐寒能力十分重要。因此在提供的蛋白质中，应有1/2以上的动物蛋白，以保证充足的必需氨基酸的供给。碳水化合物对于未适应低温或短时间内接触低温的作业人员，仍然是热能的主要来源。但是，随着在低温环境下作业时间的延长，体内热能代谢的方式也逐步发生改变，即原先以碳水化合物为主的热能来源已不能满足机体的需要，因而转变为以脂肪供给能量为主。在低温作业人员的膳食供给方面，亦必须作相应的调整，在总热能的来源中，降低碳水化合物所占的比例，增加脂肪热能来源。一般脂肪供能应占35%～40%，甚至更高。低温环境中，不论是作业人员还是当地居民，对维生素的需要量比常温同样情况下显著增加，一般北极地区人体维生素的需要量比温带地区增加30%～35%。特别是维生素C，美国、加拿大对北极地区工作人员每日供给500mg，前苏联对寒冷地区居民维生素C供给量根据劳动强度的不同定为每人70～120mg，而且与能量代谢密切相关的维生素B_1、B_2和尼克酸的需要量也随之增加。

近年来，人们对维生素E的耐寒能力及其机制研究很多，认为维生素E能改善由于低温而引起的线粒体功能降低，提高线粒体代谢功能；维生素E还能促进低温环境中机体脂肪等组织中环核苷酸的代谢，从而增加能量代谢，提高耐寒能力。此外，维生素A、维生素B_6、维生素C与泛酸，均具有对机体的保护作用和缓解应激作用。寒冷地区易缺乏钙和钠。钙的缺乏主要由于膳食来源缺乏、日照时间短，致使维生素D不足，因此应增加富含钙的食物。低温环境下食盐的需要量升高，据调查，寒带地区的居民每日食盐摄入量高达26～30g，但血压并未随之升高。有报告表明，低温条件下摄入较多食盐可使机体产热功能加强。研究表明，低温作业人员血清中矿物质与微量元素有一定的变化，常见钠、钙、镁、碘、锌比常温中降低。在膳食调配时，应注意选择含上述营养素较多的食物供给，以维持机体的生理功能，增强对低温环境的适应能力，提高低温作业的工作效率。

2. 采用有效的防护措施

首先要设置良好的御寒设备。在冬季，寒冷作业场所要有防寒采暖设备，露天作业要设防风棚、取暖棚。冬季车间的环境温度，重劳动不低于10℃，轻劳动不低于15℃，以保持手部皮肤温度不低于20℃为宜，全身皮肤温度不低于32℃。其次要注意有效的个体防护。应使用防寒装备，选用热导率低、吸湿性小、透气性好的材料作防寒服。低温时在户外活动，服装护具不能透风。因为，风能加快人体的散热，是导致冻伤的重要原因。如果暴露在零下6℃和45km/h的风速下，受到的低温伤害相当于在零下40℃环境下造成的损伤。所以，应尽量找避风的环境活动。要注意不要在野外洗手洗脸，特别不要在风中洗涤，水是热的良导体，皮肤表面大约15%的热量通过传导和对流散失，冷水中热能传导散失率会增加25倍。因此，活动时，尽量避开潮湿的地方，衣服、鞋帽要选择能防潮的，一旦感到鞋袜受潮要立即更换。还要注意保证局部循环通畅。局部的循环障碍是导致表皮冻伤的主要原因，所以，选择鞋袜、手套时，尽可能选择那种柔软而又宽松的。户外活动时要不停地活动，经常搓揉外露的皮肤。如果不小心碰破了手指，要尽量选用较宽的止血带，包裹时要比平时松一些，马上采取保温措施，还要频繁更换止血带。最后要注意营养休息和保持良好的心态。在寒冷的环境中长时间活动之前，一定要吃好、休息好。精神心理因素，尤其是恐惧，与冻伤有密切的关系。严寒中，一旦发生意外，保持镇静的心态，是防止低温伤害的重要保证。此外，注意不要吸烟，尼古丁是一种良好的血管收缩剂，大量吸烟会促成表皮冻伤。

3. 注意冷藏作业下的劳动保护

（1）建立健全各项规章制度，做到有章可循；加强冷藏作业工人的安全知识教育，提高他们的安全生产意识，杜绝违章操作、冒险作业现象的发生。

（2）加强制冷设备的检查检修，严禁跑、冒、滴、漏。若发现氨气泄漏，应及时采取措施抢修，防止泄漏扩大。要保证制冷车间通风设备良好，万一氨气大量泄漏时应能及时排出屋外，避免中毒事故的发生。制冷车间内必须配备适用的防毒面具或氧气呼吸器。对于使用氟利昂-12的冷冻机，应配备必要的检测仪器，如卤素灯等。

（3）采用臭氧消毒除臭时，应时刻检测库内的臭氧浓度。若臭氧浓度超过 $2mg/m^3$ 时，作业工人不可待在库房内，否则需戴防毒面具。

（4）工作时，必须穿戴好防寒服、鞋、帽、手套等保暖用品；防寒衣物要避免潮湿，手脚不能缚得太紧，以免影响局部循环。冷库附近要设置更衣室、休息室，保证作业工人有足够的休息次数和休息时间，有条件的最好让作业后的工人洗个热水澡。

（5）作业工人应谨慎操作，防止运输工具或货物碰撞库门、电梯门、墙壁以及排管，对易受碰撞的地方应设置防护装置。登高作业时，应脚踏实地，集中思想，防止从高处溜滑跌落。人在轨道下推、拿滑轮时，必须戴好安全帽。两人搬运货物时，步调要一致，做到同起同落，避免失手跌倒受伤。卸货装车时，严禁倒垛。

（6）冷库货物应合理堆垛，不要超高堆垛，以防货垛倒塌伤人和损坏排管。堆垛时，还必须留出合理的通道。对于非包装物的堆码尤需注意：在靠通道和单批垛长超过

10m 的垛头，要堆码成双排井字垛或采取其他加固方法。

（7）要注意库房出口安全。为保证库内作业工人随时走出，库门里外应均能打开。如果原设计库门不能从里面打开，则应在库房合适位置设置可从里面打开的应急出口，或者安装能向外呼救的报警按钮。对于采用电动或气动的库门，必须同时配置手动门装置。所有库门和供紧急情况下使用的太平门、报警器应派专人负责定期检查，发现问题及时整改。为了万无一失，管理人员在最后出门时，应仔细认真地检查库内的每个角落，清点人数，确定库内没有留人后方可下班。

（8）要定期对作业工人进行体格检查，凡是年龄在 50 岁以上，且患有高血压、心脏病、胃肠功能障碍等疾病的人必须调离低温岗位。要重视女工的特殊保护，严禁安排"四期"内的女职工从事冷藏作业。

（9）工人在冷库作业时，由于受低温环境的影响，其机体、营养代谢会发生改变，因此，作业工人应特别注意饮食，少吃冷食，以免冷食对胃肠道产生不良刺激，影响消化。热食应以高脂和富含蛋白质的食物为主，如肉类、蛋类、鱼类、大豆和豆制品等，并且还应多吃一些富含维生素 C 的蔬菜等。

典型案例

2007 年，重庆。连续高温，全城热得发烫。在重庆北碚区一制鞋厂打工的苗某，连续高温环境下工作整整 17h 后，凌晨一点终于上床睡觉，但再也没有醒来……

苗某是厂里的一名骨干工人。这家只有 14 名工人的小厂，自己设计一些鞋子的款式，然后交给国外的客商选择，如果对方愿意，他们就回来找制作的鞋厂生产相应数目的鞋卖给对方。苗某的工作，就是把那些制作中的鞋子，放在火上烤，温度适合后，就敷上胶水，再粘上一层胶。这样，在盛夏本来就炎热的环境下，工房更显得酷热难耐。

"我们白天上班，都不穿上衣。"苗某的工友小崔说。他们白天 10 多人在工房里面，由于每只鞋子首先要用电子仪器加热，然后再往鞋上敷胶水，所以厂房内 4 台加热器散发的热风，让整个工房热气腾腾。"热了我们就去喝凉水，不仅仅因为口渴，更是享受冰凉的水进入身体的感觉。"小崔说。由于这个厂还没有正式执照，估计是为了躲避检查，所以生产的时候都是大门紧闭，这使得空气更加不流畅。

这家无证鞋厂厂房十分破旧，一条宽约 1m 的过道，右边厂房，左边宿舍。两间宿舍，房顶是石棉瓦盖的，这两间像是临时搭建的房子，大概只有 2m 多高，温室效应比较明显，即便外面是凉爽的天气，里面也是热烘烘的。每间宿舍大约 5m²，里面有 3 张床，上下铺，一共住 6 人。苗某就住在其中一间。一名刚进工厂不到一个月的工人说："每天晚上，宿舍里面的电扇都是开到风力最强的档，但还是汗流浃背。"

老刘，是跟苗某一同上班的工人，至今对苗某那天的情形还历历在目，小苗是厂里的骨干，由于厂里在赶制一批鞋，老板给小苗派的任务很重。我来接班时，小苗已经加班很久了。过了一会儿，我发现他似乎不舒服，趴在桌子上一动不动，头上还冒着冷汗。问他是怎么回事，他说他也说不清，就是觉得头晕、眼花，浑身没劲儿，还有种想吐的感觉。老刘说着说着，禁不住哽咽了，当时我们都没发现这是中暑的先兆，要是早点知道……

回到宿舍，面色苍白的小苗，一头栽倒在了床上，我们怎么叫他都没了反应，他身上也烫得厉害，我们很快打了急救电话。院方也立刻成立抢救小组，展开全力抢救。他们通过器官插管、胃管内灌注冰水、静脉内输入糖盐水等三条渠道给其快速补液；同时头部用冰帽，在其颈部、腋部、腹股沟、腘窝等4处放置8只冰袋，希望快速降温。但是经过72h不间断抢救，由于体温始终降不下来，小苗还是不幸离去。

第二节 高、低气压对人体的不良影响及预防

一、高气压下作业的危害及其防治

（一）高气压作业及其对人体的影响

人类在地球上主要生活在正常大气压，即"常压"的环境中，该环境的压力一般为101.325kPa，即1个大气压。从生理学的意义上讲，凡超过这一范围的压力，均称为高压。一般情况下人体习惯居住地区的大气压，同一地区的气压变动较小，对正常人无不良影响。但人们有时需要在异常气压下工作，如在高压下的潜水或潜涵作业，低气压下的高空或高原作业。此时气压与正常气压相差甚远，如不注意防护可影响人体健康。

高气压下进行的作业，有潜水作业和潜涵作业。潜水作业一般用于水下施工、打捞沉船等作业。潜水员每下沉10m，可增加一个大气压，称为附加压。潜水员在水下工作，需穿特制的潜水服，下潜和上升到水面时随时调节压缩空气的阀门。潜涵作业是指在地下水位以下深处或在沉降于水下的潜涵内进行的作业。如建桥墩时，所采用的潜涵逐渐下沉（施工人员在潜涵里一起下沉），到一定深度，为排出潜涵内的水，需用与水下的压力相等或大于水下压力的高气压通入，以保证水不致进入潜涵。其他如高压氧舱、加压舱和高压科学研究舱等工作，高空飞行的机舱密封不良等也可造成舱内气压降低过快，这些工作也是高压作业的职业接触途径。

健康人能耐受3~4个大气压，若超过此限度，则可对机体产生影响。在加压过程中，由于外耳道的压力较大，使鼓膜向内凹陷产生内耳充满塞感、耳鸣及头晕等症状，甚至可压破鼓膜。在高气压下，则可发生神经系统和循环系统功能性改变。在7个大气压以下时，高的氧分压引起心脏收缩节律和外周血流速度减慢。7个大气压以上时，主要为氮的麻醉作用，如酒醉样、意识模糊、幻觉等。对血管运动中枢的刺激，引起心脏活动增加、血压升高以及血流速度加快。对呼吸系统的影响，主要表现有：呼吸频率减

低，在 6~8 个附加压下处于安静状态时，可减至 10~12 次/min；由于气体密度增加，呼吸加深，呼吸阻力加大，且呼气阻力比吸气阻力显著；每分钟通气量降低，肺泡通气量不足，可影响气体交换；肺活量增加，呼吸肌做功增大，屏气时间延长，在 600kPa 时，可从常压下平均 91s 延长至 216s。高压对消化系统也有一定影响，主要为对胃分泌及胆肝分泌机能均有较大抑制，使胃的紧张度下降，蠕动次数减少。例如，潜水员在高压下食欲普遍明显下降，并不愿进油腻食物等，即是其主要表现。

（二）减压病及其防治

1. 减压病

减压病是在高气压下工作一定时间后，转向正常压力时，因减压过速、降压幅度过大所引起的一种职业性疾病，此时人体的组织和血管中产生气泡，导致血液循环障碍和组织损伤。

人在高气压下工作，必须呼吸压力与该气压相等的高压空气才能维持正常呼吸。在高气压下，空气各成分的分压都相应升高，经过呼吸和血液循环，溶解人体内的量也相应升高。高压空气中，氧占的比例不大，溶解氧又可被组织所消耗，在一定分压范围内是安全的。但惰性气体氮所占的比例大（80%），在体内既不被机体所利用，也不与机体内其他成分结合，仅单纯以物理溶解状态溶于体液组织中。每深潜 10m，可多溶解 1L 氮。氮在脂肪中的溶解度比血液高 4 倍，因此多集中在脂肪和神经组织内。此时如能正确执行减压操作规程，分段逐渐脱离高气压环境，则体内溶解的氮可由组织中缓慢释放而进入血液，经肺泡逐渐呼出，不产生不良影响。但若减压过速或发生意外事故，外界压力下降幅度太大，体内溶解氮气体张力与外界气压的比率超过饱和安全系数，就无法继续溶解，在几秒至几分钟内迅速生成气泡，游离于组织和血液中。减压越快，气泡产生越快。在脂肪较少、血管分布较多的组织中，气泡多在血管内形成而造成栓塞，引起一系列症状；在脂肪较多、血管分布较少的组织中，含氮较多，脱氮困难；气泡多积聚于血管壁外，产生压迫症状。与此同时，由于血管内外气泡继续生成，引起组织缺氧和损伤，可使细胞释放 K^+、肽、组织胺类物质和蛋白水解酶等。后者又可刺激产生组织胺和 5-羟色胺，此类物质可作用于微循环系统，最终使血管平滑肌麻痹，使微循环血管阻塞等，进一步减低组织中氮的脱饱和速度。可见，减压病的发病机制，原发因素是气泡，此外还有许多其他物理因素与之联合作用，继而引起一系列病理生理效应，使减压病的临床表现更趋复杂。

2. 减压病的主要症状

（1）皮肤。

减压病对皮肤的影响以皮肤瘙痒及皮肤灼热最为多见。瘙痒可发生在局部或累及全身，以皮下脂肪较多处为重。这主要是由于气泡刺激皮下末梢神经，皮肤血管被气泡栓塞，造成缺血（苍白色）与静脉淤血（青紫色）共存，呈大理石样斑纹，大量气体在皮下组织聚积时，也可形成皮下气肿。

（2）肌肉骨骼系统。

约 90% 的减压病患者会出现肢体疼痛，轻者有劳累后酸痛，重者可呈搏动、针刺或撕裂样难以忍受的剧痛，患肢保持弯曲位，以求减轻疼痛，又称屈肢症或弯痛。疼痛部位在潜水作业者中以上肢为多，沉箱作业则以下肢为多，其原因是由于深度较大、时间较长且劳动强度较大。对患者肢体的局部检查不会发现红肿和明显压痛。引起疼痛的原因包括神经受累、血管与肌肉痉挛、局部缺氧、肌腱及骨关节损伤等。

减压病可能导致减压性骨坏死。1972 年英国在 1694 名压缩空气工人的骨 X 射线片中，发现 19.7% 的人有病变，其中约 17% 有残疾症状。1958—1986 年，我国对 2260 名高气压作业工人的 X 射线检查发现，发生减压性骨坏死的患者占到了 11.5%，其中海军潜水员发生率最低，为 2.1%；渔民最高，达 19.8%。减压性骨坏死发生部位以肱骨上部最高，为 46.0%，股骨上部为 37.7%，股骨下部为 8.3%，胫骨上部为 8.0%，如累及骨关节面时，能引起明显的疼痛和活动障碍。

（3）神经系统。

减压病对神经系统的损害大多发生在脊髓，因为脊髓处血流灌注较差，特别在供血较少的胸段。患者可能发生截瘫，四肢感觉及运动机能障碍，以至尿潴留或大小便失禁等。若不及时进行有效治疗，病变可能长期存在。据中国职业病网 2008 年 5 月 9 日报道："2004 年以来，大连市内水产养殖业部分潜水员因患减压病来大连职业病防治院就诊，诊断职业性减压病的 45 人，其中职业性减压性骨坏死 21 人，急性脊髓型减压病 24 人。也有人因患急性减压病救治不及时而死亡。"

由于人体脑部血液供应丰富，所以脑部病变较少。如果脑部血管被气泡栓塞，会产生头痛、眩晕、呕吐、运动失调、偏瘫等症状，重者昏迷甚至死亡。特殊感官受累可产生内耳眩晕综合征，包括神经性耳聋、复视、视野缩小、视力减退等。

（4）循环、呼吸系统。

血循环中有大量气体栓塞时，会引起心血管功能障碍，如脉搏增快、黏膜发绀等，严重者并发低血容量休克。如果淋巴管受侵，可产生局部浮肿，大量气体在肺小动脉及毛细血管内栓塞时，可引起肺梗塞或肺水肿等。

（5）其他。

如果患者大网膜、肠系膜及胃血管中有气泡栓塞，会引起腹痛、恶心、呕吐或腹泻，并伴有发热症状。

3. 减压病预防措施

高气压作业人员在每次工作之前的预防工作十分重要。应对减压程序反复确认，以确保安全。正确选择减压方法和减压方案是防止减压病的根本措施。潜水之前，潜水医师必须了解潜水作业的内容、潜水深度、水底停留时间、劳动强度和水文情况；了解潜水设备和装具的情况以及潜水员的技术水平、潜水经历、潜水疾病史、健康状况和精神状态。根据这些因素，选择正确的减压方法和减压方案，制定周密的医学保障计划。潜水过程中，如发生特殊情况，应及时更改或调整减压方法和减压方案。此外，要做好潜水供气（高压管路系统、装备检查、检修、保养、配气）及潜水技术保证等工作。

高气压作业人员要养成良好的卫生习惯，建立合理生活制度。工作前应充分休息，防止过度疲劳，不饮酒、少饮水。工作时应预防受寒和受潮，工作后应立即脱下潮湿的工作服，饮热茶，洗热水浴，在温暖的室内休息 0.5h 以上，以促进血液循环，排出体内多余的氮。

作业人员还应补充营养，保证高热量（一般每天 15072~16747kJ）、高蛋白、中等脂肪饮食，并适当增加各种维生素。临床医学研究显示，维生素 E 具有一定的预防或减轻实验性减压病的作用，高气压作业人员可适量摄取。

对高气压作业人员，应做好就业前、在岗期间和离岗的健康检查。尤其对骨关节中四肢大关节的 X 射线检查，应每年进行，一直到停止高气压作业后 4 年为止。

患有听觉器官、心血管系统、消化系统、呼吸系统、神经系统以及皮肤疾病者，重病后、体力衰弱、骨折、嗜酒及肥胖者，不宜在高气压环境中作业。

二、低气压下作业的危害及其防治

（一）低气压作业及其对人体的影响

低气压系指大气压力减低至低于 1 个大气压的情况。由于大气压力是取决于空气的质量，而离地面愈远，空气愈稀薄，所以，海拔愈高，大气压愈低，海拔 2000m 以上，已形成对人体产生生理应激的低气压。人类处于低气压环境有若干种情况：①航空航天，即乘坐飞行器或载人航天飞行器进入低气压空间；②低压舱或称减压舱，是模拟高空低气压环境的大型实验设备，用于研究低气压与缺氧对机体的影响及其防护，也可用于对飞行员、航天员进行高空生理适应、低氧耐力检查和医学鉴定，目前也用于对运动员进行模拟"高原"训练，以提高耐力性等项目的成绩；③高原和高山。高原与高山是指海拔在 3000m 以上的地点，海拔愈高，氧分压愈低。在此种低气压下工作，还会遇到强烈的紫外线和红外线、日温差大、温湿度低、气候多变等不利条件。

低气压对人体的影响，主要是人体对缺氧的适应性及其影响，特别是呼吸和循环系统受到的影响更为明显。在高原地区，大气中氧气随高度的增加而减少，直接影响肺泡气体交换、血液携氧和结合氧在体内释放的速度，使机体供氧不足，产生缺氧。初期，大多数人肺通气量增加，心率加快，部分人血压升高；适应后，心脏每分钟输出量增加后，每搏输出量也增加。由于肺泡低氧引起肺小动脉和微动脉的收缩，造成肺动脉高压，使右心室肥大，这是心力衰竭的基础。血液中红细胞和血红蛋白有随海拔升高而增多的趋势。血液比重和血液黏滞度的增加也是加重右心室负担因素之一。此外，初登高原由于外界低气压而致腹内气体膨胀，胃肠蠕动受限，消化液，如唾液、胃液和胆汁减少，常见腹胀、腹泻、上腹疼痛等症状。轻度缺氧可使神经系统兴奋性增高，反射增强，海拔继续升高，则会出现抑郁症状。

（二）高原病及其预防

高原病又称高山病或高原适应不全症，按发病急缓分为急性和慢性高原病两种。急性高原病有三种类型：①急性高原反应。该病一般是由于短时间进入 3000m 以上的高原而导致的，表现为头痛、头晕、目眩、心悸、气短，重者食欲减退、恶心、失眠、疲乏、胸闷、面部浮肿等。急性高原反应多发生在登山后 24h 内，大多数 4~6d 内症状消失。②高原肺水肿，多发生在海拔 4000m 以上处，多为未经习服的登山者。早期反应与急性高原反应不易区别，严重者有干咳、多量血性泡沫痰、呼吸极度困难、胸痛、烦躁不安、两肺广泛性湿啰音。③高原脑水肿，其发病率低，死亡率高。由于缺氧引起脑部小血管痉挛而产生脑水肿。缺氧又可直接损害大脑皮层，故患者除有急性高原反应外，可出现剧烈头痛、兴奋、呼吸困难，随后嗜睡转入昏迷，少数可有脑膜刺激症状及抽搐等。慢性高原病有五种类型：①慢性高原反应。即有些患者虽然在高原居住一定时间，但始终存在高原反应症状，常表现为神经衰弱综合征，有时出现心率失常或短暂晕厥。②高原心脏病。该病以儿童为多见。由于缺氧引起肺血管痉挛，导致肺动脉高压，右心室因持续负荷过重而增大，使右心衰竭。③高原红细胞增多症，常发生在3000m以上处，红细胞、血红蛋白随海拔增高而递增，伴有发绀、头痛、呼吸困难及全身乏力等。④高原高血压。一般移居高原一年内为适应不稳定期，血压波动明显而升高者多，以后趋于稳定。⑤高原低血压，但此患病率较低。慢性高原反应主要见于较长期生活于高原的人，由于某种原因失去了对缺氧的适应能力。

预防高原病的发生，首先应进行适应性锻炼，实行分段登高、逐步适应。在高原地区应逐步增加劳动强度，对劳动定额和劳动强度应相应减少和严格控制。同时摄取高糖、多种维生素和易消化的食物，多饮水，不饮酒；注意保暖防寒、防冻、预防感冒。对进入高原地区的人员，应进行全面体格检查，凡有心、肝、肺、肾等疾病，高血压、严重贫血者，均不宜进入高原地区。

航空病是减压病的一种类型，又称高空减压病。人自地面迅速上升到8000m以上高空，即由正常的一个大气压上升至低于一个大气压而又无适当防护的空间，空气中氮分压骤然下降，体液和组织中释放出的氮不能及时排出体外，而存留在组织和血液中，形成气泡。

三、航空病

航空病又称为高空减压病，职业性航空病是指由于航空飞行环境中的气压变化，所引起的航空性中耳炎、航空性鼻窦炎、变压性眩晕、高空减压病、肺气压伤5种疾病。

1. 诊断原则

根据确切的低气压暴露史，结合临床表现及相应的受验室资料，进行综合分析做出诊断。暴露于航空环境中飞行人员（包括飞行员及其他机组人员）和低压舱舱内工作人员，当出现耳痛、听力减退、鼻窦区疼痛、眼胀痛、眩晕、肌肉关节痛、胸痛、咳嗽、头痛、呼吸困难等症状时，应密切观察，必要时采取相应处理措施。

2. 急救措施

乘飞机旅行，采取以下措施，能有效地防治航空性中耳炎。

（1）调节鼓膜内外压力平衡做吞咽动作，促使耳咽管主动通气，以调节鼓膜内外的压力平衡。当飞机在飞行中尤其在下降之时，每当耳有胀满感或听力稍受影响时，及时做吞咽口水，或作捏鼻闭口吹张（鼓腮），或嚼糖果（泡泡糖、口香糖），或喝些饮料，这样可使耳咽管口短暂地开启，使中耳腔内的压力与外界气压保持相对平衡，从而可预防航空性中耳炎的发生。因此，飞机上专门为乘客准备了糖果、饮料。婴幼儿的耳咽管较短，且鼻腔部常有黏液阻塞，当飞机快速上升或突然下降，气压急剧变化时，对耳部的刺激更大，常因耳部疼痛不适而哭闹不安。所以，如果携带婴幼儿乘坐飞机，应准备好饮料和奶瓶，在飞机升降时用奶瓶给婴幼儿喂饮料，若是稍大一些的孩子可教其做吞咽动作。如果因疏忽未带奶瓶或饮料，母亲可给婴幼儿哺乳或让其吃其他食品。

（2）患有耳、鼻部炎症或感冒者暂勿乘机。已患有鼻炎、鼻窦炎、中耳炎、耳咽管粘波阻塞等疾病的人，如果乘坐飞机旅行，则更容易发生航空性中耳炎。得了感冒，鼻咽部黏膜充血、水肿、分泌物增加，可使耳咽管鼻咽侧壁的开口堵塞，有时即使尽力做吞咽动作，也不易使耳咽管开放。亦容易引起航空性中耳炎。因此，凡患有上述疾病而病情较重者，注意暂时不要乘坐飞机曾有一乘坐飞机的旅客因正患感冒，当飞机起飞后上升爬高时，他感到耳中轰轰直响。听力下降，然后是逐渐加重的耳胀、耳痛，飞机着陆后，发现其鼓膜已穿孔。但如果患鼻炎或感冒等病的症状轻微，则可以乘飞机旅行。不过，应在登机之前，使用滴鼻净以收缩血管，改善通气状况，并注意做吞咽动作，以防止炎症影响耳咽管或中耳，引起航空性中耳炎。

（3）若患航空性中耳炎应积极治疗可用1%～2%麻黄素或1%快麻液点鼻，使耳咽管管口黏膜血管收缩，管口开放；然后作耳咽管吹张通气治疗（耳鼻喉科有此设备），以促使中耳腔内与外界气压恢复平衡；还须应用抗生素（如吡哌酸每次0.5g，每日3～4次口服）、激素（如强的松5～10mg，每日3次口服）等治疗。

3. 预防措施

（1）防晕机，晕机呕吐是平衡器官紊乱，身体适应较差的缘故，一般只要保持镇静，排除杂念，服些防晕车船药就会平安无事。如果知道自己可能会晕机，最好在登机前15分钟服药。

（2）防旧病突发，飞机起飞、降落、上升、下降、转弯、颠簸等飞行姿态的变化，以及飞机在穿越云层时光线明暗的快速变化，会刺激一些疾病发作。

由血栓或出血引起的脑病患者，绝对不要乘飞机；重度脑震荡病人应有专科医生随行并采取有效防范措施；轻度脑震荡病人应随身带些止痛药；患有血管硬化症的老年人在登机前可服少量镇静剂，感冒流涕和鼻塞不通的病人最好不乘坐飞机，因为咽鼓管阻塞有鼓膜穿孔的危险。

（3）防航空性中耳炎，有效措施是张嘴和吞咽。张着嘴或一个劲地吞口水，当然也能起预防作用，但毕竟欠雅观。所以航班上一般都忘不了给每位旅客送一小包包装精美的糖果，这道理就在其中。嚼几粒糖果，或嚼几块口香糖使咽鼓管常开。嚼吃是预防航空性中耳炎的最有效办法，也是最令人轻松愉快的措施。若感觉症状仍未消除，可用拇指和食指捏住鼻子，闭紧嘴巴，用力呼气，让气流冲开咽鼓管进入中耳空气腔而消除耳闷、耳重、耳痛等症状。

典型案例

2007年5月10日，广西北海一名从事海底潜捕的摸螺工出水后突然休克，摸螺船上的其他人员用筷子撬开病人嘴巴，进行人工呼吸和全身按摩后，将其送往医院救治，后来该职工被诊断为减压病。2007年11月28日，在威海市海域从事沉船打捞作业的一名工作人员，当潜到34m深的海水里时，突然感觉呼吸罩没有氧气。他不得不急速扔掉缠在身上用于下沉的铅块，猛力向上划水，船上的工友赶忙将他拉出水面。这名作业人员当即出现浑身疼痛等减压病症状。单位将他送到医院进行高压氧舱治疗后，仍旧四肢麻木、疼痛，后转院治疗一段时间才逐渐好转。

水下作业时，人体每下潜10m，承受的压力就会增加1个大气压，减压病是由于作业人员在从事高气压作业后减压不当，体内原已溶解的气体超过过饱和界限，在血管内外及组织气泡所致的循环障碍和组织损伤的全身性疾病，是潜水人员常患的一种疾病。调查显示，我国有大量工人在北部湾沿海常年从事摸螺作业，经常导致减压病。

减压病多发生于水下施工、打捞沉船、潜艇人员海底离艇脱险、海底隧道等建筑地下工程、海洋科学探险以及高压氧舱内的工作人员；飞行员高速升到万米左右的高空，如果机舱不密封或泄漏，使气压在短时间内大幅度降低，可能发生航空减压病。近年来，近海商业潜水开始流行，据统计该领域减压病发生率为2%~10%，且有逐年上升趋势。

第三节　振动对从业人员的危害及预防

一、振动的分类及其职业接触机会

物体在外力作用下沿直线或弧线以中心位置（平衡位置）为基准的往复运动，称为机械振动，简称振动。物体离中心位置的最大距离为振幅。内振动的次数称为频率，它是评价振动对人体健康影响的常用基本参数。振动的不良影响与振动频率、强度和接振时间有关。研究发现，振动的有害作用在振动频率6.3~16Hz之间与频率无关，但在16~1500Hz之间随频率的增加而作用下降。为便于比较和进行卫生学评价，我国目前以4h等能量频率计权加速度有效值作为人体接振强度的定量指标。

根据振动作用于人体的部位和传导方式不同，可将生产性振动相对分为局部振动和全身振动两种。这两种振动无论是对机体的危害还是防治措施方面都迥然不同。局部振动是指手部接触振动工具、机械或加工部件，振动通过手臂传导至全身，故又称为手传振动或手臂振动；全身振动是指工作地点或座椅的振动，人体足部或臀部接触振动，通过下肢躯干传导至全身。

二、振动的职业接触机会

全身振动的频率范围主要在1~20Hz。局部振动作用的频率范围在20~1000Hz。上述划分是相对的，在一定频率范围（如100Hz以下）既有局部振动作用又有全身振动作用。接触局部振动的作业主要是使用振动工具的各工种，如铆工、锻工、钻孔工、捣固工、研磨工及电锯、电刨的使用者等。他们使用的工具可归为风动工具、电动工具和高速旋转工具等三类。全身振动作业主要是振动机械的操作工，如震源车的震源工、车载钻机的操作工、钻井发电机房内的发电工及地震作业、钻前作业的拖拉机手等。此外，各类交通工具（汽车、火车、船舶、飞机、拖拉机、收割机等）上的作业也可引起全身振动。

三、振动对人体的危害及其影响因素

（一）振动对人体的危害

从物理学和生物学的观点看，人体是一个极复杂的系统，振动作用不仅可以引起机械效应，更重要的是可以引起生理和心理的效应。人体接受振动后，振动波在组织内的传播，由于各组织的结构不同，传导的程度也不同，其大小顺序依次为骨、结缔组织、软骨、肌肉、腺组织和脑组织。40Hz 以上的振动波易为组织吸收，不易向远处传播；而低频振动波在人体内传播得较远。全身振动和局部振动对人体的危害及其临床表现是明显不同的。

1. 全身振动对人体的不良影响

振动所产生的能量，能通过支撑面作用于坐位或立位操作的人身上，引起一系列病变。由于人体是一个弹性体，各器官都有它的固有频率，当外来振动的频率与人体某器官的固有频率一致时，会引起共振，因而对该器官的影响也最大。全身受振的共振频率为 3~14Hz，在此条件下全身受振作用最强。接触强烈的全身振动可能导致内脏器官的损伤或位移，周围神经和血管功能的改变，可造成各种类型组织的、生物化学的改变，导致组织营养不良，如足部疼痛、下肢疲劳、足背脉搏动减弱、皮肤温度降低；女工可发生子宫下垂、自然流产及异常分娩率增加。振动加速度还可使人出现前庭功能障碍，导致内耳调节平衡功能失调，出现脸色苍白、恶心、呕吐、出冷汗、头疼头晕、呼吸浅表、心率和血压降低等症状。晕车晕船即属全身振动性疾病。全身振动还可引起腰椎损伤等。

2. 局部振动对人体的不良影响

局部接触强烈振动是以手接触振动工具的方式为主的。由于工作状态的不同，振动可传给一侧或双侧手臂，有时可传到肩部。这种振动对机体的影响是全身性的，可引起神经系统、心血管系统、骨骼肌肉系统、听觉器官、免疫系统等多方面改变。在神经系统方面，以上肢手臂末梢神经障碍为主，常以多发性末梢神经炎的形式出现，表现为皮肤感觉迟钝，痛觉和振动觉减退，神经传导速度减慢，反应潜伏期延长。高频振动的不良影响更为明显。植物神经功能紊乱，出现血压、心率不稳，指甲松脆，手颤，手多汗等，可能由于振动首先侵犯植物神经中无髓鞘的神经纤维所致。大脑皮层功能下降，脑电图有改变，条件反射潜伏期延长。在心血管系统方面，40~300Hz 的振动可引起周围毛细血管形态和张力的改变，血管痉挛变形，局部血流量减少。指端甲皱毛细血管检查，管袢数量减少，口径变细，异型管袢增多。手部血管造影，可见动脉狭小或栓塞。指血流图发生改变，表现波幅低，上升时间延长，上升角减小，重搏波消失。早期手部特别是手指皮肤温度降低，遇冷皮肤温度降低更为明显，且恢复时间延长，重者手指遇冷变白（白指）。心电图检查出现心动过缓、窦性心律不齐、房室传导阻滞和 T 波低平。高血压的发生率增高。在骨骼肌肉系统方面，手部肌肉萎缩，多见于鱼际肌和指伺

肌。手握力和手捏合力下降。肌电图异常，呈现正锐波和纤颤波。可发生肌纤维颤动和疼痛。40Hz 以下的大振幅冲击性振动可引起骨和关节改变，主要发生在指骨、掌骨、腕骨和肘关节。可见骨质疏松、脱钙、囊样变（空泡样变）、骨皮质增生；骨岛形成、骨关节变形及无菌性骨坏死等变化。局部振动对听觉器官也会造成影响。由于振动过程往往同时有噪声产生，振动与噪声同时作用于人体，可加重对听力的损害。振动对听力损伤的特点是以 125~500Hz 的低频部分听力下降为主，其损伤发生在耳蜗顶部。振动对免疫系统的影响表现为血清中白蛋白含量下降，免疫球蛋白 IgM 含量增高。振动可能是引起超免疫反应的一种因素。

3. 振动病

我国已将振动病列为法定职业病。振动病一般是对局部振动病而言，也称职业性雷诺现象、振动性血管神经病、气锤病和振动性白指病等。它主要是由于局部肢体（主要是手）长期接触强烈振动而引起的。长期受低频、大振幅的振动时，由于振动加速度的作用，可使植物神经功能紊乱，引起皮肤分析器与外周血管循环机能改变，久而久之，可出现一系列病理改变。早期可出现肢端感觉异常、振动感觉减退。主诉手部症状为手麻、手疼、手胀、手凉、手掌多汗，多在夜间发生；其次为手僵、手颤、手无力（多在工作后发生），手指遇冷即出现缺血发白，严重时血管痉挛明显，X 射线片可见骨及关节改变。如果下肢接触振动，以上症状出现在下肢。神经衰弱综合征多表现为头痛、头晕、失眠、乏力、心悸、记忆力减退及记忆力不集中等。临床检查有手部痛觉、振动觉、两点分辨觉减退。前臂感觉和运动神经传导速度减慢。局部振动病的重要且有诊断意义的是振动性白指，以寒冷为诱因的间歇性手指发白或发绀。

（二）影响振动对人体危害的因素

1. 振动本身的特性

（1）频率人体能够感受得到的振动频率在 1~1000Hz。低频（20Hz 以下）大振幅的振动全身作用时，主要影响前庭和内脏器官；而当局部受振时，骨关节和局部肌肉组织受损较明显。高频率（40~300Hz）振动对末梢循环和神经功能损害明显。

（2）振幅在一定的频率下，振幅越大，对机体的影响越大。大振幅、低频率的振动作用于前庭，并使内脏移位。高频率、低振幅的振动主要对组织内的神经末梢起作用。

（3）加速度加速度越大，振动性白指的发生频率越高，从接触到出现白指的时间越短。

2. 接振时间

接振时间越长，危害越大。

3. 体位和操作方式

对全身振动而言，立位时对垂直振动敏感，卧位时对水平振动敏感。强制体位如手持工具过紧、手抱振动工具紧贴胸腹部时，使机体受振过大或血循环不畅，促使局部振动病的发生。

4. 环境温度和噪声

寒冷和噪声均可促使振动病的发生。

5. 工具质量和被加工件的硬度

工具质量和被加工件的硬度均可增加作业负荷和静力紧张程度，加剧对人体的损伤。

四、振动危害的防治措施

振动的防治要采取综合性措施，即消除或减弱振动工具的震动，限制接触振动的时间，改善寒冷等不良作业条件，有计划地对从业人员进行健康检查，采取个体防护等项措施。

1. 消除或减少振动源的振动

这是控制噪声危害的根本性措施。通过工艺改革尽量消除或减少产生振动的工艺过程，如用焊接代替铆接、水力清砂代替风铲清砂。采取减振措施，减少手臂直接接触振动源。

2. 限制作业时间

在限制接触振动强度还不理想的情况下，限制作业时间是防止和减轻振动危害的重要措施。应制定合理的作息制度和工间休息制度。

3. 改善作业环境

这是指要控制工作场所的寒冷、噪声、毒物、高气湿等作业环境，特别要注意防寒保暖。

4. 加强个体防护

合理使用防护用品也是防止和减轻振动危害的一项重要措施，如戴减振保暖的手套。

5. 医疗保健措施

就业前查体，检出职业禁忌证。定期体检，争取早期发现手振动危害的个体，及时治疗和处理。

6. 职业卫生教育和职业培训

进行职工健康教育，对新工人进行技术培训，尽量减少作业中的静力作用成分。

7. 卫生标准

国家对局部振动作业制定了最新的卫生标准，《工作场所有害因素职业接触限值物理因素》GBZ 2.2—2007，根据标准限值的保护率可达 90%。所以通过预防性卫生监督和经常性卫生监督，严格执行国家标准，也可预防振动危害。

第四节　激光所致眼损伤

一、激光对人体的危害

（一）激光的特性和职业接触机会

激光是在物质的原子或分子体系内，因受激辐射的光得到放大的一种特殊光源。它

147

具有亮度高、单色性、方向性、相干性好等一系列特性。由于激光性能优异，其在工业、农业、国防、医疗和科研领域中有广泛的应用。工业上用于金属和塑料部件的切割、微焊、钻孔、测量等；军事上用于高容量通信技术、测距、瞄准、追踪、导弹制导等；科学研究方面则用于微量元素分析、等离子研究、热核工程控制以及激光全息术、大气污染测定、地质测量等；医学上用于眼科的视网膜剥离修复、虹膜切除、玻璃体乳化以及皮肤科和外科诸多领域。接触激光的人员随着其应用的扩大日益增加。

由于在激光装置工作时（有时称为"激光态"）能产生非常准直的光辐射束（如紫外线、可见光或红外辐射能量），故其危害的作用距离相当远，这与在一般工作场所遇到的各类危害因素是大不相同的。

（二）激光对人体的影响

激光对人体的伤害主要是眼睛和皮肤，其次是生物学效应。其伤害的程度主要取决于激光的波长、光源类型、发射方式、入射角度、辐射强度、受照时间及生物组织的特性与光斑大小等。下面主要分析激光对眼的损伤。

在一般情况下，可见光与近红外波段激光主要伤害视网膜，紫外与远红外波段激光主要损伤角膜，而在远红外与近红外波段、可见光与紫外波段之间，各有一过渡光谱段，可同时造成视网膜和角膜的损伤，并可危及眼的其他屈光介质，如晶状体。

1. 对角膜的损伤

波长为 295～1400nm 的紫外、可见光和红外激光，均可透过角膜，唯有 295nm 的紫外激光几乎全被角膜吸收，是损伤角膜的最主要波段。角膜上皮细胞对紫外线最为敏感，照射早期就有疼痛、畏光等症状。临床上表现为急性角膜炎和结膜炎。由于角膜表面的神经末梢对热异常敏感，红外激光也可灼伤角膜。常用的远红外 CO_2 激光器，当照射剂量每秒达到 $10W/cm^2$ 时，即可损伤角膜，主要症状为剧烈疼痛；照射剂量每秒达到 $100W/cm^2$ 时，可使角膜因过热而凝固、坏死甚至角膜穿孔。

2. 晶状体

长波紫外激光和短波红外激光可大量被晶状体吸收，可使之浑浊导致白内障。

3. 视网膜

就目前大多数激光器发射的波长来说，以对视网膜的威胁最大，事故性伤害也多见于此。一般把可见光和短波红外线辐射称为光辐射的视网膜伤害波段，损伤的典型表现为水肿、充血、出血以至视网膜移位、穿孔，最后导致中心盲点和疤痕形成，视力急剧下降；视网膜边缘部灼伤，一般多无主观感觉，因这种灼伤是无病性的，人们容易麻痹、疏忽。

二、激光的安全防护

对激光的防护主要包括激光器、工作环境、个体防护及对激光操作人员的医疗监护等四个方面。

1. 激光器的安全措施

激光装置的危险等级一般分为四级：①1 级是对眼安全的、无危险的级别。大部分封闭式的激光装置（例如激光影碟播放机）属于该等级，无需采取防护措施。②2 级指有可见的激光束但能量很低，甚至直射人眼并聚焦于视网膜亦无危险，如超级市场用的价格读码器和仓储扫描读码器等。③3级指眨眼反应亦不足以防护因而能损伤视网膜及角膜、晶体等的激光辐射，但短暂照射尚不足以损伤皮肤。许多研究用的激光设备及军用的激光测距仪，如激光瞄准具和激光测量装置即属此类。④4级指能灼伤皮肤和能弥散反射的激光。所有的外科激光装置及焊接、切割用工业激光装置若不是密封设计的均属4级。但无论3级或4级的激光，只要设计成封闭的工作方式则都属于1级。凡有光束漏射可能的部位，应设置防光封闭罩，安装激光开启与光束止动的连锁装置、光栏孔盖的开闭阀门、遥控触发式或延缓发射开关、光学观察窗口的滤光设施及激光发射的声光信号装置。

2. 工作环境

激光工作室围护结构应用吸光材料制成，色调宜暗。实验室和车间应有良好的照明条件。房间内的墙壁、天花板、地板、工作台应具有深色不反光的较粗糙表面，以减少对激光的反射和散射，在整个激光光路上应设置不透明的防光罩。为防止加工物质的有毒有害气体的逸出，室内应有一定效果的排风设施。

3. 个体防护

严禁裸眼直视激光束，使用经测试确定的安全防护目镜。穿颜色略深的防燃工作服。

4. 激光操作人员的医疗监护

激光操作人员的医疗监护，可根据其职业特点制定管理措施，防止有害照射的发生。医疗监护主要是对眼睛和皮肤进行检查。定期的视网膜照相以观察眼睛是医疗监护的重要内容，如发现眼睛有问题，应随时检查。一般检查要求内容是：病史、视力、检查眼底、眼压，以及皮肤颜色、色素分布、过敏情况等。在激光操作工作中，工作人员如怀疑受到激光伤害可随时检查。一般每半年或一年定期检查，脱离激光工作时，应进行一次健康检查。

习 题

1. 试述高温作业和低温作业的危害及防治措施。

2. 减压病和高原病是怎样产生的？如何预防？

3. 振动会产生什么样的职业病？怎样防治？

4. 试述激光的安全防护措施。

5. 不良照明是如何产生的？它有哪些重要的预防措施？

6. 结合某一生产企业现状，谈谈物理性有害因素的危害情况，并提出相应的防治对策和措施。

第八章 职业性放射性疾病

放射性疾病（Radiation-Induced Diseases）是由电离辐射照射机体引起的一系列疾病。职业性放射性疾病包括外照射急性放射病、外照射亚急性放射病、外照射慢性放射病、内照射放射病、放射性皮肤疾病、放射性肿瘤、放射性骨损伤、放射性甲状腺疾病、放射性性腺疾病、放射复合伤以及根据《职业性放射性疾病诊断标准（总则）》可以诊断的其他放射性损伤。

一、主要病因

接触 X 射线、γ 射线或中子源过程中，由于长期受到超剂量当量限值的照射，累积剂量达到一定程度后可引起外照射放射病。

可能发生外照射放射病的工种有：从事射线诊断、治疗的医务人员，使用放射性核素或 X 线机探伤的工人，核反应堆、加速器的工作人员及使用中子或 γ 源的地质勘探人员等。

内照射放射病是经物理、化学等手段证实有过量放射性核素进入人体，形成放射性核素内污染，其有效累积剂量当量可能大于 1.0Sv；或者较长有效生物半衰期的放射性核素，一次或多次进入体内，使机体放射性核素摄入量超过相应的年摄入量限值几十倍以上。

二、职业性放射性疾病包括的种类

（1）外照射急性放射病；

（2）外照射亚急性放射病；

（3）外照射慢性放射病；

（4）内照射放射病；

（5）放射性皮肤疾病；

（6）放射性肿瘤；

（7）放射性骨损伤；

（8）放射性甲状腺疾病；

（9）放射性性腺疾病；

（10）放射复合伤；

（11）放射性神经系统疾病；

（12）根据《职业性放射性疾病诊断标准（总则）》可以诊断的其他放射性损伤。

三、临床表现及诊断

1. 临床表现

（1）多数患者有乏力、头昏、头痛、睡眠障碍、记忆力减退与心悸等植物神经系统功能紊乱的表现。有的出现牙龈渗血、鼻衄、皮下瘀点、瘀斑等出血倾向。部分男性患者有性欲减退、阳痿，女性患者出现月经失调、痛经、闭经等。

（2）早期无特殊体征，仅出现一些神经反射和血管神经调节方面的变化。病情明显时可伴有出血倾向，毛细血管脆性增加。长期从事放射诊断、骨折复位和镭疗医务人员中，可见到毛发脱落、手部皮肤干燥、皲裂、角化过度，指甲增厚变脆，甚至出现长期不愈合的溃疡或放射性皮肤癌。少数眼部接受剂量较多的患者可出现晶状体后极后囊下皮质浑浊或白内障。

2. 诊断原则

（1）必须有职业照射或应急照射的受照史。

（2）受照剂量数据必须来自其佩戴的个人剂量计及个人和场所剂量监测档案。必要时可参考可靠的剂量重建资料。其累积受照剂量需接近或达到各放射性疾病诊断标准中给出的剂量阈值，特别是属于确定性效应的放射性疾病。

（3）必须依据受照剂量（含剂量率）、临床表现、实验室检查结果；参考既往健康情况；并排除其他因素或疾病，综合分析后方能做出诊断。

（4）职业性放射性疾病的诊断必须依据其相应的诊断标准。

3. 诊断依据

（1）采集职业健康检查结果、职业受照史和过量照射情况的资料。必须由病人所在单位和/或有关辐射防护部门，提供下述有法人代表签章的资料和数据，包括如下资料。

①职业受照史；

②职业健康检查结果和职业健康档案（复印件）；

③个人和/或场所剂量监测历史记录情况；

④受照射情况和受照时的个人和场所剂量监测结果。

（2）可作为受照者生物剂量计的结果，如淋巴细胞染色体畸变率、微核率、血象的检查结果等，以及据此推算的生物剂量数据；以及受照者生物样品分析结果。

（3）详细的临床表现、实验室检查结果和与辐射作用有关的特殊实验室检查结果。

（4）需要排除其他可能的原因或疾病，并列出排除的依据。

四、职业接触机会

（1）石油和天然气开采业：钻井、测井；

（2）有色金属矿采选业：有色矿打孔、炮采、机采、装载、运输、回填、支护、采矿辅助、破碎、筛选、研磨、重选、磁选、电选、选矿辅助；

（3）造纸及纸制品业：原纸涂布；

（4）无机酸制造业：钨酸合成；

（5）有机化工原料制造业：苯酐氧化；

（6）合成橡胶制造业：丁苯橡胶聚合、丁腈橡胶聚合、顺丁橡胶聚合、乙丙橡胶聚合、乙丙橡胶回收；

（7）合成纤维单（聚合）体制造业：对二甲苯氧化、DMT 酯化、PTA 氧化、PTA 精制、聚酯聚合；

（8）日用化学产品制造业：感光材料检验、片基制备；

（9）医药工业：放射性药物生产；

（10）化学纤维工业：锦纶缩聚；

（11）塑料制品业：塑料薄膜测厚；

（12）钢压延加工业：钢管探伤；

（13）稀有金属冶炼业：稀土酸溶、稀土萃取、稀土沉淀、钽铌矿分解、氧化钽（铌）制取、氧化钇制取、碳化钽制取；

（14）金属制品业：金属构件探伤；

（15）机械工业：机械设备探伤、医疗器械调试、射线装置生产；

（16）交通运输设备制造业：船舶电气安装、船用仪器装配、核反应堆安装、放射性物质运输；

（17）电子及通信设备制造业：高压老炼、电视机调试；

（18）仪器仪表及其他计运器具制造业：放射源装配；

（19）核燃料工业：铀矿开采、铀矿加工、铀矿浓缩、铀矿转化、核反应堆安装、核反应堆运行、受照燃料后处理；

（20）射线探伤业：射线照相、γ 射线探伤、Z 射线显像探伤、射线显像探伤、中子照相术、加速器探伤；

（21）辐照加工业：γ 辐照加工、电子束辐照加工、辐射灭菌、辐射食品保鲜、涂层辐射固化、辐射交联，辐射聚合；

（22）辐射应用业：荧光涂料、放射性同位素生产和经销、含密封型放射源、仪表的生产和使用、加速器运行；

（23）非密封型放射源应用业：放射性同位素实验室、汽灯纱罩、同位素示踪；

（24）辐射医学：X 线透视检查、X 线摄影检查，发射计算机断层成像术应用、核医学、放射性药物诊断性应用、近距离辐射治疗法、远距离辐射治疗法、放射性药物治疗、介入治疗、组织间质疗法；

（25）辐射农业：育种、杀虫；

（26）国防工业：核武器生产、海舰核动力装置；

（27）放射性废物贮存和处置业：废物库、处理场；

（28）其他能够接触到放射线作业工种。

第一节 外照射急性放射病

大剂量具有穿透性的高频电磁波（如 X 和 γ 射线）或高线能转换（高 LET）的中子引起，也可由亚原子粒子形成的带正、负电荷的粒子（如 α 和 β 粒子）引起。在战时，核武器可杀伤大量人群。平时，放射事故照射可引起急性或亚急性放射病及皮肤损伤。接受放射线者不注意防护，长期受照于超过剂量限值的射线，也可得慢性放射病。受损伤的主要是细胞，细胞受损伤后器官组织丧失功能，出现临床症状，造成放射病。

一、疾病概述

是指人体一次或短时间（数日）内分次受到大剂量外照射引起的全身性疾病。外照射引起的急性放射病根据其临床特点和基本病理改变，分为骨髓型、肠型和脑型三种类型，其病程一般分为初期、假愈期、极期和恢复期四个阶段。主要包括以下三种。

（1）骨髓型急性放射病，又称造血型急性放射病是以骨髓造血组织损伤为基本病变，以白细胞数减少、感染、出血等为主要临床表现，具有典型阶段性病程的急性放射病。按其病情的严重程度，又分为轻、中、重和极重四度。

（2）肠型急性放射病，是以胃肠道损伤为基本病变，以频繁呕吐、严重腹泻以及水电解质代谢紊乱为主要临床表现，具有初期、假缓期和极期三阶段病程的严重的急性放射病。

（3）脑型急性放射病，是以脑组织损伤为基本病变，以意识障碍、定向力丧失、共济失调、肌张力增强、抽搐、震颤等中枢神经系统症状为特殊临床表现，具有初期和极期两阶段病程的极其严重的急性放射病。

二、疾病病因

组织受损的轻重取决于放射线剂量大小、受损伤的细胞多少、范围和受照部位的器官和组织的重要与否。一般认为，放射的直接损伤表现为细胞的死亡，不能再增殖新的组织，抵抗力降低，血管破裂出血，组织崩溃，出、凝血时间延长等。放射的间接损伤可以引发肿瘤、白血病，寿命缩短，反复感染，发生贫血和溃疡等。放射的局部损伤可在受照后几个月或几年后才出现。全身性疾病只有在机体内几个器官组织受损或全身受照时才发生。

三、主要治疗措施

根据病情程度和各期不同特点，尽早采取中西医综合治疗措施。

1. 骨髓型急性放射病的治疗

（1）轻度：一般不需特殊治疗，可采取对症处理，加强营养，注意休息。对症状较重或早期淋巴细胞数较低者，必须住院严密观察和给予妥善治疗。

（2）中度和重度：根据病情采取不同的保护性隔离措施，并针对各期不同临床表现，制定相应的治疗方案。

病情初期时，镇静、脱敏止吐、调节神经功能、改善微循环障碍，尽早使用抗辐射药物。病情假愈期时，有指征地（白细胞总数低于 $3.0 \times 10^9/L$，皮肤黏膜出血）预防性使用抗菌药物，主要针对革兰氏阳性细菌，预防出血，保护造血功能。当白细胞总数低于 $2.0 \times 10^9/L$、血小板数低于 $50 \times 10^9/L$ 时，及早使用造血生长因子（rhG-CSF/rhGM-CSF）也可输注经 γ 线 15~25Gy 照射的新鲜全血或血小板悬液。病情极重期时，根据细菌学检查或对感染源的估计，积极采取有效的抗感染措施（特别注意针对革兰氏阴性细菌）。消毒隔离措施要严密，根据需要和可能使用层流洁净病室。控制出血，减轻造血损伤，输注经 γ 线 15~25Gy 照射的新鲜全血或血小板悬液。纠正水电解质紊乱。注意防止肺水肿。病情恢复期时，强壮治疗，促进恢复。

（3）极重度：可参考重度的治疗原则。但要特别注意尽早采取抗感染、抗出血等措施。及早使用造血生长因子。注意纠正水电解质紊乱，可保留 Hickman 导管插管，持续输液，积极缓解胃肠和神经系统症状，注意防治肠套叠。在大剂量应用抗菌药物的同时，要注意霉菌和病毒感染的防治。一般对受照 9Gy 以上的病人，有人类白细胞抗原（HLA）相合的合适供者时，可考虑同种骨髓移植，注意抗宿主病的防治。

2. 肠型急性放射病的治疗

根据病情程度，采取积极综合对症的支持治疗，特别注意早期的妥善处理。

对轻度肠型放射病病人尽早无菌隔离，纠正水、电解质、酸碱失衡，改善微循环障碍，调节植物神经系统功能，积极抗感染、抗出血，有条件时及时进行骨髓移植。对于重度肠型放射病病人应用对症治疗措施减轻病人痛苦，延长生命。

3. 脑型急性放射病的治疗

减轻病人痛苦，延长病人存活时间。可积极采用镇静剂制止惊厥，快速给予脱水剂保护大脑，抗休克，使用肾上腺皮质激素等综合对症治疗。

四、急性放射病临床治愈后的处理

长期脱离射线工作，病情稳定后进行严密医学随访观察和定期健康鉴定，注意可能发生的远期效应，并予以相应的处理，根据恢复情况可疗养，休息或安排适当工作。长期脱离射线工作，注意可能发生的远期效应，并予以相应的处理。

第二节　外照射亚急性放射病

该病主要发生于放射工作人员或非放射工作人员长期接触高剂量射线导致的疾病。使体内累积接受大于全身均匀剂量 1Gy 的外照射。在较长时间（数周至数月）内连续或间断累积接受大于全身均匀剂量 1Gy 的外照射。

一、疾病症状

（1）全血细胞减少及其有关症状

（2）淋巴细胞染色体畸变中既有近期受照射诱发的非稳定性畸变，同时又有早期受照残存的稳定性畸变，二者均增高。

（3）骨髓检查增生减低，如增生活跃须有巨核细胞明显减少及淋巴细胞增多。

二、症状体征

1. 轻度

（1）发病缓慢。贫血、感染、出血较轻。血象下降较慢，骨髓有一定程度损伤。

（2）血象：血红蛋白 男<120g/L，女<100g/L，白细胞计数<4×10^9/L，血小板计数<80×10^9/L。早期可能仅出现其中 1~2 项异常。

（3）骨髓象：骨髓粒、红、巨核系中二系或三系减少，至少有一个部位增生不良，巨核细胞明显减少。

2. 重度

（1）发病较急，贫血进行性加剧，常伴感染、出血。

（2）血象：血红蛋白<80g/L，网织红细胞<0.5%，白细胞<1.0×10^9/L，中性粒细胞绝对值<0.5×10^9/L，血小板<20×10^9/L。

（3）骨髓象：多部位增生减低，粒、红、巨核三系造血细胞明显减少，如增生活跃须有淋巴细胞增多。

三、诊断检查

（1）在较长时间（数周至数月）内连续或间断累积接受大于全身均匀剂量 1Gy 的外照射。

（2）全血细胞减少及其有关症状。

（3）淋巴细胞染色体畸变中既有近期受照射诱发的非稳定性畸变，同时又有早期受照残存的稳定性畸变，二者均增高。

（4）骨髓检查增生减低，如增生活跃须有巨核细胞明显减少及淋巴细胞增多。

（5）能除外其他引起全血细胞减少的疾病，如阵发性睡眠性血红蛋白尿，骨髓增生异常综合征中的难治性贫血，急性造血功能停滞，骨髓纤维化，急性白血病，恶性组织细胞病等。

（6）一般抗贫血药物治疗无效。

（7）可伴有下列检查的异常：

①微循环障碍；②免疫功能低下；③凝血机制障碍；④生殖功能低下。

四、治疗方案

（1）脱离射线接触，禁用不利于造血的药物。

（2）保护并促进造血功能的恢复，可联合应用男性激素或蛋白同化激素与改善微循环功能的药物，如 654-2 等。

（3）纠正贫血，补充各种血液有形成分以防治造血功能障碍所引起的并发症。

（4）增强机体抵抗力，肌注丙种球蛋白，较重病例有免疫功能低下者，可静脉输注免疫球蛋白，或应用增强剂。

（5）白细胞<$1.0×10^9$/L 时，实行保护性隔离。

（6）其他抗感染、抗出血等对症治疗。

（7）注意休息，加强营养，注意心理护理。

第三节 外照射慢性放射病

外照射慢性放射病是指在较长时间内，连续或反复间断地受到超剂量当量限值的全身外照射，达到一定累积剂量当量后引起的以造血组织损伤为主并伴有其他系统改变的全身性疾病。外照射慢性放射病可发生在健康状况较差，修复能力较弱，不遵守防护和操作规程的各类放射工作人员，如应用 X 射线或放射性核素进行诊断和治疗的医务人员，X 射线或 γ 射线工业探伤、中子测井、核反应堆或加速器等的工作人员。慢性照射的生物效应与急性照射不同。一般地说，对慢性照射可耐受较大剂量，因为每次照射的剂量小，损伤轻，机体有修复能力，形成一个损伤—修复—再损伤—再修复的连锁过程，只有当积累剂量达到一定高度时，才产生临床效应。

一、疾病特点

外照射慢性放射病的临床特点是：发病慢、病程长、主观症状多、客观体征少。根据病情轻重程度可分为轻度、中度、重度。轻度临床表现有明显的无力型神经衰弱综合征，如头晕、疲倦、无力、失眠或嗜睡、多梦、记忆力减退、食欲不振等；并伴有植物神经功能紊乱现象。一般体格检查基本正常、有些病人血压可能在正常低值、束臂试验阳性（可能由于毛细血管脆性增加），基础代谢和甲状腺功能偏低等。工龄较长的放射科医务人员中，可见到手部皮肤干燥、粗糙、脱屑、皲裂现象，也可能有指甲纵嵴易脆裂、指纹变浅改变。比较肯定的客观指标就是外周血白细胞总数有不同程度的减少，较长时间持续在 $4.0×10^9$/L 以下；有些病人伴有血小板数减少，较少病人伴有血红蛋白降低，个别严重者可发生全血细胞减少。白细胞除数量减少外，有时可能伴有质的变化，如核固缩、核溶解、空泡和中毒性颗粒等的出现。骨髓检查可见增生活跃或低下。也可能有外周血淋巴细胞染色体畸变率和微核率增高。某些女病人可有月经不调，男病人精子减少或功能、形态不正常，甚至不育。并可伴有一项或多项不同器官或系统的功能异常，如免疫系统或内分泌系统等功能异常。轻度慢性放射病的症状轻而不稳定，病变属功能性，是可逆的；中度慢性放射病的症状增多且加重，从功能性不稳定的变化逐渐发展为器质性的稳定的病变，并累及更多的器官和系统；重度的病情更加严重，病变为不可逆，全身状况急剧恶化，并发感染、出血、多系统功能衰竭。

二、诊断原则

外照射慢性放射病无特异性诊断指标，所以诊断比较困难。要根据四项原则综合判断：①要有明确的接触放射的职业史，包括所受的照射剂量、工作量和工种、防护情况及同工作者的健康情况等；②临床表现，包括主观的和客观的所见；③实验室检查结果，除外周血和骨髓检查以外，还包括其他各器官系统的检查结果，并参考染色体畸变率和微核率；④还要除外其他的慢性疾病。

凡诊断为外照射慢性放射病者，无论病情轻重，均应脱离放射线，接受治疗。进行有针对性的中西医结合综合治疗，加强营养和适当的体育锻炼。轻度慢性放射病的预后良好，经过对症治疗，可以完全恢复健康，并可恢复放射性工作。中度慢性放射病经积极治疗后，多数病人可恢复或减轻，少数病人可能残留一些症状，或白细胞较长时间持续在正常水平以下。根据体力恢复情况，可适当参加一些力所能及的非放射性工作。重度的经积极合理治疗后，可能获得一些的近期疗效，可转入疗养院继续治疗和休养，不应再接触放射线。

三、疾病病因

（1）有长期连续或间断超剂量当量限值照射史，法定个人剂量记录显示平均年剂量 0.15Gy 以上或最大年剂量 0.25Gy，累积剂量当量达到或超过 1.5Gy。

（2）接触射线以前身体健康，接触数年后出现明显的无力型神经衰弱症状，其症状消长与脱离及接触射线有关。

（3）可有出血倾向。

（4）接触射线以前造血功能正常，接触数年后，血象经多次动态观察证明造血功能异常（采血部位应固定，以便自身对照）。

四、疾病预防措施

慢性放射病主要由职业性照射引起，是可以预防的：长期脱离射线工作，注意可能发生的远期效应。预防措施为：进行放射工作的建筑物和设备应符合安全防护要求；应制订操作规程和安全防护条例；从事放射工作的人员应经过专业训练，并应严格遵守操作规程和防护制度；应建立保健制度，按照放射工作人员的健康标准进行就业前和就业后定期体格检查，加强营养和体育锻炼以增强体质，并有营养津贴和休假；应建立保健手册，设置保健人员和监督机构，确保各项预防措施的执行；放射工作者在执行事先计划的超剂量当量限值的照射之前，应服用预防药物并作好必要的防护准备。

第四节　内照射放射病

慢性内照射放射病是经物理、化学等手段证实有过量放射性核素进入人体，形成放射性核素内污染，其有效累积剂量当量可能大于 1.0Sv；或者较长有效生物半衰期的放射性核素，一次或多次进入体内，使机体放射性核素摄入量超过相应的年摄入量限值几十倍以上。放射性核素长期超量蓄积在体内，可引起慢性内照射放射病。战时在没有防护设备下，在沾染地区停留过久，或长期处于核爆炸后的下风向及早期落下灰沉降区，可造成内照射放射损伤。此外，生产和使用开放性核素过程中，缺乏防护措施，放射性核素可通过消化道、呼吸道和损伤的皮肤进入体内。

一、症状特征

（1）内照射放射损伤取决于进入体内的放射性物质所致电离密度大小。因而 α 衰变的核素危害性最大，β 和 γ 衰变次之。与外照射不同，放射性核素在体内滞留时，按衰变规律不断释放射线，形成持续性照射源。在放射性核素全部从机体内排出或全部衰变完后，对机体的照射作用才停止。

（2）放射性核素进入体内的吸收、分布和排泄过程较为复杂，不同放射性核素的吸收量、蓄积部位、排出速度，因核素的理化特性、进入体内的途径以及体内蓄积部位的不同，而有很大差别。某些放射性核素，选择性蓄积于某些器官，造成靶器官的严重损伤。例如，亲骨型核素（90 锶、226 镭、239 钚），对骨髓造血功能和骨骼的损伤严重，晚期可诱发骨肿瘤。沉积于网状内皮系统的核素（232 钍、144 铈、210 钋等）对肝、脾损伤较重，引起中毒性肝炎，晚期可诱发肝肿瘤。亲肾型核素（238 铀、106 钌等）可引起肾脏损害，出现肾功能不全。

（3）不易由胃肠道吸收的放射性核素，从口腔进入后，绝大部分由肠道排出体外。气态及挥发性的核素，主要经呼吸道迅速排出。机体中某些代谢产物，能影响放射性核素在体内的蓄积和排出，如胆酸、乳酸、柠檬酸等。锶、镭等理化特性类似于钙与骨组织结合能力很强，因此排出率很低，晚期几乎不排出。

（4）某些核素的放射性虽较弱，但进入体内可产生化学毒性作用，如铀、钍对机体的损伤，化学毒性是主要因素。

（5）长期小量的放射性核素进入体内，形成一定量体负荷或肺负荷的内污染病例，与慢性外照射放射病患者不尽相同，机体可无近期放射性损伤征象，主要表现为远期效应，经过较长潜伏期，可以发生骨质疏松、恶性肿瘤等。

二、致病机理

造成体内污染放射性核素的来源主要有核工业生产中的开采矿石、放射性核素生产中的各个工序，工、农、医等行业中应用放射性核素的各个环节，反应堆和核动力装置的运行和维修等方面。

放射性核素进入人体的主要途径是通过消化道、呼吸道吸收，也可透过皮肤或从伤口吸收。如放射性核素可随污染的食品、水经口进入消化道，或以气态、气溶胶或粉尘状态经呼吸道进入人体。大部分放射性核素不易透过健康皮肤进入人体，但有一些气（汽）态的放射性核素（如氚、氡、碘等）和某些可溶性的放射性核素（如磷、铝等）也可经健康皮肤进入体内，特别是当皮肤破损时，则可大大增加吸收的速度和吸收率，如 ^{147}Pm（放射性钷元素）经擦的皮肤吸收率比正常皮肤高几十倍。

来自体外的那些放射性核素一次或较短时间（数日）内进入人体，使全身在较短时间内，均匀或比较均匀地受到照射，使其有效累积剂量当量可能大于 1.0Sv 或在相当长的时间内，放射性核素多次进入体内或较长有效半衰期的放射性核素一次或多次进入体内，致使机体放射性核素摄入量超过相应的年摄入量限值几十倍以上，即可引起内照射放射病。

内照射放射损伤的特点是：放射性核素在体内长时间持续作用，新旧反应或损伤与修复同时并存。靶器官损伤明显，如骨髓、网状内皮系统、肝、肾、甲状腺等。另外，某些放射性核素本身的放射性虽很弱，但具有很强的化学毒性，如铀对机体的损伤就是以化学毒性为主。此外，内污染还可能造成远期效应，对人体健康产生更为深远的危害。

三、预防措施

防止放射性核素对工作人员的内污染，应改进操作工艺，改善安全防护设备，同时应健全防护制度。严格遵守操作规程，做好个人防护，养成良好卫生习惯。在放射性工作场所内严格禁止吸烟、进食或存放食具。

（1）从事放疗的工作人员应加强个人防护，防止放射性核素进入体内。

（2）对接受放疗的患者，需严格掌握放疗的适应证，合理设计照射方法，制定正确的照射剂量。

（3）接触可能会造成内污染放射性核素的从业人员应做好个人防护工作，防止放射性核素进入体内。

（4）放射性工作从业人员，应做好上岗前及在岗期间每年一次的体检，必要时需进行应急健康检查。凡查出职业禁忌证者应禁止或脱离放射性工作。

第五节　放射性皮肤疾病

放射性皮肤病（Radioactive Skin Disease）是由于放射线（主要是 X 射线、β 射线、γ 射线及放射性同位素）照射引起的皮肤损伤。皮肤是人体面积最大的器官，它包围着整个人体，直接与周围环境接触，对于任何生产性有害因素，皮肤总是最先接触，因而职业性皮肤病在职业性疾病中，占有较大的比重。据湖南某市疾病预防控制中心调查，暴露于物理因素中的员工，皮肤病的患病率为 70.3%，而放射性皮肤病占物理因素皮肤病的首位。

一、放射性皮肤病类型

主要有：急性放射性皮肤损伤、慢性放射性皮肤损伤、放射性皮肤癌等。

1. 急性放射性皮肤损伤

急性放射性皮肤损伤（Acute Radiation Injuries of Skin）是指身体局部受到一次或短时间（数日）内多次大剂量（X 射线、γ 射线及 β 射线等）外照射所引起的急性放射性皮炎及放射性皮肤溃疡。潜伏期为数日，按损伤轻重分为 4 度。一般对表皮细胞的损伤，最初仅表现为细胞增殖减少。若超过阈剂量，局部可出现暂时性炎症反应，表现为毛囊丘疹和暂时脱发，即 I 度损伤。I 度损伤于照射局部出现，有界限清楚的红斑，2～6 周内最明显，有灼热和刺痒感，脱发，红斑消退后出现脱屑和色素沉着。随着放射剂量的增加，症状由干性皮炎（红斑）进展到渗出性反应，即 II 度损伤。1～3 周局部形成潮红、肿胀、水疱，继而形成浅表糜烂面、红斑、自觉灼热或疼痛，以后结痂，愈合遗留色素沉着、永久性脱发等。病变程度重时可累及真皮深部或皮下组织，形成腐肉及坏死性溃疡，即Ⅲ度损伤。数小时至10d，红斑出现麻木、瘙痒、水肿、剧烈刺痛、水泡、坏死、溃疡等，为Ⅳ度损伤。

急性放射性皮炎因损害程度和范围不同，可伴有白细胞下降及轻重不一的全身症状，严重者可危及生命。急性放射性损伤多见于操作违章或丢失放射源等事故。

2. 慢性放射性皮肤损伤

慢性放射性皮肤损伤（Chronic Radiation Injuries of Skin）由急性放射性皮肤损伤迁延而来或由小剂量射线长期照射（职业性或医源性）后引起的慢性放射性皮炎及慢性放射性皮肤溃疡。慢性放射性皮肤损伤分为3度。Ⅰ度为皮肤干燥、色素沉着或脱失、粗糙，指甲灰暗或出现甲纵嵴；Ⅱ度为皮肤角化过度、皲裂或萎缩变薄，毛细血管扩张，指甲增厚变形等；Ⅲ度为坏死溃疡、角质突起、指端角化融合、肌腱挛缩、关节变形、功能障碍等。

受到慢性放射性损伤，皮肤可发生扁平或疣状有质增生，或形成顽固性溃疡，可继发基底细胞癌或鳞癌。慢性放射性损伤多因超剂量照射或忽视个体防护所致。

3. 放射性皮肤癌（Skin Cancer Induced by Radiation）在电离辐射所致皮肤放射性损害的基础上发生的皮肤癌。

二、放射性损伤的预防措施

1. 时间防护

人体受到辐射的剂量与受照射时间成正比，照射时间越长，吸收的剂量越多，相应对身体的损伤也就越大。所以，减少人员在放射场中逗留的时间，便能起到防护作用。在某些特殊情况下，人员不得不在大剂量环境中工作时，应严格限制个人的操作时间，使受照剂量控制在适当的水平。

2. 距离防护

对于点状放射源，在不考虑空气对射线的吸收时，人体受到的剂量与距离的平方成反比，即距离增加一倍，剂量减少至1/4，所以应尽量增加人体与辐射源的距离，如遥控操作或采用适当的工具等。

3. 屏蔽防护

在实际工作中，仅靠时间和距离这两个因素来调节，往往有一定局限。为了取得更好的防护效果，还需要在放射源和人之间设置一定的屏蔽体，用以减少和消除放射对人体的损害。

对于不同的放射，应采取相应的屏蔽材料进行屏蔽防护。大部分需要屏蔽的放射是X射线和γ射线，屏蔽这两种射线的材料很多。根据材料的性质可分为两类：一类是高原子序数的金属材料，如铅、铁等，另一类是通用建筑材料，如混凝土、砖、土等。

4. 个体防护

开放源工作一定要根据不同工作性质，配用不同的个人防护用具，如手套、工作服、防护鞋、帽等。

第六节 放射性骨损伤

放射性骨损伤（Occupational Acute Chronic n-Hexane Poisoning）是人体全身或局部受到一次或短时间内分次大剂量外照射，或长期多次受到超过剂量当量限值的外照射所致骨组织的一系列代谢和临床病理变化称为放射性骨损伤。按其病理改变，分为骨质疏松、骨髓炎、病理骨折、骨坏死和骨发育障碍。

一、症状体征

骨损伤的程度与放射源性质、照射剂量、剂量率、照射次数、间隔时间、照射部位及范围等因素有关。照射剂量大、间隔时间短、范围大者出现时间早、程度重，一次大剂量照射比分次小剂量照射损伤重。

骨质疏松、骨髓炎、病理骨折、骨坏死是损伤的一个发展演变过程，骨损伤程度和X射线征象的变化与受照射剂量、照射后的时间相一致。同时与受照射局部的处理和保护是否得当也有关。

二、基本分类

（1）放射性骨质疏松：骨组织受电离辐射后骨细胞变性坏死，产生以骨密度减低为主的一系列病理变化过程。该症状多伴有局部皮肤的放射性皮炎改变。X射线征象：轻者骨小梁稀疏、粗糙；重者骨小梁网眼稀疏，有斑片状透光区，骨皮质显著增厚呈层板状或皮质白线消失。

（2）放射性骨髓炎：骨组织受到一定剂量电离辐射后在骨质疏松的基础上继发细菌感染而产生的炎性改变。该症状多伴有局部皮肤及软组织深达骨质的溃疡，常伴有不同程度的细菌感染；X射线征象：骨皮质密度减低、变薄、表面不光滑、骨质有不规则破坏伴附近骨质疏松，并可见不规则的斑片状透光区，偶尔也伴有骨质增生或死骨形成。

（3）放射性骨折：骨组织在骨质疏松和骨髓炎病变的基础上产生骨的连续性破坏。此类骨折为继发于放射性骨损伤（骨质疏松、骨髓炎、骨坏死）的病理性骨折。局部皮肤有放射性皮炎或溃疡存在。骨折发生前一般有程度不同的活动过度、外力作用等诱因，但有时诱因不明显。骨折多发生在持重骨（椎体、股骨颈、桡骨头、胫腓骨、锁骨和肋骨等）。X射线征象：有骨质疏松基础，两断端有骨质疏松改变，骨折线一般较整齐。

（4）放射性骨坏死：骨组织受到电离辐射后骨细胞或骨营养血管损伤，血循环障碍而产生的骨块或骨片的坏死。多在骨萎缩、骨髓炎或骨折的基础上发生。伴有局部皮肤及软组织的重度放射性损伤。X射线征象：在骨质疏松区内或骨折断端附近出现不规则的片状致密阴影，夹杂一些透光区。

（5）放射性骨发育障碍：骨与软骨受到电离辐射后骨的生长发育障碍；使骨的长

度和周径都小于正常发育的骨组织。多见于受照射时骨骺呈活跃增生的儿童（约6岁前或青春期少年）。局部皮肤可无明显放射损伤改变，或伴轻度放射性皮炎改变。X射线征象：骨与软骨生长发育迟缓，甚至停滞。长骨向纵向及横向生长皆有障碍，长度变短，骨干变细，皮质变薄。

三、影响因素

（1）放射性骨损伤属确定性效应，存在剂量阈值，但因各种射线的能量不同，受照射情况各异，身体各部位软组织厚薄不一，以及受照后处理不同，目前尚难以确定一个准确的通用阈剂量。本标准给出的引起骨损伤受照射剂量阈值仅是一个参考值范围。

（2）骨损伤的程度与放射源性质、照射剂量、剂量率、照射次数、间隔时间、照射部位及范围等因素有关。照射剂量大、间隔时间短、范围大者出现时间早、程度重，一次大剂量照射比分次小剂量照射损伤重。

（3）骨质疏松、骨髓炎、病理骨折、骨坏死是损伤的一个发展演变过程，骨损伤程度和X射线征象的变化与受照射剂量、照射后的时间相一致。同时与受照射局部的处理和保护是否得当也有关。

四、治疗方案及预防措施

（1）对已确定局部受照剂量超过骨损伤的参考阈剂量，无论有无骨损伤的临床或X线表现，均应脱离射线，凡出现骨损伤者，更应脱离放射线，或视全身情况改为非放射性工作。

（2）为预防和减轻放射性骨损伤的发生，应给予富含钙和蛋白质的饮食，注意适当活动。

（3）应用改善微循环和促进骨组织修复、再生的药物：如复方丹参、谷胱甘肽、抗坏血酸、降钙素、维生素A、维生素D、康力龙等蛋白同化激素，以及含钙制剂药物。

（4）有条件者也可应用高压氧治疗。

（5）注意避免骨损伤部位遭到外伤或感染，避免活检，皮肤出现明显萎缩或溃疡时应及时处理并采取手术治疗，用血循环良好的皮瓣或肌皮瓣覆盖，以改善局部的血液循环，消除创面。

（6）发生骨髓炎时，应给予抗感染治疗，并及时采取手术治疗，彻底清除坏死骨，以带血管蒂的肌皮瓣充填腔穴和修复创面。

（7）单个指骨或趾骨出现骨髓炎时，应及时截指（趾），如累积多个指（趾）而保留剩余个别指（趾）已无功能时，可考虑截肢，但应慎重。截肢高度应超过损伤的近端3~5cm。

（8）加强安全管理，防止发生放射性事故，以避免产生放射性骨损伤。

（9）为预防和减轻放射性骨损伤，放射性工作人员平时应给予富含钙和蛋白质的饮食，并注意适当运动，以促进骨骼健康。

（10）放射性工作人员，必须做好上岗前及在岗期间每年一次的体检，必要时需进行应急健康检查。凡查出职业禁忌证者应禁止或脱离放射性作业。

第七节　其他放射性疾病

一、放射性肿瘤

指接受电离辐射照射后发生的与所受该照射具有一定程度病因学联系的恶性肿瘤。职业放射性肿瘤指的是职业性照射后发生的肿瘤。判断依据为：

（1）有接受一定剂量某种射线照射的历史和受照法定个人剂量监测记录资料。

（2）受照经一定潜伏期后发生下列特定类型的原发性恶性肿瘤并且得到临床确诊。

①接受氡子体照射后发生的肺癌。

②接受 X 或 γ 射线照射后发生的白血病（除外慢性淋巴细胞性白血病）；甲状腺癌和乳腺癌（女性）。

③接受镭-226 α 射线照射后发生的骨恶性肿瘤。

④根据患者性别，受照时年龄，发病潜伏期和受照剂量计算，患恶性肿瘤起因于所受照射的病因概率（Probability Of Causation，PC）>50%者可判断为放射性肿瘤。

（3）职业性放射性肿瘤的诊断。

①起因于职业性照射的放射性肿瘤可以诊断为职业性放射性肿瘤。

②职业照射复合职业性化学致癌暴露，辐射致癌在危险增加中的相对贡献大于1/2，合计病因概率 PC>50%者也诊断为职业性放射性肿瘤。

（4）放射性肿瘤的处理原则。

根据恶性肿瘤的种类、类型和发展阶段采取与同类一般肿瘤相同的方法进行积极治疗与处理。

二、放射性甲状腺疾病

指电离辐射以内和/或外照射方式作用于甲状腺或/和机体其他组织所引起的原发或继发性甲状腺功能或/和器质性改变。疾病主要类型：

1. 急性放射性甲状腺炎

急性放射性甲状腺炎（Acute Radiation Thyroiditis）是指甲状腺短期内受到的大剂量急性照射后所致的甲状腺局部损伤及其引起的甲状腺功能亢进症。

处理原则：

（1）避免继续接触放射线或摄入放射性核素，促进体内排出。

（2）对症治疗。

（3）若转变为甲状腺功能减退，按照中慢性放射性甲状腺炎进行处理治疗。

2. 慢性放射性甲状腺炎

慢性放射性甲状腺炎（Chronic Radiation Thyroiditis）是指甲状腺一次或短时间（数

周）内多次或长期受射线照射后，导致的自身免疫性甲状腺损伤。

处理原则：

（1）脱离射线，补充甲状腺制剂，必要时可加用皮质激素。

（2）合并甲状腺功能减退症按前文相应症状进行处理。

3. 放射性甲状腺功能减退症

放射性甲状腺功能减退症（Radiation Hypothyroidism）是指甲状腺局部一次或短时间（数周）内多次大剂量受照或长期超剂量当量限值的全身照射所引起的甲状腺功能低下。

处理原则：

（1）亚临床型甲状腺功能减退症：密切观察病情，每年复查一次（禁用核素显像检查），TSH 及血脂持续升高者给予甲状腺制剂替代治疗，并暂时脱离射线，恢复后可继续从事放射性工作。

（2）临床型甲状腺功能减退症：脱离射线，甲状腺制剂替代及辅助治疗，每年定期复查，恢复后可继续从事射线工作，持续不恢复者终身替代治疗。

4. 放射性甲状腺良性结节

放射性甲状腺良性结节（Radiation Benign Thyroid Nodule）是指甲状腺组织受到大剂量或长期超剂量限值的照射后诱发的结节性病变。

处理原则：

（1）脱离射线，甲状腺制剂治疗，每年复查一次（禁用核素显像检查）；癌变者手术切除，按放射性甲状腺癌处理。

（2）合并甲状腺功能减退者按前文相应症状进行处理。

三、放射性性腺疾病

性腺对电离辐射是高度敏感器官之一，在辐射事故及职业性照射条件下常常引起不孕症及月经失常。放射性不孕症（Radiation Induced Infertility），性腺受一定剂量照射后所致的不孕称为放射性不孕症。根据剂量大小又分为暂时性及永久性不孕症。放射性闭经（Radiation Induced Amenorrhea），电离辐射所致卵巢功能损伤或合并子宫内膜破坏、萎缩、停经三个月以上称为放射性闭经。

1. 诊断原则

放射性不孕症，必须根据照射史、受照剂量（有个人剂量档案）、临床表现和实验室检查进行综合分析，排除其他因素和疾病方能做出诊断。

2. 症状表现

夫妇同居 2 年未怀孕。男性受到大剂量的照射晚期引起睾丸萎缩、变软，第二性征及性欲无改变。女性受到照射使子宫、输卵管、阴道、乳房萎缩变小，辐射致不孕的同时引起闭经，可能影响到第二性征，出现类更年期综合征临床表现。

3. 治疗措施

（1）暂时性放射性不孕症：暂时脱离射线，加强营养，每年复查，各项检查正常后可逐渐恢复射线工作。

（2）永久性放射性不孕症应脱离射线，进行中西医结合治疗，加强营养定期随访，每1~2年复查一次。

（3）男性受照在精子检查结果未恢复正常前应采取避孕措施。

（4）放射性闭经亦分为暂时性及永久性闭经（绝经），长期闭经可合并生殖器官萎缩及第二性征改变。

（5）为了进一步判断闭经是否伴有子宫内膜病变，可做治疗性试验。采用孕激素或雌激素治疗，观察停药后2~7d内是否有撤药性出血，如果试验3次皆无出血，说明伴有子宫内膜受损；如有出血，说明子宫内膜无明显损伤。进一步判断卵巢器官功能状态，应做相关激素测定。

四、放射复合伤及神经系统疾病

（一）放射性复合伤

放射复合伤是指人体同时或相继遭受放射损伤和一种或几种非放射损伤（如烧伤、冲击伤等），称为放射复合伤。

（二）放射性神经系统疾病

神经系统各部位经电离辐射所产生的组织不良反应，是头颈部恶性肿瘤、脑血管畸形及胸部肿瘤等放射治疗的主要并发症之一，偶发于电离辐射事故中。其不良反应可能与照射总剂量、每次照射分量的大小、照射总的时间和被照射的神经组织的容积和部位有关。每个患者的安全照射剂量可根据患者原神经系统疾病性质、先前的外科手术、伴用的化疗药物和个体敏感性推算。

1. 病因

放射性脑脊髓损伤主要是辐射通过直接损伤、血管破坏、自身免疫及自由基损伤等机制引起神经组织破坏及炎症反应，导致血-脑屏障改变而产生脑水肿和颅内压增高。神经组织对于放射损害的抵抗相对较强。脑或脊髓的放射性坏死多数是由于放射性血管病-血管壁增厚和血栓形成，继发缺血性或出血性坏死。早期延缓性放射性脊髓病为脱髓鞘性变和少支胶质细胞增生。晚期延缓性颅神经与周围神经放射病为神经纤维变性与神经丛缺血。

2. 症状表现

有超剂量放射史，一定潜伏期后发病、病变部位和症状与放射源照射部位一致。具体如下：

（1）原发性损伤

①脑1~2d内发病，表现为急性脑病的症状。6~16周发病，表现为嗜睡、局灶体征。数月~数年，表现为痴呆、局灶体征。

②脊髓6~16周发病，表现为莱尔米特征（Lhermitte's）（即低头时，出现从颈部沿着背部脊椎向下肢或四肢放射性的触电感，头复位时，症状消失）。数月至数年，表现为横贯性脊髓病。

③周围神经病数月至数年发病，表现为瘫痪、感觉缺失。

（2）继发性损伤

①多部位损伤表现为脑、颅，和/或周围神经鞘瘤。

②动脉（动脉粥样硬化）表现为脑梗死。

③内分泌器官表现为代谢性疾病。

3. 检查手段

常规 CT、MRI、磁共振波谱、PET-CT 等影像学检查。

主要依靠放射接触史、临床症状和常规影像学检查。有超剂量放射史，一定潜伏期后发病、病变部位和症状与放射野照射部位一致。辅以 CT 与 MRI 检查，一般可做出诊断。此病必须与肿瘤复发或转移相鉴别。

4. 并发症

早期延缓性放射性脊髓病为脱髓鞘性变和少支胶质细胞增生。晚期延缓性颅神经与周围神经放射病为神经纤维变性与神经丛缺血。罕见地，放射治疗可在治疗结束后多年引起胶质瘤，脑膜瘤或周围神经鞘膜瘤。

5. 主要治疗措施

在放射治疗中出现放射性神经损伤时应立即停止放疗。采用综合治疗，包括减轻水肿、改善微循环、营养神经、清除氧自由基等，严重者可手术切除坏死病灶。尤其是用皮质激素治疗可望改善症状。应注意预防放射性神经损伤为宜；一旦造成本病，治疗是困难的。

典型案例

2011 年 3 月 11 日，日本当地时间 14 时 46 分，东京东北部的宫城县外海发生 9 级特大地震，并引发巨大海啸，造成重大人员和财产损失。地震和海啸后，震中附近的福岛第一核电站因备用供电柴油机故障、部分结构厂房震裂等一系列原因出现严重故障，发生非常严重的核事故，该事故当时没有造成人员死亡，但部分抢修人员受到过量照射，核泄漏污染了核电站附近广大地区，空气、地表、食品和饮水出现严重放射性污染。

参与事故早期现场参抢修的有 279 人，其中 50 人为"福岛勇士"，主要是核电厂工作人员、承包商工作人员和消防队员及自卫队员。截止到 4 月 1 日，有 21 人受到累积超过 100 mSv（毫西弗）的照射，其中 3 人（均为承包商工作人员）受照剂量为 173~180mSv。这 3 人从 3 月 24 日上午 10 点左右起，开始在 3 号机组涡轮厂房内进行电缆铺设作业，脚部浸在水中，皮肤可能被 β 射线灼伤（腿部剂量估计为 2~6Sv），2 人曾入院治疗，后出院。目前确定的抢险工作能够接受的剂量上限为 250 mSv。这也是基本没有早期临床症状的剂量上限。地震和海啸造成核电站 5 名工作人员死亡，2 人在机组爆炸中失踪，遗体于 4 月 2 日发现。

日本政府依据对形势的判断，先后撤离疏散了第一和第二核电厂附近 2km（11 日当晚 8 时）、3km 内、10km 内（12 日下午），后来到 20 km 范围内（12 日晚间）的居民，并准备发放碘片。到 3 月 13 日，共撤离疏散了核电厂附近 20km 内的 21 万人，其中 3km 内的约数十人甚至上百人被放射性落下灰沾染。到 16 日，要求 20~30km 的居民就地避迁或隐蔽。到 18 日晚间，决定转移 20~30 km 内所有医院的 1100 名患者。到 25 日，政府要求 20~30km 范围内的居民自愿撤离。距离核电站 40 km 西北方向的 1 万人也被撤离。附近的居民也有自发撤离。距离核电站近 100 公里的福岛市和几百公里以外的东京等城市居民也有自发逃离。

日本福岛事故的教训说明，在设计、运行及抵御重大次生灾害方面，在保护工作人员和公众健康方面，核电站的安全运行面临新的挑战；同时也给我国各有关部门、有关行业与企业如何提高预防职业性放射性疾病的水平，提出了更高要求。

习　题

1. 试述职业性放射性疾病类型。
2. 试述职业性放射性疾病的接触机会。
3. 试述职业性放射性疾病的主要预防措施。
4. 结合某一生产企业现状，谈谈职业性放射性疾病的危害情况，并提出相应的防治对策和措施。

第九章　职业性传染病

第一节　职业性传染病的特点及防治措施

一、职业性传染病的特点

所谓传染病，即传染性疾病，是由病原体引起的，能在人与人、动物与动物或人与动物之间相互传染的疾病。而职业性传染病则是在职业生产过程由职业性有害因素所致的一种传染病，它既具有传染病的特点，又具有职业病的特点，与患病者所从事的职业有着必然的内在联系。传染病都有病原体，每一种传染病都有它特异的病原体，包括微生物和寄生虫。传染病都有传染性，传染病的病原体可以从一个人经过一定的途径传染给另一个人，且有比较固定的传染期，排出病原体，污染环境，传染他人。传染病患者大都有免疫性，在其疾病痊愈后，都可产生不同程度的免疫力，机体感染病原体后可以产生特异性免疫，感染后免疫属于自动免疫。传染病都是可以预防的，通过控制传染源，切断传染途径，增强人的抵抗力等措施，可以有效地预防传染病的发生和流行。传染病又有流行病学特征，传染病能在人群中流行，其流行过程受自然因素和社会因素的影响，并表现出多方面的流行特征。

目前发现的职业性传染病大都是由各种微生物病菌引起的，常见的有炭疽、布氏杆菌病、森林脑炎等三种类型。

二、职业性传染病的一般预防措施

预防职业性传染病，除运用预防职业病的常规措施外，还要运用预防传染病的常规措施，这些措施包括：

1. 要注意管理传染源

对患者和病原体携带者实施管理，要求早发现、早诊断、早隔离、积极治疗患者。对动物传染源，有经济价值的野生动物及家畜，应隔离治疗，必要时宰杀，并加以消毒；无经济价值的野生动物发动群众予以捕杀。

2. 要有效切断传播途径

要根据传染病的不同传播途径，采取不同防疫措施。对肠道传染病要做好床边隔离，吐泻物消毒，加强饮食卫生及个人卫生，做好水源及粪便管理。对呼吸道传染病，应使室内开窗通风，空气流动、空气消毒，个人戴口罩。对虫媒传染病，应有防虫设备，并采用药物杀虫、防虫、驱虫。

3. 要保护好易感人群

要提高人群抵抗力，有重点、有计划地预防接种，提高人群特异性免疫力。人工自动免疫是有计划地对易感者进行疫苗、菌苗、类毒素的接种，接种后免疫力在 1~4 周内出现，持续数月至数年。人工被动免疫是在紧急需要时注射抗毒血清、丙种球蛋白、胎盘球蛋白、高效免疫球蛋白，注射后免疫力迅速出现，维持 1~2 月即失去作用。

以上三个方面的措施，应在可能发生职业性传染病的生产过程中始终注意贯彻执行。

第二节　职业性传染病的类型

一、炭疽病及其病源和防治

炭疽病是由炭疽杆菌所致的人畜共患传染病。原系食草动物（羊、牛、马等）的传染病，人因接触这些病畜及其产品或食用病畜的肉类而被感染，主要表现为局部皮肤坏死及特异的黑痂，或表现为肺部、肠道及脑膜的急性感染，有时伴有炭疽杆菌性败血症。

炭疽病的传染源主要为患病的食草动物，如牛、羊、马、骆驼等，其次是猪和狗，它们可因吞食染菌食物而得病。人直接或间接接触其分泌物及排泄物可感染。炭疽病人的痰、粪便及病灶渗出物具有传染性。该病的传播途径：①经皮肤黏膜由于伤口直接接触病菌而致病，病菌毒力强者也可直接侵袭完整皮肤；②经呼吸道吸入带炭疽芽孢的尘埃、飞沫等而致病；③经消化道摄入被污染的食物或饮用水等而感染。因此人群普遍易感，但发病与否与人体的抵抗力有密切关系。

炭疽的预防首先应管理好传染源，及时切断传播途径。对感染病人应隔离和治疗；对病人的用具、被服、分泌物、排泄物及病人用过的敷料等均应严格消毒或烧毁，尸体火化；对可疑病畜、死畜必须同样处理，禁止食用或剥皮；对可疑污染的皮毛原料应消毒后再加工；牧畜收购、调运、屠宰加工要有兽医检疫；防止水源污染，加强饮食、饮水监督。其次是要保护易感者，对从事畜牧业，畜产品收购、加工、屠宰业，兽医等工作人员及疫区的人群，可给予炭疽杆菌减毒活菌苗接种，每年接种 1 次。与患者密切接触者，可以应用药物预防。

二、布氏杆菌及其病源和防治

布氏杆菌病是由布鲁杆菌引起的人畜共患急性传染病。布鲁氏菌为革兰阴性的短小球杆菌，有 6 个生物种及 19 个生物型，感染人群的主要是羊、猪和牛型菌，其中羊型对人致病力最强，是国内的主要致病菌，猪型次之，牛型对人致病力弱。其致病主要与活菌及其内毒素有关，细菌进入人体引起菌血症及毒血症，而出现发热等临床症状。细菌可反复进入血流而引起临床症状反复发作。该病亦可引起各种变态反应，是慢性布氏

169

杆菌病的主要病变。由于病原菌主要在细胞内繁殖，抗菌药物和抗体均不易进入，因而导致该病不易根治。

布氏杆菌病的预防要注意如下几点：病人病畜应彻底治疗及隔离；加强畜产品的卫生监督，不出售及食用病畜肉；生乳应经巴氏消毒及煮沸饮用；注意个人防护；对可能受染者预防接种，可用 M-104 冻干活菌苗皮肤划痕接种，第二年复种一次。

三、森林脑炎及其病源和防治

森林脑炎又称苏联春夏脑炎或称远东脑炎，是由森林脑炎病毒经硬蜱媒介所致自然疫源性急性中枢神经系统传染病。森林脑炎病毒属于虫媒病毒乙群，为 RNA 病毒，可在多种细胞中增殖，耐低温，而对高温及消毒剂敏感，野生啮齿动物及鸟类是主要传染源，林区的幼畜及幼兽也可成为传染源，传播途径主要由于硬蜱叮咬。人群普遍易感，但多数为隐性感染，仅约1%出现症状，病后免疫力持久。该病主要见于我国东北及西北原始森林地区。流行于 5~6 月份，8 月份后下降。多散发，林区采伐工人患病比较多。潜伏期为 7~21d，多数为 10~12d。该病的临床特点，一是全身毒血症状，发热、头痛、身痛、恶心、呕吐、乏力；少数有出血疹及心肌炎表现；热程为 7~10d。二是神经系统症状，意识障碍，脑膜刺激征。第 2 病日后，可出现颈肌及肩胛肌弛缓性瘫痪，以致头下垂及手臂不能上举，摇摇无依。脑神经及下肢受累少见。瘫痪 2~3 周可恢复，约半数肌肉萎缩。轻症可无明显神经症状。

预防森林脑炎首先要加强防蜱灭蜱。其次要在林区工作时穿五紧防护服及高筒靴，头戴防虫罩；衣帽可浸邻苯二甲酸二甲酯，每套 200g，有效期 10d。再次是要注意预防接种，每年 3 月前注射疫苗，第 1 次 2mL，第 2 次 3mL，间隔 7~10d，以后每年加强1 针。

四、艾滋病（限于医疗卫生人员及人民警察）

艾滋病是一种危害性极大的传染病，由感染艾滋病病毒（HIV 病毒）引起。HIV是一种能攻击人体免疫系统的病毒。它把人体免疫系统中最重要的 CD4T 淋巴细胞作为主要攻击目标，大量破坏该细胞，使人体丧失免疫功能。因此，人体易于感染各种疾病，并可发生恶性肿瘤，病死率较高。HIV 在人体内的潜伏期平均为 8~9 年，患艾滋病以前，可以没有任何症状地生活和工作多年。

研究认为，艾滋病起源于非洲，后由移民带入美国。1981 年 6 月 5 日，美国疾病预防控制中心在《发病率与死亡率周刊》上登载了 5 例艾滋病病人的病例报告，这是世界上第一次有关艾滋病的正式记载。1982 年，这种疾病被命名为"艾滋病"。不久以后，艾滋病迅速蔓延到各大洲。1985 年，一位到中国旅游的外籍人士患病入住北京协和医院后很快死亡，后被证实死于艾滋病，这是我国第一次发现艾滋病病例。

HIV 感染者要经过数年、甚至长达 10 年或更长的潜伏期后才会发展成艾滋病病人，因机体抵抗力极度下降会出现多种感染，如带状疱疹、口腔霉菌感染、肺结核，特殊病原微生物引起的肠炎、肺炎、脑炎，念珠菌、肺孢子虫等多种病原体引起的严重感染等，后期常常发生恶性肿瘤，并发生长期消耗，以至全身衰竭而死亡。

虽然全世界众多医学研究人员付出了巨大的努力，但至今尚未研制出根治艾滋病的特效药物，也还没有可用于预防的有效疫苗。艾滋病已被我国列入乙类法定传染病，并被列为国家卫生监测传染病之一。

医护人员、警察等可能在工作中因接触艾滋病病毒携带者而面临"职业暴露"，存在被感染的风险。医疗卫生人员在工作中，经常被针刺或者直接接触携带各种病原微生物的血液、体液、分泌液、排泄物等。调查美国 1202 名医护人员 HIV 职业暴露显示：80%为针刺伤，8%为利器损伤，7%为开放性伤口感染。从艾滋病的流行传播趋势来看，医疗卫生人员职业暴露的风险是很高的，根据卫生部门 2011 年的统计，我国艾滋病职业暴露事件中近七成为医疗机构为病人提供手术或其他医疗操作所致。同样警察在执行任务过程中也会接触艾滋病病毒携带者的血液、体液、分泌液等，职业暴露的风险很高。

经过集中修订及公开征求意见，此次印发的《职业病分类和目录》规定，医疗卫生人员及人民警察在职业活动或者执行公务中，被艾滋病病毒感染者或病人的血液、体液，或携带艾滋病病毒的生物样本，或废弃物污染了皮肤或者黏膜，或者被含有艾滋病病毒的血液、体液污染了的医疗器械或其他锐器刺破皮肤感染的艾滋病，均纳入职业性传染病范畴。

五、莱姆病

莱姆病是一种以蜱为媒介的螺旋体感染性疾病，是由伯氏疏螺旋体所致的自然疫源性疾病。我国于 1985 年首次在黑龙江省林区发现本病病例，以神经系统损害为最主要的临床表现。其神经系统损害以脑膜炎、脑炎、颅神经炎、运动和感觉神经炎最为常见。其中一期莱姆病仅用抗生素即可奏效，至二期、三期用抗生素无济于事，特别是神经系统损害更缺乏特效疗法。早期以皮肤慢性游走性红斑为特点，以后出现神经、心脏或关节病变，通常在夏季和早秋发病，可发生于任何年龄，男性略多于女性。发病以青壮年居多，与职业相关密切。以野外工作者、林业工人感染率较高。

（一）病因
由蜱传播的伯氏（Burgdorferi）疏螺旋体为病原体。

（二）临床表现
1. 主要症状
（1）潜伏期 3~32d，平均 7d 左右。临床症状可分三期。
（2）第一期 主要表现为皮肤的慢性游走性红斑，见于大多数病例。病初常伴有乏力、畏寒发热、头痛、恶心、呕吐、关节和肌肉疼痛等症状，亦可出现脑膜刺激征。局部和全身淋巴结可肿大。偶有脾大、肝炎、咽炎、结膜炎、虹膜炎或睾丸肿胀。
（3）第二期 发病后数周或数月，15%和 8%的患者分别出现明显的神经系统症状和心脏受累的征象。
（4）第三期 感染后数周至 2 年内，约 80%的患者出现程度不等的关节症状，如关节疼痛、关节炎或慢性侵袭性滑膜炎。以膝、肘、髋等大关节多发，小关节周围组织亦可受累。主要症状为关节疼痛及肿胀，膝关节可有少量积液。常反复发作。

2. 病人体征

（1）皮肤病变。

常为首发症状，特征性表现为慢性游走性红斑，初期为红色斑疹或丘疹，逐渐扩大成环状损害。一般出现在蜱叮咬后 3~32d，好发于躯干、大腿、腹股沟、腋下等处。

（2）神经系统病变。

约见于 15% 的患者，与皮疹同时或消退后 1~6 周出现。表现为脑膜炎、脑神经炎、舞蹈症、小脑共济失调，出现脑膜刺激征、昏迷、面瘫或三叉神经痛等。

（3）心脏病变。

见于 8% 左右的患者，常于皮损出现 3 周后发生房室传导阻滞、心肌炎、心包炎或全心炎等。

（4）关节病变。

约见于 60% 的患者，多累及大关节，尤其是膝关节，反复发作肿胀、疼痛，10% 的患者可转变为慢性关节炎。

（5）其他表现。

发热、乏力、肌痛、恶心、呕吐、结膜炎、虹膜炎、淋巴结及肝脾大等。

（三）治疗措施

1. 抗生素

对莱姆病的各种病变均有效。

（1）四环素每日 4 次，疗程 10~20d。为早期病例的首选药物。孕妇、哺乳期妇女和儿童禁用。

（2）阿莫西林每日 3 次，疗程 14~21d。

（3）青霉素静脉滴注每日 1~2 次，疗程 14~21d。

（4）其他多西环素、第 3 代头孢霉素等可选用。

2. 非甾体抗炎药

用于莱姆病关节炎的治疗，如消炎痛、芬必得等。

3. 糖皮质激素

适用于莱姆病脑膜炎或心肌炎患者。泼尼松，症状改善后逐渐减量至停药。

4. 严重房室传导阻滞患者

应积极对症处理。严重的关节炎可行滑膜切除。

习　题

1. 试述职业性传染病的特点及分类。

2. 试述职业性传染病的主要预防措施。

3. 结合某一行业或企业特点，谈谈职业性传染病的危害情况，并提出相应的防治对策和措施。

第十章　职业性肿瘤

第一节　职业性致癌因素及其作用特征

一、概述

肿瘤已成为一类严重危害人类生命和健康的疾病，是当今全球突出的公共卫生问题。国际癌症研究中心（IARC）的数据表明，2000 年，世界恶性肿瘤新发病例为1005.6 万例，恶性肿瘤死亡病例 621 万例，根据目前癌症的发病趋势，2020 年全世界癌症发病率将增加 50%。据统计，我国恶性肿瘤年发病例约为 200 万例，死亡 150 万人，平均每死亡 5 个人中，就有 1 人死于恶性肿瘤。恶性肿瘤与劳动者职业活动不无关系。调查数据表明，2011 年我国新增癌症病例约 337 万例，比 2010 年增加 28 万例，这相当于每分钟就有 6 个人得癌。

人们在工作环境中长期接触致癌因素，经过较长的潜伏期而患某种特定肿瘤，称职业性肿瘤或职业癌。能引起职业性肿瘤的致病因素，称职业性致癌因素。职业性致癌因素可包括化学的、物理的和生物的因素等三类，其中最常见的是化学性致癌因素。职业肿瘤的历史可追溯到 1775 年，英国外科医生 Percival Pott 首次报告扫烟囱工人患阴囊癌，其后陆续发现职业性致癌物质或致癌生产过程。迄今国际癌症研究中心（IARC）确认为与工农业生产有关的人类化学致癌物质或工业过程有 40 多种。近年来，有关物理因素所致职业性肿瘤的报道也日渐增多，主要以电离辐射为主，它可以引起白血病、肺癌、皮肤癌、脑癌、甲状腺癌、乳腺癌、骨肿瘤等。非电离辐射如紫外线可引起黑色素皮肤癌也常有报道。射频辐射目前被国际癌症研究中心归为可能致癌物质。目前国际上已公认的主要职业性致癌因素有：燃煤烟灰引起阴囊癌；沥青、煤焦油引起皮肤癌；页岩润滑粉引起阴囊癌；切削油引起阴囊癌；焦炉煤气、铬酸盐、氯甲醚引起肺癌；无机砷酸盐引起皮肤癌、肺癌；镍引起鼻腔癌、肺癌；石棉引起肺癌、胸腹膜间皮瘤；芥子气引起肺癌、上呼吸道癌；氯乙烯引起肝血管肉瘤；苯引起白血病；13 萘胺、d 萘胺、联苯胺、4-氨基联苯引起膀胱癌；硬木家具工易引起鼻窦癌；电离辐射（放射线）引起肺癌、皮肤癌、骨肉瘤、白血病。我国目前确定的职业病名单中职业肿瘤有 8 种：①联苯胺所致膀胱癌；②石棉所致肺癌、间皮瘤；③苯所致白血病；④氯甲醚所致肺癌；⑤砷所致肺癌、皮肤癌；⑥氯乙烯所致肝血管肉瘤；⑦焦炉逸散物所致肺癌；⑧铬酸盐制造业所致肺癌。

二、职业性致癌因素的典型作用特征

职业性致癌因素一般存在如下典型特征:

1. 潜伏期

肿瘤的发生通常有一定的时间过程。在首次接触致癌物到肿瘤发生有一个明显的间隔期,称为潜伏期。对人类,致癌物致癌的潜伏期最短 4~6 年,如放射线致白血病;最长达 40 年以上,如石棉诱发间皮瘤。但大多数职业肿瘤的潜伏期较长,为 12~25年。尽管如此,由于职业性接触程度较强,职业肿瘤发病年龄比非职业性同类肿瘤提前,如芳香胺引起的泌尿系统癌症,发病年龄以 40~50 岁多见,较非职业性的早 10~15 倍。

2. 阈值问题

对于大多数毒物的毒性作用存在阈值或阈剂量,即超过这个剂量时才可引起健康损害。因此,在预防工作中,以此作为安全接触剂量的依据。但是对职业性致癌物来说,是否存在阈值尚有争论。然而大多数致癌物的致癌作用发展过程均有前期变化(增生、硬化等),肿瘤是"继发产物",具有此种作用确定阈值就更有可能。故目前主张有阈值者获较多支持,一些国家已据此规定了"尽可能低"的职业致癌物接触的"技术参考值"。但阈值问题并没有很好解决。

3. 好发部位

职业性肿瘤往往有比较固定的好发部位或范围,多在致癌因素作用最强烈、最经常接触的部位发生。由于皮肤和肺是职业致癌物进入机体的主要途径和直接作用的器官,故职业性肿瘤也多见于皮肤和呼吸系统。但有时可累及同一系统的邻近器官,如致肺癌职业致癌物可引发气管、咽喉、鼻腔或鼻窦的肿瘤;亦可发生在远隔部位,如皮肤接触芳香胺,导致膀胱癌;同一致癌物也可能引起不同部位的肿瘤,如砷可诱发肺癌和皮肤癌。此外,还有少数致癌物引起肿瘤范围广,如电离辐射可引起白血病、肺癌、皮肤癌、骨肉瘤等。

4. 病理类型

职业性肿瘤往往由于致癌物不同而各具一定的病理类型。例如,铀矿工肺癌大部分为未分化小细胞癌,铬多致鳞癌,家具工所致鼻窦癌大部分为腺癌。一般认为,接触强致癌物以及高浓度接触所致肺癌多为未分化小细胞癌,反之则多为腺癌。但是上述病理学特点不是绝对的,仅供与非职业性肿瘤作鉴别时参考。

三、国际确认的主要致癌物和生产过程

致癌物质的确定是一个长期而复杂的过程,必须经过大量的调查和实验研究,目前国际上将职业致癌物分为确认致癌物及生产过程、可疑致癌物和潜在致癌物等三类。其中可疑致癌物又分两种情况:一种是动物实验证据充分,但流行病学资料有限;另一种是动物致癌试验阳性,特别是与人类血缘关系相近的灵长类动物中致癌试验阳性,对人

致癌可能性很大，但缺少对人类致癌的流行病学证据。可疑致癌物是目前流行病学研究的重点。潜在致癌物是指在动物实验中已获得阳性结果，但在人群中尚无资料表明对人有致癌性的物质。而确认致癌物及生产过程是指在流行病学调查中已有明确的证据表明对人有致癌性的致癌物或生产过程。确认的主要职业致癌物及生产过程如表 10-1、表 10-2 所示。

表 10-1 确认的主要职业致癌物

致 癌 物	致 癌 部 位
4-氨基联苯	膀胱
砷及其化合物	肺、皮肤、肝、血管肉瘤
石棉	胸、腹膜（间皮瘤）、肺、喉、胃肠道、肾
苯	白血病（急性非淋巴性）
联苯胺	膀胱
铍及其化合物	肺
N-N-双（2-氯乙基）-2-萘氨	膀胱
氯甲甲醚，双氯甲醚	肺（主要为燕麦细胞）
镉及其化合物	肺、前列腺
铬酸盐、六价铬	肺
煤焦油	皮肤、阴囊、肺、膀胱
煤焦油沥青	皮肤、阴囊、肺、膀胱
环氧乙烷	血液
未处理和略处理的矿物油	皮肤、阴囊、肺
芥子气	肺
B-萘胺	膀胱
镍及其化合物	肺、鼻窦
氡及其衰变物	肺
页岩油	皮肤、阴囊
二氧化硅、结晶型	肺
煤烟灰	皮肤、肺、膀胱
含石棉纤维的滑石粉	肺、间皮瘤
紫外线辐射	皮肤
氯乙烯	肝（血管肉瘤）、脑、肺
木尘	鼻腔

表 10-2   确认的对人致癌物有关的生产过程

生产过程	致 癌 部 位
铝生产	肺、膀胱
金胺制造	膀胱
靴鞋制作及修理	白血病
煤气制造	肺、膀胱、皮肤、阴囊
焦炭生产	肺、肾
家具制造	鼻腔（主要腺癌）
铸铁和铸钢	肺
异丙醇制造（强酸法）	鼻窦、喉
品红制造	膀胱
油漆工（职业接触）	白血病
橡胶工业	膀胱、白血病（淋巴性）、胃、肺、皮肤、肠、前列腺、淋巴瘤
地下赤铁矿开采	肺

第二节　常见职业性肿瘤及其病源

在工作环境中长期接触致癌因素，经过较长的潜伏期而患某种特定的肿瘤，称为职业性肿瘤。职业性致癌因素包括化学的、物理的和生物的。但在职业性肿瘤的致癌因素中，最常见的职业性致癌因素是化学物质。

一、职业性呼吸道肿瘤及其病源

在职业性肿瘤中，呼吸道肿瘤占极高比例。目前已知对人类呼吸道具有致癌作用的物质有：砷、石棉、煤焦油类物质、氯甲醚类、铬、镍、芥子气、异丙油、放射性物质等。吸烟已被证明是肺癌发生的最危险因素，吸烟对职业性呼吸道肿瘤可有明显影响或相乘作用。

1. 砷

人群调查证明，接触无机砷化合物可引起呼吸道肿瘤，特别是肺癌。含砷有色金属冶炼，特别是铜冶炼工人因接触氧化砷，肺癌发病率比常人显著增高。调查已证明，接触砷的累积剂量与呼吸道肿瘤死亡率有明确的接触水平-反应关系。同时，砷化物暴露，包括饮高砷水还可致皮肤癌。

2. 石棉

石棉是公认的致肺癌物质，1934 年首次报道，1955 年被确认；在其后大量的调查研究中，证明肺癌是威胁石棉工人健康的一种主要疾病，占石棉工人总死亡的 20%。

从接触石棉至发病的潜伏期约为 20 年，并呈明显的接触水平-反应关系。石棉致癌作用的强弱与石棉种类及纤维形态有关。此外，石棉还可致胸腹膜间皮瘤。

3. 铬

人群流行病学调查已证明，铬特别是六价铬可致呼吸道肿瘤。从事铬酸盐生产的工人的肺癌发病率比一般人高，其肺癌死亡占全部死亡的 20%~45%（一般人群为 1%~2%）；铬酸盐生产工人发生肺癌死亡的危险度比一般人高出 3~30 倍。铬铁合金生产也见类似情况，但电镀过程接触铬酸的工人则未见有此现象。

4. 氯甲醚类

工业上应用此类化合物有两种：双氯甲醚和氯甲甲醚，多用于生产离子交换树脂。二者对于呼吸道黏膜均有强烈刺激作用。大量研究证明，氯甲醚类可致肺癌。所引起的肺癌多为燕麦细胞（未分化小细胞）型肺癌，恶性程度高。

5. 其他

接触放射性物质、芥子气、异丙油、镍精炼、多环芳烃等，均可使呼吸道肿瘤增多。

二、职业性皮肤癌及其病源

职业性皮肤癌是最早发现的职业肿瘤，约占人类皮肤癌的 10%。职业性皮肤癌与致癌物的关系，往往是最直接、最明显的，经常发生在暴露部位和接触局部。能引起皮肤癌的主要化学物质有煤焦油、沥青、蒽、木馏油、页岩油、杂酚油、石蜡、氯丁二烯、砷化物等。煤焦油类物质所致接触工人的皮肤癌最多见。在煤焦油类物质中，主要含致癌力最强的苯并 [a] 芘及少量致癌性较弱的其他多环芳烃。扫烟囱工人的阴囊皮肤癌便是由于阴囊皮肤直接接触煤焦油类物质所引起，它可由乳头状瘤发展而成，并以扁平细胞角化癌较为常见。

页岩油、煤焦油、沥青、木馏油等在引起职业性皮肤癌前可出现癌前皮损，表现为接触部位产生煤焦油黑变病、痤疮和乳头状瘤（或称"煤焦油软疣"），最常见于面、颈、前臂和阴囊。其他前驱性皮损还可有皮肤炎症、红斑疹、指甲变形、白斑症、角化过度和局限性侵蚀性溃疡等。接触无机砷化物可诱发皮肤癌。早期见四肢及面部皮肤出现过度角化、色素沉着、溃疡形成、Bowen 病。这些变化可能属于癌前病变，可发展成扁平细胞角化癌或腺癌。

长期接触 X 射线又无适当防护的工作人员患皮肤癌增多，潜伏期为 4~17 年，多见于手指。早期见皮肤呈局灶性增厚，有较深的皱纹与擦损、局部萎缩、皮肤色素加深或减退、毛细血管扩张、指甲变脆、甲面成沟并凹陷，有时可出现溃疡，称为 X 线皮炎。在皮炎的基础上，有时可出现癌变。但目前认为，电离辐射引起皮肤癌，其剂量需高达 30Sv，在一般职业条件下不常见。

三、职业性膀胱癌及其病源

职业性膀胱癌在职业肿瘤中占有相当比重，在膀胱癌死亡病例中有 20% 可找出可疑致癌物的接触史。主要的致膀胱癌物质为芳香胺类。高危职业有：生产萘胺、联苯胺和 4-氨基联苯的化工行业；以萘胺、联苯胺为原料的染料、橡胶添加剂、颜料等制造业；使用芳香胺衍生物作为添加剂的电缆、电线行业等。芳香胺所致膀胱癌发病率各国报道不一，最低 3%，最高 71%，几种不同芳香胺致癌平均发病率为 26.2%。接触 β-萘胺者膀胱癌发生率比常人高 61 倍；接触联苯胺者膀胱癌发生率比常人高 19 倍，接触 α-萘胺者膀胱癌发生率比常人高 16 倍。此外，要注意吸烟对芳香胺致膀胱癌有协同作用。

四、其他职业性肿瘤及其病源

接触氯乙烯可引起肝血管肉瘤，多见于接触高浓度氯乙烯的清釜工，潜伏期 10~35 年不等。接触高浓度苯可引起白血病，多数出现在接触苯后数年至 20 年，短者仅 4~6 个月，长者可达 40 年。以急性粒细胞性白血病最常见，也可引起较罕见的红白血病。值得注意的是，苯中毒白血病的发病通常继发于全血细胞减少或再生障碍性贫血之后。我国报道的白血病病例，在发病前多出现血细胞减少或再生障碍性贫血。近年发现，如对全血细胞降低的患者作骨髓检查，也有可能证明是属于一种周围血细胞减少的白血病，故由苯中毒发展为白血病的实际病例可能更多些。

第三节　职业性癌变的识别与预防

一、职业性致癌因素的识别与判定

职业性致癌因素的识别和判定主要通过以下三种途径或方法。

（一）临床观察

通过临床诊断观察和分析，发现和探索职业肿瘤的病因线索是识别和判定职业性致癌因素的重要方法。人类最早的职业性肿瘤的发现就是从临床观察得到线索的，1775 年英国外科大夫 Pott 从大量病例中揭示出了阴囊癌与烟囱清扫工作之间的关系。此后的老年家具工与鼻窦癌、煤焦油与皮肤癌、生产品红染料的工人好发膀胱癌、接触放射性物质人员多发肺癌及白血病等均源于临床观察。

（二）实验研究

用可疑致癌物作动物诱癌试验或体外试验，观察能否诱发与人类相似的肿瘤或判定是否具有致突变或诱导染色体损伤的能力，从而在实验肿瘤学上推断其致癌性，是寻找职业性致癌因素的重要途径之一，目前实验研究主要以动物实验和体外试验为主。

1. 动物实验

目前已有标准化的动物诱癌试验研究程序。通过可靠的实验结果，可判断某种物质是否对被测动物具有致癌性，从而进一步研究分析动物实验结果与人类致癌是否有相关一致性。但值得注意的是，动物与人体的种类差别，实验条件、试验剂量与人体接触的生产环境、剂量迥异，因此对致癌物的反应可能不同。例如，DDT 可诱发试验小动物的肿瘤，但迄今未见职业人群有与之相关的肿瘤的报告；反之，砷、苯已经流行病学证实对人致癌，但动物试验诱发肿瘤未见成功。

2. 体外试验

根据肿瘤的发生是由于 DNA 的突变所致，因此选用短期体外试验检测某些化学物质是否具有致突变性和诱导染色体损伤的能力，从而可推断其致癌性。该方法的优点是省时、经济。常用的试验有：Ames 试验，可检测化学物诱导 DNA 基因突变；DNA 修复试验，可用来证明 DNA 暴露于一种化合物时发生的损伤；染色体结构畸变分析，可检测化学物对细胞染色体的损伤作用；姊妹染色单体互换（SCE）试验，可判定化学物对遗传物质的影响；哺乳细胞恶性转化试验，用于判定加入培养液中的化学物是否具有使培养的细胞向恶性转化的能力。如果短期试验阳性，就应在动物实验和接触人群中进一步详细研究。期试验和动物实验均获得阳性结果，就可提供该物质为可疑致癌物的证据。

（三）流行病学调查

要确定职业性致癌物对人类的致癌性，流行病学研究可提供最有力的证据，因为其研究对象是人。虽然病例报告和描述性流行病学研究对致癌性只能提供建议性的证据，但分析性流行病学研究可对致癌的因果关系得出结论，如果大量的队列研究或病例-对照研究产生阳性结果，可为识别和判定致癌物质提供有力证据。

二、职业性致癌因素的控制和管理

职业肿瘤由于致病因素比较清楚，有可能采取相应的措施加以预防，或将其危险度控制在最低水平。其中一个降低职业性肿瘤发病的重要手段是加强对职业性致癌因素的控制和管理。可从如下几个方面考虑：

1. 改革工艺流程，加强卫生技术措施

包括加强原料选用，降低其中致癌物含量，如石棉生产限制主要引起间皮瘤的青石棉的用量。对于不能立即改变工艺路线或目前也无法代替的致癌物，工业部门需采取严格综合措施，控制工人接触水平。

2. 对致癌物采取严格管理措施

有些国家把致癌物分为两大类：一类为可避免接触的，如 β-萘胺、亚硝胺等，应停止生产与使用；另一类在目前仍需使用的工业化学物，如氯乙烯、羰基镍，则可根据现有资料，提出暂行技术标准严格控制接触水平。

另外，在制定安全使用措施时，还根据致癌物级别，如"对动物和人均有致癌性"，还是仅仅对动物有致癌性，在量值限制等方面予以区别对待。例如，美国对含有 4-氨基联苯、联苯的固体或液体混合物，因其对人有强致癌性，规定其含量不得超过 0.1%；对另一些致癌物，如二甲基硝胺，因仅对动物有致癌性，故规定为 1%。对新化学物质，应作致癌性筛试，提示有强致癌性者，应停止生产和使用。

三、职工的健康监护和自我防护

在下列情况下，可有效地对肿瘤高危人群进行医学监护：筛检方法易行且敏感；可能检出肿瘤前期的异常改变或在早期阶段的肿瘤；具备有效的干预措施足以降低"早期"肿瘤的发生率和死亡率，包括建立致癌物管理登记制度、对环境中致癌物浓度进行经常性定期监测以准确估计人体接触水平。迄今，在职业性肿瘤中，仅用尿沉渣中脱落细胞涂片检查对早期诊断职业性膀胱癌有意义，对其他职业癌，包括与接触石棉有关的支气管癌，未能证明其死亡率能通过筛选和早期检出而下降。因此，要加强医学监护工作效率和效能的研究。

对职业性肿瘤的预防，还要加强对职工的健康教育和自我防护，其原则与预防其他职业中毒相同。应特别强调的是：处理致癌物时，应严防污染厂外环境；工作服应集中清洗、去除污染，禁止穿回家；许多致癌物与吸烟有协同作用，应在接触人群中开展戒烟健康教育；增进职业健康促进教育，对于与工人行为方式密切相关的制约因素，如操作规范、个人防护用品使用、卫生习惯以及接受健康筛检态度等，应侧重于职业健康促进教育的"第二级预防"，达到自我保护、早期检测和早期处理的目的。

四、致癌危险性预测制度

要有效预防职业性癌变，必须建立致癌危险性预测制度，并为制定法规提供依据。危险性预测，与流行病学调查和动物实验密切相关。在流行病学监护和动物实验的密切配合下，危险度评定可提供重要的定性和定量信息。

典型案例

老李不幸得了肺癌的消息一时成为村里的爆炸性新闻。他一不抽烟、二不喝酒，为了家庭能达小康水平，多年来起早摸黑在私营石棉矿上当矿工。几位工友查出肺癌的前车之鉴，使一向对体检不以为然的他破例去做检查，结果不幸的是，他被查出了肺癌。

这一切还要从20年前说起，为了养家糊口，老李到了镇上一座石棉矿当矿工。

镇上的石棉矿山每天都被笼罩在白蒙蒙的"烟雾"之中，这种"雪山雾海"的奇观都是石棉粉尘所赐。每次采矿爆破时还会有一股股直冲云天的烟柱呈现在人们眼前，一阵大风刮过，在距离矿区20余公里的地方，仍有那雪花般的石棉粉尘徐徐飘落。这里空气稀薄，人们每走一步，就像增加了万担重量，头晕目眩，手脚发软，胸闷气短，当这些滋味汇聚在一起时，人们比死还难受。

老李每天就是在这样的环境境下干活的，20来岁时要在矿上干十多个小时，将矿石铲进背篓，再装入数10m开外的矿车，然后推着矿车在阴暗的坑道中走上几公里，卸到露天选矿场。在石棉矿干活最使人担心的是空气中无处不在的石棉粉尘，它一旦钻入皮肤便很难出来。

矿上防护设施简陋，在这20年间，老李犯下了咳嗽、咯痰的毛病。咳嗽起来，咳个没完，让人头痛得厉害，严重的时候还伴着喘息，喘起来呼吸困难，闹得人晚上彻夜难眠。

可是，这些老毛病却没有引起一向节俭的老李的及时注意，直到那天体检至今，妻子田某还对那天的体检情形历历在目。肺 CT 显示双肺见散在斑片状高密度阴影，边界模糊。医生初步诊断为：石棉肺，右肺占位性病变。老李接下来就要求住院观察并接受治疗。入院后，医院又对老李诊断为：石棉肺合并肺癌。

习 题

1. 目前国际公认的主要致癌物和生产过程有哪些？它们的典型作用特征是什么？
2. 试比较呼吸道肿瘤、皮肤癌、膀胱癌等三类职业性肿瘤在其病源上的异同。
3. 工作场所如何有效控制和预防职业性致癌因素的危害？

第十一章 其他职业病

其他职业病主要包括三种：

（1）金属烟热；

（2）滑囊炎（限于井下工人）；

（3）股静脉血栓综合征、股动脉闭塞症或淋巴管闭塞症（限于刮研作业人员）。

第一节 金属烟热

金属烟热（metal fume fever）是急性职业病，是吸入金属加热过程释放出的大量新生成的金属氧化物粒子引起的。临床表现为流感样发热，有发冷、发热以及呼吸系统症状。以典型性骤起体温升高和血液白细胞数增多等为主要表现的全身性疾病。

一、发病原因

各种重金属烟均可产生金属烟热。金属加热刚超过其沸点时，释放出高能量的直径 $0.2\text{-}1\mu m$ 的粒子，如氧化锌烟深入呼吸道深部，大量接触肺泡可引起金属烟热。吸入大量细小的金属尘粒也可发病。能引起金属烟热的金属是锌、铜、镁，特别是氧化锌。铬、锑、砷、镉、钴、铁、铅、锰、汞、镍、硒、银、铊、锌、锡等也可引起，但较少见。锌的熔点和沸点较低，金属加高温时首先逸出大量锌蒸气，在空气中氧化为氧化烟而致病。生产环境空气中 ZnO 浓度$>15mg/m^3$ 时，常有金属烟热发生。

二、职业接触

（1）金属加热作业人员：金属熔炼、铸造、锻造、喷金等作业都需要加高温。铸铜时其中的锌由于熔点和沸点低首先释放出来，并在空气中形成氧化锌烟，成为金属烟热常见的原因，铜尘、锰尘等细小金属粒子也可引起发病。

（2）金属焊接作业人员：金属焊接和气割的高温可使镀锌金属或镀锡金属释放出氧化锌烟或氧化锡烟。焊接或气割合金也可释放出金属烟。

三、发病机制

意见尚不一致，有以下一些学说。

（1）金属的直接毒作用：考虑到初次接触 ZnO 烟即可发病，认为本病不像是由免疫机制引起的。金属烟损伤肺泡，释放出变性蛋白而产生症状。

（2）致热原：金屑粒子被体内中性粒细胞吞噬，释放出内源性致热原，刺激体温中枢，产生热反应。

（3）变态反应：吸入金属氧化物粒子损伤肺组织，结合成金属-蛋白质复合物成为抗原，形成致敏原-抗体复合物可引起临床症状。

（4）炎症反应：接触焊接产生的锌烟后，支气管肺泡灌洗液中存在与接触剂量有关的中性粒细胞数增多。推测这种白细胞增加可能与细胞因子 IL-8、IL-1 或 TNF 有关。

四、临床表现

在吸入金属烟后 4~8h（工作结束后 1~3h），往往在工作后回家的傍晚发病，很少在工作时发病。受凉、劳累往往是诱因。冬季发病较多，可能与自然通风差有关。开始时感觉口中有金属味或甜味、头晕、全身乏力、食欲不振、咽干，有时干咳、胸闷、气短、呼吸困难、头痛，有时忍心、呕吐、腹痛、肌肉痛、关节痛、口渴、气短，以后发冷、寒战。在吸入金属烟后 10~12h，体温升至 38~39℃ 或更高。一般持续 4~8h，出汗，退热。次晨症状几乎完全消失并能上班。

五、诊断与鉴别诊断

检查可见眼结膜和咽部充血，呼吸、心率加快，血压升高，肺部可闻细小捻发音。急性发病有自限制，症状一般在 24~48h 或更短时间内消退，无后遗症。可在第一次接触金属烟时发病。患者连续接触金属烟时可获得耐受性而不发热，但在休息 1~2d 后恢复接触时可复发，因而本病有人命名为"星期一热"，据认为与快速免疫有关。有明确的新生的金属氧化物烟接触史，如金属冶炼、铸造、喷金、焊接等作业，经过 4~8h 潜伏期，骤起发热和白细胞数增多。车间空气中金属氧化物特别是 ZnO 浓度有参考价值。ZnO>6mg/m³ 可发病，ZnO>15mg/m³ 经常可发病。血锌、尿锌等测定有参考价值。综合分析，排除其他发热性疾病，可作诊断。诊断标准依据职业病诊断标准《金属烟热诊断标准》。金属烟热应与疟疾、感冒、急性镉中毒、变应性肺炎等疾病相鉴别。

（1）急性镉中毒：吸入氧化镉烟可引起急性肺损害，在早期症状与金属烟热相似，但经 2~30h 潜伏期后可发生肺炎或肺水肿并伴有严重的呼吸困难，X 线胸片常见两肺浸润阴影。尿镉增高。焊接工接触氧化镉烟后症状持续 24h，仍有发热和严重的胸痛，应怀疑镉中毒；

（2）变应性肺炎　接触金属烟后数小时发热较高，咳嗽，呼吸困难，症状较重，持续时间较长，可达 3~7d。首次发病较晚，往往在开始工作后 3 年。X 线胸片见肺有轻度网状阴影。肺功能检查呈阻塞性通气障碍。支气管肺泡灌洗液中淋巴细胞增加，以 CD8 为主，类似变应性肺炎。

六、疾病治疗措施

吸入反应一般不需特殊药物治疗。较重者，根据病情给予对症治疗。

（1）酌情给柴胡银翘解毒片或生姜红糖茶有助减轻症状。

（2）高热者特别是伴神志异常或过高热者，给氢化可的松 100mg 静脉滴注，或地塞米松 10~20mg，并配合物理降温、补液（可加维生素 C 0.5~1.0g）及对症处理。

（3）若发热持续 1d 以上仍不退，则应探查有无继发感染和金属中毒，并按相关病因治疗。

该病属自限性良性疾病，病愈后不会留下后遗症，仍可从事原工作。动物急性试验吸入氧化锌烟雾后，病理变化仅见支气管周围组织充血，气管内有渗出液，肺泡内亦可有少许渗出液和白细胞浸润，其他器官无明显改变。人类患病未见有病死者。反复烟雾热，可发生支气管哮喘，长期吸入金属，可引起慢性金属中毒。

咽炎，上呼吸道感染，急性气管炎，有害气体吸入毒性作用如镉烟尘吸可导致镉中毒。

冶炼、铸造作业应尽量采用密闭化生产、加强通风以防止金属烟尘和有害气体逸出，并回收加以利用。在通风不良的场所进行焊接、切割时，应加强通风，操作者应戴送风面罩或防尘面罩，并缩短工作时间。

七、疾病护理

1. 心理护理

由于患者发病后，对该疾病的病因、发病机制及预后情况不了解，心里非常担忧，随着高热不退等不适症状的出现，使患者的紧张、害怕的恐惧心理进一步强化，因此在为患者提供安静舒适的治疗环境同时，应主动向患者介绍该病的病因、治疗及其相关知识，讲述经积极治疗后会很快康复并无后遗症发生，消除其负面心理，使患者增强战胜疾病的信心，积极地配合治疗。

2. 高热的护理

（1）密切观察体温的变化：每 4h 测体温 1 次，观察解热药使用的疗效。

（2）皮肤的护理：保持皮肤的清洁、干燥，及时更换被汗水浸湿的衣裤，防止着凉。

（3）保持口腔清洁，餐后用茶水漱口并多喝热茶，增进食欲及加快排出内源性致热源。

（4）给予氧气吸入，并做好相应的护理。

3. 预防并发症的护理

加强心电监护，密切观察心率、心律的变化，观察 T 波的改变，了解心肌缺血缺氧程度。观察脉搏、呼吸、血压和血氧饱和度的变化，发现异常，及时报告医生并协助采取防治措施。

4. 做好职业防护知识的宣教

讲述实施金属烟雾热的防护措施的重要性，指导患者以后在做有关熔化合金试验时，要戴好防护面具，实验室要空气流通。定期参加体检。

金属烟热是因吸入新生的金属氧化物烟所引起的典型性骤起体温升高和血液白细胞数增多等为主要表现的全身性疾病。群体发病时，由于较易获得金属烟尘接触史，不易造成误诊；当出现散发病例时，接诊医师往往忽略其职业接触史，由于其症状与体征与疟疾、感冒、急性气管炎等疾病相似，容易造成误诊。另外值得注意的是，某些病患者起初表现为金属烟热，其后又接着发生该金属中毒。所以，在诊断和处理金属烟热的同时，应警惕全身发生金属中毒的可能性。反复烟雾热，可发生支气管哮喘。

第二节　滑囊炎（限于井下工人）

一、疾病概述

井下工人滑囊炎是矿井下工人在特殊的劳动条件下，致使滑囊急性外伤或长期摩擦、受压等机械因素所引起的无菌性炎症改变。诊断原则根据煤矿井下工人滑囊有急性外伤和长期摩擦或压迫的职业史、典型的临床表现、结合现场劳动卫生学调查，综合分析，并排除其他类似表现的疾病，方可诊断。急性滑囊炎患者受伤后滑囊内有急性炎症变化，一般经 1~2 周可以自愈，故以休息为主，但患处应防止继续受伤或受摩擦、压迫，尤应防止继发感染；亚急性滑囊炎患者在保守治疗无效时可行滑囊切除术。

滑囊是位于人体摩擦频繁或压力较大处的一种缓冲结构，其外层为纤维结缔组织，内层为滑膜，平时囊内有少量滑液，以利滑动。长期、持续、反复、集中和力量稍大的摩擦和压迫是产生滑囊炎的主要原因，病理变化为滑膜水肿、充血、增厚呈绒毛状，滑液增多，囊壁纤维化等。

滑囊是充满滑膜液的囊状间隙，位于组织间产生摩擦的部位，如肌腱或肌肉经过骨突起的部位。滑囊对正常运动有润滑作用，可减少运动各部位之间的摩擦力。滑囊可与关节相通。滑囊炎最多发生在肩部（肩峰下或三角肌下滑囊炎），其他常见发病部位有肱骨鹰嘴（矿工肘），髌前（主妇膝）或髌上，跟腱（跟腱滑囊炎），髂耻部（髂腰部），坐骨部（裁缝或织工臀），大转子和第一跖骨头（踇囊炎）。滑囊炎病因可能与肿瘤，慢性劳损，炎性关节炎（如痛风，类风湿性关节炎）或慢性感染（如化脓性细菌，特别是金黄色葡萄球菌，结核菌很少引起滑囊炎）有关。滑囊是位于人体摩擦 频繁或压力较大处的一种缓冲结构，其外层为纤维结缔组织，内层为滑膜，平时囊内有少量滑液，以利滑动。长期、持续、反复、集中和力量稍大的摩擦和压迫是产生滑囊炎的主要原因，病理变化为滑膜水肿、充血、增厚呈绒毛状，滑液增多，囊壁纤维化等。

二、疾病病因

（1）骨结构异常突出的部位，由于长期、持续、反复、集中和力量稍大的摩擦和压迫是产生滑囊炎的主要原因。例如，跪位工作者的髌前滑囊炎；长期穿尖而窄的皮鞋所致拇指滑囊炎等。

（2）滑囊在慢性损伤的基础上，也可因一次较大伤力而炎症加剧、滑膜小血管破裂，滑液呈血性。滑囊炎可以由损伤引起部分是直接暴力损伤，有些是关节屈、伸外展、外旋等动作过度，经反复长期、持续的摩擦和压迫，使滑囊劳损导致炎症。

三、疾病特征

多无明确原因而在关节或骨突出部逐渐出现一圆形或椭圆形包块，缓慢长大伴压痛，表浅者可扪及清楚边缘，有波动感，皮肤无炎症部位深者，边界不清，有时可误诊为实质性肿瘤，当受较大外力后，包块可较快增大，伴剧烈疼痛，皮肤有红热，但无水肿，包块穿刺，慢性期为清晰黏液，急性损伤时为血性黏液，偶尔因皮肤磨损而继发感染，则有化脓性炎症表现，需与结核性滑囊炎，类风湿性滑囊炎相鉴别。

急性滑囊炎的特征是疼痛，局限性压痛和活动受限。若为浅部滑囊受累（髌前及鹰嘴），局部常红肿。化学性（如结晶所致）或细菌性滑囊炎均有剧烈疼痛，局部皮肤明显发红，温度升高。滑囊炎多次发作或反复受创伤之后，可发展成慢性滑囊炎。发作可持续数日到数周，而且多次复发。异常运动或用力过度之后能出现急性症状。由于滑膜增生，滑囊壁变厚。滑囊最终发生粘连，形成绒毛，赘生物及钙质沉着等。因疼痛，肿胀和触痛，可导致肌肉萎缩和活动受限。三角肌下，尤其是冈下肌腱滑囊的钙质沉着可为 X 线片所证实。在痛风的炎症急性发作期，鹰嘴和髌前滑液囊中可析出结晶。肩峰下滑囊炎（三角肌下滑囊炎）表现为肩部局限性疼痛和压痛，尤其在外展 50°～130° 时更加明显。肩峰下滑囊炎和钙化性冈上肌肌腱炎，从临床上和 X 线检查上都很难区别。后者可能是部分或全部撕裂的结果，或由释放结晶所致。

四、诊断

根据病史，症状、体征多可明确诊断。可通过 X 线拍片无明显异常等进行辅助检验和诊断。检查时要查明某一滑囊炎上面的局限性压痛，对浅部滑囊（如鹰嘴，髌前）要检查某肿胀和无滑膜液，如病人有明显疼痛，发红，发热肿胀，应排除感染，必须排除关节周围肌腱或肌肉的撕裂伤，化脓性滑囊炎，滑囊内出血，滑膜炎，骨髓炎蜂窝织炎等，病理过程可同时累及相通的滑囊和关节。

主要根据症状诊断需与以下疾病进行鉴别诊断。

（1）结核性滑囊炎　可为滑囊的原发性结合感染，也可继发于相邻的骨结核。临床表现与损伤性滑囊炎相似。结核性滑囊炎时，穿刺抽出清淡浓液或干酪样物。X 线片上可见相邻骨质破坏。确诊常需手术切除病变滑囊，病理检查。

（2）类风湿性滑囊炎　常见于足跟部滑囊，大多伴有类风湿性关节炎症状。血沉往往增高，类风湿因子多为阳性。

五、治疗措施

应针对病因，结合临床表现，采取不同措施，急慢性损伤性滑囊炎，可穿刺抽液后囊内注入醋酸强的松龙，因骨骼畸形引起的滑囊炎，应矫正畸形，应加强劳动保护，少数慢性病人经非手术治疗无效，而疼痛较重，囊壁肥厚，影响活动者，可行滑囊切除术，有继发感染者，应行外科切开引流。

滑囊是位于人体摩擦频繁或压力较大处的一种缓冲结构。其外层纤维结缔组织，内层为滑膜，平时囊内有少量滑液。由于关节周围结构复杂，活动频繁，故人体滑囊多存在于大关节附近。这类滑囊每人均有，称为恒定滑囊。由于多种后天因素，如脊柱后突畸形的棘突表面、皮下埋藏的内固定物尾端等，因局部摩擦增加，也可形成滑囊，称为附加滑囊。滑囊由于各种因素导致炎症引起肿胀渗出等改变。

对于非感染性急性滑囊炎，暂时休息或患部制动和大剂量 NSAID，必要时并用麻醉镇静剂可能有效。疼痛消退后，应增加主动运动。摆动锻炼特别有益于肩关节的康复。

慢性损伤性滑囊炎，经穿刺抽出囊内容物后注入醋酸泼尼松龙，加压包扎，多可治愈。若有骨的畸形突起，应予以切除。改变不适当工作姿势，及穿松软的鞋子等，均是减轻症状，避免复发的基本方法。有继发感染者，应行外科引流。慢性滑囊炎的治疗方法与急性滑囊炎的相同，但夹板固定与休息可能不如对急性滑囊炎有效。经 X 线证实的慢性钙化性冈上肌腱炎，如果注射肾上腺皮质激素治疗无效，极少数病例需要手术切除或用大号针头抽吸。致残性粘连性肩周炎需要反复关节内和关节外多部位注射肾上腺皮质激素并加强理疗。麻醉下推拿术并不能改善远期效果，除非是在应用上述矫正粘连性滑囊炎的措施之后进行推拿。必须通过锻炼纠正肌肉萎缩，使运动范围和肌力得到恢复。有感染者需要给予适当的抗生素，引流或切开。如果其原发性疾病（例如类风湿性关节炎，痛风，慢性职业性劳损等）未除，滑囊炎可能复发。

六、疾病预防

主要是避免长期关节摩擦及关节感染。注意卫生，加强劳动保护，养成劳作后用温水洗手的习惯。注意休息，休息是解决任何关节疼痛的首要方法，所以应让关节得到很好的休息。冰敷，如果关节摸起来很烫，可以使用冰敷的方法。以 10min 冰敷，10min 休息的方式交替。只要关节仍是热的，就不要用热敷。冰热交替，假如急性肿痛减弱，且热已消除，就可以冰敷、热敷交替的方法来治疗，即冰敷 10min 后热敷 10min，如此反复地作。摆动疼痛的手臂，如果疼痛的部位在手肘或肩膀，建议将手臂自由地摆动，以疏解疼痛。

例如，跪位工作者的髌前滑囊炎、瘦弱的老年妇女久坐后发生坐骨结节滑囊炎；鞋子过紧引起的跟后滑囊炎等。尖头欧版鞋由于鞋面较窄，长期穿这种鞋，双脚受到挤压、摩擦，易造成女性患滑囊炎、拇外翻畸形等疾病，严重的患者关节脱位，需要手术治疗。但这种病短期内不会显现出来。

第三节 股静脉血栓综合征、 股动脉闭塞症或淋巴管闭塞症（限于刮研作业人员）

一、疾病概述

刮研作业指刮研作业人员使用高硬度的刮刀、测量工具，以手工操作的方式，边研点边测量，边刮研加工，使工件达到工艺上规定的尺寸、几何形状、表面粗糙度等要求的一项精加工工序。具体操作是：刮研者身体前倾，双手握持刮刀，刀柄与大腿的上部相抵，双脚前后岔开站稳。刮研时，刀刃落在研点的边缘，用手下压刮刀，双膝前弓，靠腿部和臀部的推动使刮刀前移至研点的终点完成刮研。刮研的频率一般掌握在 40~80 次/min。

刮研作业所致股静脉血栓综合征、股动脉闭塞症或淋巴管闭塞症均属于周围血管病，具有共同的临床表现，如患肢疼痛、发凉、怕冷、烧灼感、水肿，严重时出现坏疽和溃疡。但从发病原因、机理、临床表现等方面还是有疾病各自特点，为三个并列疾病。诊断标准依据各个疾病特点及受累肢体损伤的程度、部位、范围制定。

刮研作业可使股动脉内膜损伤、增厚、钙化、狭窄甚至闭塞，在刮研作业时腹股沟受压，出现突发股动脉闭塞，作业侧肢体可有疼痛、苍白、无脉、运动障碍和感觉异常等急性肢体缺血的典型特征性表现，故刮研作业所致股动脉闭塞症可按急性下肢缺血进行诊断。踝肱指数在 WS339 中认定为最基本的无损伤血管检查方法，可以初步评估动脉阻塞和管腔狭窄程度，是判断外周动脉缺血的严重程度重要参数。踝肱指数可为诊断下肢动脉缺血性疾病提供客观依据，但不作为诊断分级的依据。

刮研作业可使腹股沟局部受压，造成作业侧肢体淋巴管继发性损害，引起淋巴管管腔狭窄、闭塞，淋巴液回流障碍，致使淋巴液滞留在组织间隙，临床表现为作业侧肢体的持续性、进行性肿胀，淋巴管闭塞症临床表现可参考淋巴水肿分期，淋巴水肿分期不作为淋巴管闭塞症分级依据。

二、诊断

主要参照国标《职业性股静脉血栓综合征、股动脉闭塞症或淋巴管闭塞症的诊断》GBZ 291—2017。

1. 股静脉血栓综合征

依据有明确的作业侧股静脉血栓病史，或血管超声检查提示有血栓残留、股静脉缩窄或不同程度的静脉瓣反流，作业侧下肢可出现疼痛、痉挛、沉重感、感觉异常、瘙痒、水肿、皮肤硬结、色素沉着、潮红、静脉扩张、小腿挤压痛、溃疡等不同临床表现进行诊断。

2. 股动脉闭塞症

依据作业侧下肢出现急性缺血表现，如疼痛、苍白、无脉、麻痹、感觉异常等临床表现，结合彩色多普勒检查作业侧股动脉狭窄或闭塞，参考作业侧肢体踝肱指数进行诊断。

3. 淋巴管闭塞症

依据作业侧下肢出现进行性肿胀、皮肤增厚、过度角化、溃疡等临床表现，结合MRI 检查具有淋巴水肿的特征性改变，可参考淋巴水肿分期进行诊断。

彩色多普勒超声检查在《2014 慢性下肢静脉疾病诊断与治疗中国专家共识》中认定是下肢静脉疾病首选的辅助检查手段，在美国血管外科协会（SVS）和美国静脉论坛（AVF）公布的指南中获得 1A 级推荐。静脉血栓后综合征彩色多普勒超声声像图特点：静脉内径缩小甚至闭塞，内壁毛糙、增厚；血栓机化与静脉壁混成一体；血栓常为中强回声或强回声，边界不规则，附着于管壁，或位于瓣膜窦处，或呈带状位于管腔内；彩色多普勒血流充盈随再通程度有所不同，乏式动作或挤压小腿放松后可见病变段静脉瓣膜出现反流。

彩色多普勒超声检查可评价动脉疾病血流的动力学状态频谱的变化，用于判断下肢动脉缺血性疾病的解剖位置和狭窄程度。动脉闭塞症彩色多普勒超声声像图特点：表现为血管走行迂曲，血管壁不规则增厚，内膜的连续性中断、粗糙，彩色多普勒显示局部血流充盈缺损，血流束变细，狭窄处和靠近其下游呈现杂色血流信号。血管完全阻塞者，则显示彩色血流中断，狭窄或闭塞的动脉周围可见侧支循环血管，狭窄或闭塞病变常呈节段性，好发于动脉分叉处，一处或多处动脉主干弯曲区域。

MRI 检查是淋巴水肿重要的辅助检查手段，能清晰地显示增生扩张的集合淋巴管和淋巴干及乳糜池，以及组织中乳糜反流的程度和范围。刮研作业使淋巴管闭塞引起慢性淋巴水肿，肢体的 MRI 图像特征为：皮下组织层明显增厚伴广泛水肿，肌膜层以下组织往往不受累及，增厚的皮下组织层内可见扩张的真皮下淋巴管或粗大的充满液体的裂隙，使皮下组织呈典型的网络状或蜂窝状结构。T1 加权图像上，水肿组织呈低信号。T2 加权图像上为高信号，与皮下脂肪形成清楚的信号对比。

刮研作业者在操作时，刮刀可以抵在左侧或右侧腹股沟处，或双侧轮流作业，且三种疾病有可能同时存在，故建议三种疾病诊断名称书写格式如下：

（1）职业性刮研作业所致（双侧、左或右侧）股静脉血栓综合征；

（2）职业性刮研作业所致（双侧、左或右侧）股动脉闭塞症；

（3）职业性刮研作业所致（双侧、左或右侧）下肢淋巴管闭塞症。

三、处理原则

1. 股静脉血栓综合征治疗

（1）日常防护：抬高患肢、下肢规律运动。

（2）加压治疗：弹力袜、弹力绷带及充气加压治疗等。

（3）药物治疗：静脉活性药物、扩血管药物等。

（4）手术治疗："戴戒"手术或腔内介入治疗等。

2. 股动脉闭塞症治疗

（1）日常防护：改善下肢循环、适当下肢功能锻炼。

（2）药物治疗：抗凝药物、扩血管药物治疗。

（3）手术治疗：介入球囊扩张、下肢人工或自体血管转流术等。

3. 淋巴管闭塞症治疗

（1）日常防护：认真清洗并保持患肢干燥，休息时抬高患肢，防止感染并积极治疗感染。

（2）物理治疗：手法按摩、弹力绷带或三级压力弹力袜、烘绑疗法、间歇性加压驱动疗法等。

（3）手术治疗：淋巴回流重建和病变组织切除术。

习　题

1. 试述金属烟热的接触机会。

2. 试述井下工人滑囊炎的危害及预防措施。

3. 结合某一行业或企业特点，谈谈刮研作业人员静脉血栓的危害，并提出相应的防治对策和措施。

第十二章　职业危害因素的识别及评价

第一节　工作场所职业卫生调查

生产过程、劳动过程和生产环境中存在的各种职业性有害因素，在一定条件下，可对劳动者的身体健康产生不良影响。职业卫生调查是识别和评价职业性有害因素、实施职业卫生服务与监督管理的重要手段。对职业性有害因素的识别和评价，首先需通过对生产工艺过程、劳动过程和作业环境进行调查，以确切了解职业性有害因素的性质、品种、来源及职业人群的接触情况。但是，职业性有害因素是否对劳动者的健康造成损害以及损害的程度，则取决于作用条件，包括接触机会、接触方式、接触时间和接触强度等。因此，对职业性有害因素的强度及其对健康可能造成的损害及其危险程度，还必须通过环境监测、生物监测和健康监护等进行综合分析评价和估测来确定。这样，可以为及时采取相应的防治措施、制定和修订卫生标准以及指导职业病预防工作提供可靠的依据。

一、调查类别

职业卫生调查大致分为基本情况调查、专题调查及事故调查三类。

（一）职业卫生基本情况调查

1. 调查目的

其目的为掌握所辖地区或系统内的企业职业卫生状况和需求，建立辖区用人单位的职业卫生档案。

2. 调查对象及要求

对辖区所有工矿企业按单位逐一调查，填写格式统一的表格并复查；调查资料需逐级汇总上报、定期复核。在日常的职业卫生监督管理工作中，随时将作业环境监测和健康检查的结果、职业病的发病情况、企业生产状态和规模变迁等情况记入职业卫生档案，以备查阅和分析。

3. 调查内容

职业卫生基本情况调查主要包括如下内容：

（1）被调查单位的基本情况。包括单位名称、地址、历史、隶属、性质、机构、职工情况、产品、产率、有害作业情况、接触有害因素的人数等。

（2）主要产品和工艺流程。包括使用的原辅材料的情况，如名称、中间产品、成品及年产量；生产设备情况，如机械化、自动化的程度、工艺流程图等。

（3）作业场所和劳动条件。包括车间、工段和工种的布局、采光、照明、车间微气候情况，相邻车间有无相互影响及是否按卫生要求进行合理配置。

（4）劳动组织情况。包括劳动者与用人单位的关系，每周工作日数、每日工作时间、加班状况等。

（5）职业性有害因素种类及其接触的人数。

（6）作业环境及接触者的健康状况。包括职工对职业性有害因素的早期表现，职业病、工作有关疾病和工伤的发生频率和分布情况，以往作业环境监测和健康监护的资料等。

（7）防护设备及使用、维护状况。包括对职业性有害因素采取的建筑设计和工程技术防护设施、措施，如通风、除尘、排毒系统或噪声等物理因素的防护，高温作业的防护，个人防护用品的使用与维护状况。

（8）生活福利和职业卫生服务情况。包括生产场所是否包含必要的更衣室、休息室、浴室、厕所、医疗室、女工卫生室等设施。

（9）劳动者对危害因素的反应。需听取劳动者对职业性有害因素危害身体健康的反应，特别是对具有刺激性或易于引起急性反应的毒物的反应，现场作业人员一般能够提供有价值的第一手情况和线索。

4. 调查方法

职业卫生基本情况调查一般采用听、看、问、测、查、算等形式进行，即听取介绍、现场观察和查看有关的资料、口头询问、进行作业环境监测和生物监测、开展健康检查、进行资料分析计算。最后，对调查取得的资料进行综合评价，提出改进建议，记录并完善职业卫生档案。

（二）职业卫生专题调查

1. 调查目的

针对某一行业、某工艺系统或某一有害因素的职业卫生基本情况的调查，目的在于了解有害因素对职工健康的影响，或进行病因探讨、患病率分析、早期监测的指标筛选、预防措施效果评价、卫生标准制定等研究。当某工艺系统或行业在区域内占有较大比重，某有害因素的危害较突出、接触人数多，采用了新技术、新工艺而可能出现新的有害因素时，或者现存的有害因素可能导致新的职业性病损发生时，就应考虑进行专题调查。

2. 调查项目

专题调查的项目一般需要进行选择。主要包括：有害因素与健康关系的调查，便于揭示接触水平与反应的关系，关于工作有关疾病做调查，探讨某些有害因素与导致非特异性职业疾患高发或加剧的因果关系；作业环境监测方法的研究，以确定分析测定方法的灵敏度、特异度及质量控制要求等；进行生物监测的研究，阐明指标的敏感性、特异性、预示值、符合率及职业性病损早期检测的意义；进行预防措施、控制效果的卫生学评价，对采取措施前后的作业环境、职工健康状况做分析比较，分析效果与效益等。

（三）职业卫生事故调查

职业卫生事故调查属于应急性调查的范畴。发生急性职业卫生事故时，职业卫生医师应同临床医师参加抢救；医疗卫生机构（包括厂矿医疗机构）应按《企业职工伤亡事故报告和处理规定》、《职业病危害事故调查处理办法》等法规，立即向所在地人民政府卫生行政部门和法律、法规规定的其他部门报告，深入现场调查，查明事故原因，提出抢救和预防的对策，防止类似的事故再次发生。

现场应急工作应详细了解事故全过程情况，搜集相关规章制度，调查记录事故时的气象、设备、作业等的状态，搜集操作规程，调查防护措施；通过受伤害作业人员或班组人员了解事故发生过程及细节，调查同类生产作业场所的事故情况。当现场未经清理时，应迅速检测生产环境中各种可疑有害因素的浓度或强度；如现场已遭破坏，可采用模拟现场试验估测接触浓度或强度。对可经皮肤吸收的毒物，应立即做皮肤污染的测定，或及时检测生物监测指标。最后提出处理意见及对策措施，以利于汲取教训，防止或杜绝类似的事故再次发生。

二、调查步骤

职业卫生调查的步骤主要包括调查的准备、调查的实施、调查的分析总结等。

其中，调查的准备阶段主要包括计划的制订、文献资料的检索、调查对象的确定、调查表格的设计及进行试点调查等。文献检索的目的为充分掌握现有资料，借鉴前人的经验，使调查工作高效。对象选择的一般原则包括确定样本大小、决定抽样方法、选择对照组等。职业卫生调查有很强的实践性，常需借鉴前人有益经验，同时须以可靠的理化分析测试结果作为分析的基础。

第二节 作业环境职业病危害因素监测

一、作业环境职业病危害因素存在的特点

生产环境中职业病危害因素种类繁多，同一作业环境中可能存在多种有害因素。由于生产过程、操作方式以及外界环境条件的差异，作业场所中职业性有害因素的强度及其在时间、空间的分布经常会发生变动，在同一工厂，不同作业场所、不同工种所接触的职业性有害因素及其接触水平也有较大差异。因此，生产环境中职业性有害因素具有种类的多样性、接触的变动性和间断性等特点。

二、作业环境职业病危害因素监测周期

职业性有害因素因种类繁多、接触变动性大等特点，不同职业性有害因素，监测周期不同。以下列举常见有害因素的监测周期：

（1）毒物。一般毒物，每季度监测一次，高毒物每月一次。

（2）粉尘。无毒粉尘，每季度一次，一般只测浓度。有毒粉尘，按照毒物监测周

期进行。

（3）噪声。每半年监测一次。

（4）振动、微波等。每年监测一次。

三、作业环境职业病危害因素监测的分类

根据检测的目的不同，监测可分为以下 4 种情况：

（1）评价监测。适用于建设项目职业病危害因素预评价、建设项目职业病危害因素控制效果评价和职业病危害因素现状评价等。

（2）日常监测。是用于对工作场所空气中有害物质浓度进行的日常的定期监测。

（3）监督监测。适用于职业卫生监督部门对用人单位进行监督时，对工作场所空气中有害物质浓度进行的监测。

（4）事故性监测。适用于对工作场所发生职业病危害事故时进行的紧急采样监测。

用人单位应根据监测的目的，选择相应的监测频次和监测样本数量。例如，日常监测在评价职业接触限值为时间加权平均容许浓度时，应选定有代表性的采样点，在空气中有害物质浓度最高的工作日采样 1 个工作班，而评价监测在评价职业接触限值为时间加权平均容许浓度时，应选定有代表性的采样点，连续采样 3 个工作日，其中应包括空气中有害物质浓度最高的工作日。

根据监测方式的不同，监测可以分为区域监测和个体监测：

（1）区域监测又叫定点监测，是对以监测点为代表的区域作为监测对象，对工作场所危害因素浓度或强度进行判断和评价。

（2）个体监测是以接触和可能接触有害物质的劳动者作为监测对象，判定劳动者接触有毒有害物质浓度或强度的方法。

四、监测采样点的选择原则

采样点选择合理，才能够正确、真实地反映工作场所的有毒有害物质水平，所以，无论哪种类型的监测，都应该科学地确定采样点，使获取的监测数据具有代表性。

在选择采样点时应遵循以下原则：

（1）选择有代表性的工作地点，其中应包括空气中有害物质浓度最高、劳动者接触时间最长的工作地点。

（2）在不影响劳动者工作的情况下，采样点尽可能靠近劳动者，空气收集器应尽量接近劳动者工作时的呼吸带。

（3）在评价工作场所防护设备或措施的防护效果时，应根据设备的情况选定采样点，在工作地点劳动者工作时的呼吸带进行采样。

（4）采样点应设在工作地点的下风向。

五、监测采样点数目的确定

（1）工作场所按产品的生产工艺流程，凡逸散或存在有害物质的工作地点，至少应设置 1 个采样点。

（2）一个有代表性的工作场所内有多台同类生产设备时，1~3 台设置 1 个采样点；4~10 台设置 2 个采样点；10 台以上，至少设置 3 个采样点。

（3）一个有代表性的工作场所内，有 2 台以上不同类型的生产设备，逸散同一种有害物质时，采样点应设置在逸散有害物质浓度大的设备附近的工作地点；逸散不同种有害物质时，将采样点设置在逸散待测有害物质设备的工作地点，采样点的数目参照有关规定确定。

（4）劳动者在多个工作地点工作时，在每个工作地点设置 1 个采样点。

（5）劳动者工作是流动的时，在流动的范围内，一般每 10m 设置 1 个采样点。

（6）仪表控制室和劳动者休息室，至少设置 1 个采样点。

六、监测采样时段的选择

（1）采样必须在正常工作状态和环境下进行，避免人为因素的影响。

（2）空气中有害物质浓度随季节发生变化的工作场所，应将空气中有害物质浓度最高的季节选择为重点采样季节。

（3）在工作周内，应将空气中有害物质浓度最高的工作日选择为重点采样日。

（4）在工作日内，应将空气中有害物质浓度最高的时段选择为重点采样时段。

第三节　接触评定与危险性评定

一、职业病危害因素接触评定

（一）概述

接触是指职业人群接触某种或某几种职业病危害因素的过程。接触评定是通过询问调查、环境监测、生物监测等方法，对职业病危害因素接触情况进行的定性和定量评价。生产环境中的有害因素种类繁多，会对暴露者造成各种不良影响，引发职业病、造成工伤或工作有关疾病；为了有效地预防、控制和消除职业性有害因素，需进行职业病危害因素的接触评定，以了解职业人群接触职业病危害因素的程度或可能的程度，为危险度评定提供可靠的接触数据和接触情况。

职业病危因素接触评定包括如下内容：

（1）接触人群的特征分析，如接触人群的数量、性别、年龄分布。

（2）接触途径及方式评定，如鉴定有害因素进入机体主要途径及时间分布。

（3）接触水平的评估，除通过作业环境监测和生物监测等资料预测接触水平外，还通过对其他方式的接触，如食物、饮水及生活环境等的观察进行评定。

（二）接触评定的方法

（1）询问调查。接触评定的最常用手段，也是接触评定的重要依据。询问的内容包括职业史、接触人群特征、接触方式、接触途径、接触时间等。

（2）环境监测。主要是对职业病危害因素的种类、途径、方式、水平的测定和评估。例如，了解职业病危害因素的种类，鉴定其进入人体的主要途径和方式，说明接触的时间分布以及测定接触水平的高低等。

（3）生物监测。环境监测仅仅能反映作业场所空气中有害物质的浓度（外剂量），不能反映人体组织实际吸收的有害物质的量（内剂量）。实际上对机体真正起作用的并不是机体的接触量，而是进入靶组织、器官、细胞或靶作用部位的有害物或其代谢产物的浓度（生物效应剂量）。因此，仅依靠环境监测数据进行职业病危害因素的接触评定存在局限性，生物监测可弥补环境监测的不足。

（4）接触水平评定。接触水平的估计是接触评定的重要环节。通常而言，作业环境监测中区域定点采样获得的有害物质的浓度，并不真正代表作业人员的接触水平，更不能反映实际吸入量。为估算作业人员的接触水平，可采用个体采样器计算出时间加权平均浓度进行估算。而对于作业人员的实际吸入量，与作业环境空气中有害物质的类别、浓度、接触时间以及有害物质的吸收系数等诸多因素有关；有害物质由于其理化特性的差异，吸收系数也具有较大的波动，其波动范围在 0~1 之间。由于实际工作中，确定有害物质的吸收系数具有较大的难度，因此通常将吸收系数假定为 1，而一个工作班（8h）中吸收的空气量按 $10m^3$ 进行估算。但该估算只能反映有害物质经呼吸道进入人体的量，不能反映经其他途径进入人体的量。

二、职业病危害因素危险度评定

危险度，又称危险性，是指按一定条件、在一定时期内接触有害因素和从事某种活动所引起的有害作用的发生概率，如疾病发生率、损伤发生率、死亡率等。

职业病危害因素的危险度评定是通过对工业毒理学测试、环境监测、生物监测、健康监护和职业流行病学研究等资料进行综合分析，定性和定量的认定和评定职业病危害因素的潜在不良作用，并对其进行管理。危险度评定的作用包括估测职业病危害因素可能引起健康损害的类型、特征及其发生的概率；估算和推断其在何种剂量（浓度或强度）和何种条件下可能造成损害，并提出安全接触限值的建议；有针对性地提出预防的重点，寻求社会可接受的危险度水平，最大限度地减低职业病危害因素的不良作用。包括评定所需资料、危险度评定和危险度管理。

（一）评定所需资料

危险度评定所需的资料主要包括职业病危害因素的毒理学资料，环境监测、生物监测和健康监护的资料，职业流行病学研究资料等；实际应用时，应确保上述资料的完整、准确和客观。

（二）危险度评定

危险度评定的内容由危害性鉴定、剂量-反应评价、接触评定和危险度特征分析四个步骤组成。

1. 危险度定性评定

危险度定性评定即危害性鉴定，是在研究职业病危害因素自身性质、毒理学资料、流行病学资料的基础上，对职业病危害因素进行鉴定，确定需评定的对职业病危害因素对接触人群能否引起职业性损害及其发生的条件，接触与职业性损害之间是否存在因果关系，估算对职业病危害因素的危害程度，以确定对该种因素进行危险度评定的必要性及可能性。

2. 危险度定量评定

危险度定量评定包括剂量-反应评价、接触评定和危险度特征分析。

剂量-反应关系评定是危险度评定的核心，通过对职业流行病学资料和动物接触定量研究资料进行分析，以确定不同接触水平所致效应的强度和频率。评定剂量-反应关系的步骤是：先选择适宜的临界效应指标，以临界效应指标为依据，通过职业流行病学调查或动物实验，获得可见有害效应最低剂量水平（是指在一定的接触条件下，引起接触机体有害效应的最低剂量）和未观察到的有害效应剂量水平（是指在一定的接触条件下，对靶机体未引起任何可检查出的有害变化的最高剂量水平）。然后，进行动物实验，确定该有害因素所致损害效应的不确定因素，最后明确剂量-反应关系。

接触评定要确定人体通过不同的途径接触外源化学物的量及接触条件，是危险度评价中最重要部分，同时也是危险度评价中最不确定部分。剂量-反应关系评定的结果必须结合有关人群的接触评定结果，才能获得危险度的定量评定。接触评定首先要确定化学物在各种环境介质中的浓度及人群的可能接触途径，然后估算出每种途径的接触量，再得出总的接触量。在实际工作中，由于条件限制，利用接触评定方法无法获得全部监测数据时，常采用接触估测的方法，即从被评定的总体人群中随机抽取一定数量具有代表性的样本，做有限数量的分析，估测出总体人群或职业接触人群的接触水平及有关的状况。

危险度特征分析是危险度评定的最后阶段，是将危害性鉴定、剂量-反应关系评定、接触评定中所得结论进行综合、分析、判断，获得职业接触人群由于接触职业性有害因素可能导致某种健康不良作用的危险度，说明并讨论各阶段评价中的不确定因素及其对最终评价结果的定量影响，为管理部门进行职业性有害因素危险度管理提供依据。

3. 危险度评定中的不确定因素

危险度评定的依据是充分而可靠的流行病学和毒理学资料、正确的假设以及合理的推导模式等，但是由于认识水平、技术、经济等各方面的原因，往往难以对职业性有害因素可能对人体的损害及其危险度做出确切的结论，这就造成了危险度评定中的不确定因素。对于存在的不确定因素，在危险度评定过程中，应尽可能地给予识别，并将其缩小到最低限度；对仍存在的不确定因素，应明确指出，并详细讨论其特征，以便利用其评定结果时，可以进行适当的取舍。

（三）危险度管理

危险度管理是指管理部门根据某种职业病危害因素危险度评定的结果，为控制其对人体及环境造成的危害所采取的一系列管理措施。管理部门依据危险度评定的结果，综合技术、社会、经济等因素，对危险度进行利弊权衡和决策分析，确定一个可接受的危险度水平，提出相应的控制管理措施，包括制定、执行卫生标准，开展环境监测、生物监测和健康监护，提出预防措施，颁布限制或禁止接触的法规、条例、管理办法等。在实际工作中，绝对安全的"零危险度"是不存在的。因此，在对职业病危害因素，尤其是致癌物质等进行危险度管理时，应抛弃"零危险度"的观念，多采取"社会可接受危险度"或"一般认为安全水平"指标。

第四节　建设项目职业病危害评价

一、概述

职业病危害评价（Assessment of Occupational Hazard）是指对建设项目或用人单位的职业病危害因素、职业病危害程度、职业病防护设施及其他职业病防护措施与效果、对劳动者健康影响等做出的综合评价。职业病危害评价是针对建设项目的职业病危害实施管理的根本措施，是项目建设单位对职业病危害进行预防、控制的基础性技术资料，也是安监部门对建设项目实施卫生监管的重要依据和主要内容之一，是预防、控制和消除职业病危害的根本途径，体现了"预防为主、防治结合"的卫生工作方针，是社会发展的客观要求。

实施建设项目职业病危害评价制度是保证建设项目职业卫生管理工作进一步科学化、规范化的重要举措，将大大提高建设项目职业卫生管理工作的质量和科学水平。通过评价，贯彻国家和地方职业卫生法规、标准和规范，采取积极有效的措施，把职业病危害因素控制或消除在设施投入使用之前，提高企业职业病危害防控水平，防患于未然，保护劳动者健康及其职业卫生权益，促进生产力和经济的发展。

贯彻"预防为主、防治结合"的卫生工作方针，以法治手段强化建设单位职业病防治意识，积极预防、控制和消除建设项目产生的职业病危害；实施评价是预防、控制和消除职业病危害的最佳途径，有利于职业卫生监督管理工作的科学化、规范化。

建设项目职业病危害工作有较强的工程技术特点和政策性，因此，评价工作的原则是：以建设项目实际为基础，以国家职业卫生法规、标准为依据，严肃、科学地开展工作，始终遵循科学、公正、可行和有针对性的方针。

二、职业病危害评价的分类

依据《职业病危害评价通则》（AQ/T 8008—2013），根据评价的对象、评价的时机和评价的目的的不同，职业病危害评价可分为职业病危害预评价、职业病危害控制效果评价和职业病危害现状评价三类。

（1）职业病危害预评价（pre-assessment of Occupational Hazard）。针对可能产生职业病危害的建设项目，在其可行性论证阶段，对建设项目可能产生的职业病危害因素、职业病危害程度、职业病防护设施及应急救援设施等进行的预测性卫生学分析与评价。

（2）职业病危害控制效果评价（Effect-assessment for Control of Occupational Hazard）。建设项目完工后、竣工验收前，对工作场所职业病危害因素、职业病危害程度、职业病防护设施及其他职业病防护措施与效果等做出的综合评价。

（3）职业病危害现状评价（Status-quo Assessment of Occupational Hazard）。对用人单位工作场所职业病危害因素、职业病危害程度、职业病防护设施及其他职业病防护措施与效果、劳动者健康影响等进行的综合评价。

三、职业病危害评价工作的实施程序

实施建设项目职业病危害预评价工作的程序主要包括准备阶段、实施阶段和报告编制阶段。

1. 准备阶段

准备阶段要做以下工作：

（1）接受建设单位或用人单位委托、签订评价工作合同。

（2）收集职业病危害评价所需的相关资料并查阅相关文献资料。

（3）开展初步现场调查。

（4）根据需要编制职业病危害评价方案并对方案进行技术审核。

（5）确定职业病危害评价的质量控制措施及要点。

2. 实施阶段

依据评价方案或初步现场调查结果开展下列主要工作：

（1）职业卫生调查与分析（或工程分析、辐射源项分析）。

（2）现场（或类比现场）职业卫生检测与分析，辐射防护检测与分析，或收集与分析现场（类比现场）职业卫生检测数据。

（3）现场（或类比现场）职业病防护设施、健康监护等职业病防护措施调查与分析。

（4）对评价内容进行分析、评价并得出结论，提出对策和建议。

3. 报告编制阶段。报告编制阶段要做以下工作：

（1）汇总实施阶段获取的各种资料、数据。

（2）完成职业病危害评价报告书的编制。

建设项目职业病危害控制效果评价的工作程序与预评价工作的程序基本相同。主要的不同点在于，职业病危害控制效果评价在准备和实施阶段，都需要测定工作场所职业病危害因素的浓度（强度），以及了解采取的职业病危害防护设施的防护效果。

实施建设项目职业病危害评价的最终成果是评价报告。对报告的基本要求是，符合《建设项目职业病危害分类管理办法》、《建设项目职业卫生审查规定》及《职业病危害评价通则》的规定，数据完整可靠，附图附表齐全，对策具体，评价结论客观并真实。

四、职业病危害评价的内容

（1）总体布局、生产工艺和设备布局。对照《工业企业总平面设计规范》（GB 50187—2012）、《生产过程卫生要求总则》（GB/T 12801—2008）及 GBZ 1 等相关职业卫生法规标准要求，评价建设项目总体布局的符合性。

（2）建筑卫生学、辅助用室。对照 GB/T 12801 及 GBZ 1 等相关标准要求，评价建筑结构、采暖、通风、空气调节、采光照明、微小气候等建筑卫生学的符合性。

对照 GBZ 1 等相关职业卫生法规标准要求，评价工作场所办公室、生产卫生室（浴室、存衣室、盥洗室、洗衣房），生活室（休息室、食堂、厕所），妇女卫生室、医务室等辅助用室的符合性。

（3）职业病危害因素及其危害程度。按照划分的评价单元，在工程分析和类比调查的基础上，对照 GBZ 2.1 或 GBZ 2.2 标准等，评价各类职业病危害作业工种及其相关岗位（地点）的职业病危害因素的接触水平。

作业人员接触职业病危害因素的浓度或强度超过标准限值时，应分析超标原因，并提出针对性的控制措施建议。

（4）职业病防护设施。对照 GB/T 16758 等相关标准要求，分析和评价职业病防护设施设置的合理性与有效性。

工作场所职业病危害因素的浓度或强度超过 GBZ 2.1 或 GBZ 2.2 标准限值时，应分析其所设置职业病防护设施存在的问题，并提出针对性的防护设施改善建议。

（5）辐射防护措施与评价，辐射防护监测计划与实施等。依据 GBZ/T 181 等有关标准要求，评价所采取放射防护措施的符合性与有效性。

（6）个人使用的职业病防护用品。对照 GB/T 11651 或 GB/T 18664 等相关标准要求，从职业病危害作业工种及其相关岗位（地点）的作业环境状况、职业病危害因素的理化性质与浓度（强度）水平、防护用品的种类与适用条件等方面，评价所配备个人使用职业病防护用品的符合性与有效性。对防护用品配备存在问题的，应提出针对性地改善措施建议。

（7）职业健康监护及其处置措施。对照相关职业卫生法规标准要求，评价职业健康监护管理制度、职业健康检查及其结果处置的符合性，以及职业病防护设施与个体防护措施等的有效性。

（8）应急救援措施。根据相关职业卫生法规标准要求，评价应急救援措施的符合性。

（9）职业卫生管理措施。对照相关职业卫生法规标准要求，评价职业卫生管理机构与人员的配置、职业卫生管理制度和操作规程、职业卫生培训、职业病危害因素检测、健康监护、警示标识设置等，根据相关职业卫生法规标准要求，评价各项职业卫生管理措施的符合性。

（10）其他应评价的内容。

五、职业病危害评价的方法

根据建设项目或用人单位职业病危害特点以及职业病危害评价目的需要等，可采用职业卫生现场调查、职业卫生检测、职业健康检查、类比法、检查表分析法、辐射防护屏蔽计算、职业病危害作业分级等方法进行综合分析、定性和定量评价，必要时可采用其他评价方法。

职业病危害预评价常用的评价方法有类比法、经验法、检查表法、风险评估法和综合分析法等，必要时还可采用其他评价方法。

职业病危害控制效果评价方法与预评价有所不同，常用方法有现场调查法、检查表法、检测检验法等方法进行定性和定量评价；必要时可采用其他评价方法。

现场调查法采用现场职业卫生学调查方法，了解建设项目生产工艺过程，确定生产过程中存在的职业病危害因素，检查职业病危害防护设施的落实及职业卫生管理的实施情况。

检测检验法主要是指依据国家相关技术规范和标准的要求，通过现场检测和实验室分析，对建设项目作业场所职业病危害因素的浓度或强度以及职业病危害防护设施的防护效果进行评定。

评价工作宜将待评价对象分成若干单元开展工作。评价单元一般是由建设项目中相对独立、相互联系的若干部分（子系统、单元）组成，各部分的功能、其中存在的物质及可能产生的职业病危害因素不尽相同。将建设项目划分为不同类型的评价单元进行评价，不仅能简化评价过程、减少评价工作量、避免遗漏，而且有利于对建设项目提出真实、客观的评价结论，提高评价的准确性。

六、职业病危害评价的质量控制

职业病危害评价应符合有关标准的要求，并通过（不限于）下列措施进行质量控制：

（1）合同评审。在职业病危害评价项目签订合同之前，对其进行评价范围及评价能力的确认，以确保评价机构的资质业务范围以及现有评价专业人员构成能够满足评价项目的需要，并确定是否聘请相关专业的技术专家等。

（2）评价方案审核。对制定的职业病危害评价方案进行审核，以确保评价组专业人员的构成、评价范围、评价方法以及职业卫生调查与检测等内容，符合评价项目的实际需求以及相关标准的技术要求。

（3）评价报告审核。对评价报告进行内部审核、技术负责人审核和质量负责人审核的内部三级审核，确保评价报告的规范性与科学性。

第五节　职业健康监护

职业健康监护是通过区域监测、个体监测、接触控制和医学检查等手段，收集作业环境和作业人员的健康资料，并通过健康监护信息系统对所收集的资料进行综合整理、分析，评价职业性有害因素对接触者健康的影响及其程度，掌握职工健康状况，及时发现健康损害现象，以便及时采取相应的预防措施，防止有害因素所致疾患的发生和发展。

健康监护通过对作业人员群体健康状况及其所在生产环境中有害因素的连续、同步、动态观测，以保障作业人员的群体职业健康为前提，一方面通过作业人群健康评价，寻找作业人员健康变化与生产环境之间的因果关系，为鉴定职业性有害因素、新的职业危害以及可能承受危害的人群提供依据；另一方面，通过对健康监护资料的纵向比较分析，能够评价防护和干预措施的有效性，监视职业病及工作有关疾病在人群中发生、发展的规律、接触效应（反应）的关系、疾病发病率在不同工业或不同地区之间随时间的变化规律等，为制定、修订卫生标准及采取进一步的控制措施提供科学依据。

职业健康监护包括职业环境和机体两方面，前者的基本内容有职业性有害因素的环境监测、接触评定等；后者的基本内容包括健康筛检、健康检查、健康监护档案的建立及管理、健康状况分析评价、工伤与职业病致残程度鉴定等。

一、职业健康检查

健康检查是指通过医学检查方法，发现接触者体征及物理、化学指标的改变，以确定职业性有害因素对其健康的影响及其影响程度，防止职业性有害因素所致疾患的进一步发展或控制其发生。

根据《职业病防治法》，健康检查分为上岗前、在岗期间和离岗时的职业健康检查三种。《用人单位职业健康监护监督管理办法》（2012 安监总局令 49 号令）还规定了特殊情况下需要进行应急职业健康检查。

（一）岗前健康检查

上岗前健康检查是指对准备从事某种作业的人员在参加工作以前进行的健康检查，目的在于获得受检者的基础健康资料，尤其是与从事该作业可能产生的健康损害有关的状况和基本生理、生物化学参数。另一目的是发现职业禁忌证。职业禁忌证是指致劳动者不适合从事某种作业的疾病或解剖、生理状态，即在此种状态下如接触某种职业性有害因素，可导致原有病情加重，或诱发某些疾病，或对某些职业性有害因素有易感性，甚至有时还可能影响后代的健康。我国颁布的《职业病防治法》、《使用有毒物品作业场所劳动保护条例》、《职业健康监护管理办法》、《预防性健康检查管理办法》、《职业性健康检查管理规定》均对有关职业禁忌作了明确规定。其中，尤其是《职业性健康检查管理规定》，对涉及 61 类危害因素或作业的职业禁忌证、上岗前应检查的项目、在岗期间应检查的项目，以及体检周期，均作了明确规定。

（二）在岗健康检查

在岗期间健康检查是指为发现职业性有害因素对职工健康的早期损害或可疑征象，按一定时间间隔对从事某种作业的人员的健康状况所进行的检查。检查项目可以是常规检查，亦可以是有针对性的检查项目，确定时应根据国家颁布的《职业病诊断与鉴定管理办法》、《职业性健康检查管理规定》中的有关规定执行。检查的周期可依据职业性有害因素的性质和危害程度、作业人员的接触水平以及生产环境是否存在其他有害因素等确定。一般地，对于过量接触并可能引起严重后果的职业危害因素，在岗健康检查每半年或一年检查一次；低水平接触或对健康影响不甚严重的，每两三年检查一次；生产场所同时存在其他有害因素，则应相应地缩短间隔期。

（三）离岗健康检查

离岗健康检查是指职工调离当前工作岗位时所进行的检查，其目的是发现被检者从事的职业是否已对健康造成了不良影响，如有影响的话，影响程度如何；同时，可为下一岗位就业前健康状况提供基础资料。

《用人单位职业健康监护监督管理办法》规定，对准备脱离所从事的职业病危害作业或者岗位的劳动者，用人单位应当在劳动者离岗前 30 日内组织劳动者进行离岗时的职业健康检查。劳动者离岗前 90 日内的在岗期间的职业健康检查可以视为离岗时的职业健康检查。

（四）应急职业健康检查

出现下列情况之一的，用人单位应当立即组织有关劳动者进行应急职业健康检查：

（1）接触职业病危害因素的劳动者在作业过程中出现与所接触职业病危害因素相关的不适症状的；

（2）劳动者受到急性职业中毒危害或者出现职业中毒症状的。

《用人单位职业健康监护监督管理办法》规定，用人单位应当根据职业健康检查报告，采取下列措施：

（1）对有职业禁忌的劳动者，调离或者暂时脱离原工作岗位；

（2）对健康损害可能与所从事的职业相关的劳动者，进行妥善安置；

（3）对需要复查的劳动者，按照职业健康检查机构要求的时间安排复查和医学观察；

（4）对疑似职业病病人，按照职业健康检查机构的建议安排其进行医学观察或者职业病诊断；

（5）对存在职业病危害的岗位，立即改善劳动条件，完善职业病防护设施，为劳动者配备符合国家标准的职业病危害防护用品。

二、职业健康筛检

健康筛检是指通过医学检查以及实验手段，对特定群体进行筛选性的医学检查，以便早期发现器官功能异常或疾病，或发现疾病存在的高度可能性，以便进一步进行确诊性检查，预防职业危害。健康筛检的目的是发现临床前期疾病是否存在；早期发现并对疾病采取干预措施，影响疾病的发展和转归；发现新的可疑健康危害；评价初级预防措施的有效性等。职业健康筛检是在职业健康监护的过程中，开展健康检查的一种特殊形式。

健康筛检包括确定目标疾病、确定检查周期、选择目标人群和确定检查方法等四方面的内容。对于目标疾病的要求是在临床症状之前有临床前期的存在；可通过医学检查获得确认，并且在采取有效的措施后能够减缓疾病的发展；此外，目标疾病在受检人群中应具有一定的普遍性和多发性，并能引起发病率或死亡率的显著提高。目标疾病确定后，应有明确的定义、诊断标准以及指标明确的判定标准。目标人群即检查对象，是指接触能引起目标疾病的职业性有害因素的作业人员，对目标人群而言，应尽可能地提高受检率，以保障健康筛检有效。

检查方法包括询问调查、身体检查、医学实验室检查以及医学影像学检查等，是依据筛检指标而确定的。为保障筛检指标具有较高的有效性和可信性，要求其具有足够的敏感性和特异性，减少由于检验方法本身或测定者不同所引起的变化。此外，由于筛检指标经常用于大面积的检查，因此，要求检查方法简单易行，无副作用，易于为受检人群接受；有标准化的检查方法，具有一致性、准确性以及可重复性；经费预算应合理等。检查周期的确定应考虑职业性有害因素的种类、危害特定及危害程度，作业人员暴露水平和暴露时间，防护措施的效果，疾病的自然发展进程、潜伏期及发生频率等诸多因素，以保证能够达到健康筛检的目的。健康筛检的突出特点是能够发现新危害或新病例，以及特定作业环境中首批或首例职业病病例，因此具有较重要的职业病危害防治的意义。

三、工伤与职业病伤残程度鉴定

《职工工伤与职业病致残程度鉴定》（GB/T 16180）规定了职工工伤与职业病致残程度鉴定的原则和分级标准，适用于职工在职业活动中因工负伤和因职业病致残程度的鉴定。该标准根据器官损伤、功能障碍、医疗依赖及护理依赖四个方面，将工伤、职业病伤残程度分解为 5 个门类，划分为 10 个等级 470 个条目，为工伤、职业病患者于国家社会保险法规所规定的医疗期满后进行医学技术鉴定提供准则和依据。

四、职业健康监护档案管理

健康监护档案包括个人职业健康档案和企业生产环境监测档案。个人职业健康档案是职工个人健康的历史记录，《用人单位职业健康监护监督管理办法》规定，用人单位应当为劳动者个人建立职业健康监护档案，并按照有关规定妥善保存。职业健康监护档案包括下列内容：

（1）劳动者姓名、性别、年龄、籍贯、婚姻、文化程度、嗜好等情况；
（2）劳动者职业史、既往病史和职业病危害接触史；
（3）历次职业健康检查结果及处理情况；
（4）职业病诊疗资料；
（5）需要存入职业健康监护档案的其他有关资料。

依据《职业病防治法》，用人单位应当为劳动者建立职业健康监护档案，并按照规定的期限妥善保存。劳动者离开用人单位时，有权索取本人职业健康监护档案复印件，用人单位应当如实、无偿提供，并在所提供的复印件上签章。

五、职业健康监护分析评价

建立职业健康监护档案并进行合理的管理，目的不仅是存档，更重要及时整理、分析、评价和反馈，为采取职业性有害因素控制措施和评价提供依据。健康监护评价包括个体评价和群体评价两种。个体评价是对个体接触量及其对健康的影响进行的评价；群体评价是对职业性有害因素的强度范围、接触水平及机体效应等进行的评价。在分析和评价的过程中，常采用如下指标：

（1）发病率、检出率、受检率。发病率是表示一定时期内，特定人群中某种职业病新发病例出现的频率，是衡量某时期特定人群发生某种职业病的危险性大小的指标，为此要求该种职业病的诊断标准明确，病例收集完整，且受检率达到 90% 以上。

$$发病率（\%）=\frac{某疾病某个时期内新发现例数}{该时期内平均职工数}×100\%$$

$$检出率（\%）=\frac{检查时新发现的病例数}{受检职工数}×100\%$$

$$受检率（\%）=\frac{实际受检职工数}{应受检职工数}×100\%$$

（2）患病率是指一定时期内特定人群中，现存某种疾病的概率。

$$患病率（\%）=\frac{检查时发现的新旧病例总数}{从事该作业的受检职工数}×100\%$$

患病率是在某一横断面时间内进行疾病调查所得到的，是历年累积的发病概况，不能说明某个时期的发病情况。

（3）疾病构成比可以说明各种不同疾病的分布情况，如要了解矽肺在所有尘肺中所占比例，可采用下列参数：

$$矽肺病例数与尘肺病例数之比=\frac{矽肺病例数}{尘肺病例数}×100\%$$

疾病构成比也可以说明同一种疾病轻重不同（轻度、中度、重度）的分布情况，如一期矽肺在各期矽肺中所占比例，可表示为：

$$一期矽肺病例与同时期矽肺各期例数之比=\frac{一期矽肺病例数}{同时期矽肺总例数}×100\%$$

（4）平均发病工龄是指作业人员从开始从事某种作业起到确诊为患与该作业有关职业病时所经历的时间，如对矽肺病而言，其平均发病工龄可表示为：

$$矽肺平均发病工龄=\frac{确诊为一期矽肺时矽尘作业工龄总和}{一期矽肺病例数}×100\%$$

（5）平均病程期限能够反映某些职业病进展速度和防治措施的效果。

$$平均病程期限=\frac{某时期内某病患者由确诊至死亡的时间（年、月）总和}{该时期内死于该病的例数}×100\%$$

（6）死亡率能够说明职业病的严重程度及其防治水平。

$$死亡率（\%）=\frac{某个时期死于某病的例数}{该时期患该病的例数}×100\%$$

（7）病伤缺勤率。计算公式如下：

$$病伤缺勤率=\frac{某个时期因病伤缺勤日数}{该时期内应出勤的工作日数}×100\%$$

其他指标。对某些作用明确的职业性有害因素所致健康损害，可采用较为敏感、特异的指标作动态观察和分析，如对苯作业者可采用白细胞计数作为健康监护的指标。

习 题

1. 存在于作业场所的职业病危害因素有哪些特点？毒物、粉尘和噪声的监测周期是多长时间？

2. 作业场所职业卫生调查有哪些类别？各类调查目的和调查内容是什么？

3. 何为职业病危害因素接触评定？其主要内容有哪些？接触评定的方法有哪些？

4. 建设项目职业病危害评价有哪些意义？评价分明哪几个种类？

5. 职业病危害评价方法有哪些？职业病危害预评价及控制效果评价的内容有哪些？

6. 何为职业健康监护？职业健康监护包括哪些主要内容？

7. 职业健康检查包括几种？进行这些类别的健康检查，分别有什么意义？

8. 企业对职业健康档案如何管理？

第十三章　职业危害因素的检测

职业危害因素检测是识别职业危害因素的一个重要手段，是利用现代检测、检验技术真实、准确地反映作业场所职业病危害因素的种类、强度（浓度）及分布情况，为职业病危害定性、定量评价提供科学技术依据。按检测方法可将其分为经常性检测、预防性监督检测和事故性检测三类。经常性检测是按监测方法中统一规定的选取原则确定测点后，进行长期的定时定点的监测，以便观察有害物质对生产环境的污染程度和规律，评价作业环境的好坏和对工人健康造成职业危害的严重性；预防性监督检测是在新建、改建、扩建企业的设计和竣工时，对其劳动卫生防护设施的效果进行监测及评价，看其是否符合《工业企业设计卫生标准》的要求；事故性检测是在作业现场可能或已经发生有害因素污染的事故时，通过检测预测事故发生的可能性，或确定事故污染的范围及可能造成的影响等。按检测内容，它又可分为物理因素检测和化学因素检测等。

在《职业病防治法》及配套规章中，国家已经明确规定需要监测的职业病危害因素种类，同时要求：①用人单位作业场所的职业病危害因素检测与评价，应纳入本单位的职业病防治计划，指定专人负责，并确保监测系统处于正常运行状态；②应制定作业场所职业病危害因素监测计划，定期对工作场所进行职业病危害因素检测、评价。该计划内容应包括：作业场所名称、职业病危害因素名称、检测单位、检测频次及计划检测时间、管理责任人等。

作业场所职业病危害因素检测与评价，应委托依法设立并取得省级卫生行政部门资质认证的职业卫生技术服务机构进行。选择时应充分考虑技术服务机构的资质范围、检测与评价技术水平、技术服务费用等，并要注意与选定的技术服务机构签订技术服务委托协议书。

作业场所职业病危害因素定期检测、评价结果存入用人单位职业卫生档案，定期向所在地安全生产监督管理部门报告并向劳动者公布。

职业病危害因素检测，应严格按照国家规定的采样与检测规范与标准进行。现行的主要采样与检测国家规范或标准有：《工作场所空气中有害物质监测的采样规范》《作业场所空气中粉尘测定方法》《作业场所有害物质职业接触限值》《作业场所噪声测量规范》《室内照明测量方法》《工业企业厂界噪声测量方法》《建筑施工场地噪声测量方法》《作业场所局部振动卫生标准》《人体全身振动》《电磁辐射防护规定》《作业场所工频电场卫生标准》《作业场所高频电磁场接触限值》《作业场所超高频辐射卫生标准》《作业场所激光辐射卫生标准》以及工作场所空气中81类有害物质的检测方法等。

第一节　工作场所空气采样

一、采样基本术语

（1）工作场所（work place）指劳动者进行职业活动的全部地点。

（2）工作地点（work site）指劳动者从事职业活动或进行生产管理过程中经常或定时停留的地点。

（3）采样点（sampled site）指根据监测需要和工作场所状况，选定具有代表性的、用于空气样品采集的工作地点。

（4）空气收集器（air collector）指用于采集空气中气态、蒸汽态和气溶胶态有害物质的器具，如大注射器、采气袋、各类气体吸收管及吸收液、固体吸附剂管、无泵型采样器、滤料及采样夹和采样头等。

（5）空气采样器（air sampler）指以一定的流量采集空气样品的仪器，通常由抽气动力和流量调节装置等组成。

（6）无泵型采样器（passive sampler）指利用有毒物质分子扩散、渗透作用为原理设计制作的、不需要抽气动力的空气采样器。

（7）个体采样（personal sampling）指将空气收集器佩戴在采样对象的前胸上部，其进气口尽量接近呼吸带所进行的采样。

（8）采样对象（monitored person）指选定为具有代表性的、进行个体采样的劳动者。

（9）定点采样（area sampling）指将空气收集器放置在选定的采样点、劳动者的呼吸带进行采样。

（10）采样时段（sampling period）指在一个监测周期（如工作日、周或年）中，选定的采样时刻。

（11）采样时间（sampling duration）指每次采样从开始到结束所持续的时间。

（12）短时间采样（short time sampling）指采样时间一般不超过 15min 的采样。

（13）长时间采样（long time sampling）指采样时间一般在 1h 以上的采样。

（14）采样流量（sampling flow）指在采集空气样品时，每分钟通过空气收集器的空气体积。

（15）标准采样体积（standard sample volume）指在气温为 20℃、大气压为 101.3kPa（760mmHg）下采集空气样品的体积，以 L 为单位。

换算公式为

$$V_0 = V_t \times \frac{293}{273 + t} \times \frac{p}{101.3}$$

式中：V_0——标准采样体积，L；

　　　V_t——在温度为 t，大气压为 p 时的采样体积，L；

　　t——采样点的气温，℃；

　　p——采样点的大气压，kPa。

二、工作场所空气存在的状态

　　在常温常压下，物质以气体、液体和固体 3 种形态存在。各种毒物由于其物理和化学性质不同，以及职业活动条件的不同，在工作场所空气中的存在状态有气态、蒸气态和气溶胶态。

　　1. 气态和蒸气态

　　常温下是气体的毒物如氯气、一氧化碳等，通常以气态存在于空气中。常温下是液体的毒物如苯、丙酮等，以不同的挥发性呈蒸气态存在于空气中，常温下是固体的毒物如酚、三氧化二砷和三硝基甲苯等，也有一定的挥发性，特别在温度高的工作场所，也能以蒸气态存在于空气中。空气中的气态和蒸气态毒物都是以原子（仅汞蒸气）或分子状态存在，能迅速扩散，其扩散情况与它们的密度和扩散系数有关：密度小者（如甲烷等）向上飘浮，密度大者（如汞蒸气）就向下沉降，扩散系数大的，能迅速分散于空气中，基本上不受重力的影响，能随气流以相等速度流动，在采样时，能随空气进入收集器，不受采样流量大小的影响，且在收集器内，能迅速扩散入收集剂中被采集（吸收或吸附）。

　　2. 气溶胶态

　　以细微的液体或固体颗粒悬浮于空气中的分散体系，称为气溶胶。根据形成气溶胶的方式和方法不同，可分成固态分散性气溶胶、固态凝集性气溶胶、液态分散性气溶胶和液态凝集性气溶胶 4 种类型。按气溶胶存在的形式可分成雾、烟和尘。

　　（1）雾液态的分散性气溶胶和凝集性气溶胶统称为雾。在常温下是液体的物质，因加热逸散到空气中的蒸气，遇冷后以尘埃为核心凝集成微小液滴为凝集性气溶胶。喷洒农药时的雾滴为分散性气溶胶。雾的粒径通常较大，在 10μm 左右。

　　（2）烟属于固态凝集性气溶胶。同时含有固态和液态两种粒子的凝集性气溶胶也称为烟。常见的有铅烟、铜烟等。烟的粒径通常比雾小，在 1μm 以下。

　　（3）尘属于固态分散性气溶胶，如铅尘等。尘的粒径范围比较大，从 1μm 到数十微米。由于气溶胶颗粒受重力的影响，特别是密度大、粒径大的颗粒，在采样时，需要一定的采样流量，才能克服重力的影响，有效的被采入收集器内。

　　3. 蒸气态和气溶胶态共存

　　在气溶胶状态下，微细的液体或固体颗粒分散于空气中，许多物质会有或多或少的蒸气与颗粒共存（如三硝基甲苯、三氧化二砷等），在常温下，就有一定量的蒸气共存于空气中。由于毒物在空气中存在状态不同，需要用不同的采集方法进行采样。因此，必须在采集空气样品前，首先知道待测物在空气中的存在状态，以便选择正确的采样方法。

　　空气样品具有流动性和易变性，空气中有害物质的存在状态、浓度和分布状况易受气象条件的影响而发生变化，要正确地反映空气中有害物质的程度，必须正确采集空气样品；否则，即使采用灵敏和精确的分析方法，所测得的结果也不能代表现场的真实情况。因此空气样品的采集是空气理化检验中至关重要的环节。

空气样品的采集原则是根据监测目的和检验项目，采集具有代表性的样品，以保证空气理化检验结果的真实性和可靠性。为此，在对采样现场调查的基础上，应该选择好采样点、采样时间和频率；要根据待测物在空气中的存在状态、理化性质、浓度和分析方法的灵敏度选择合适的采样方法和采样量；正确使用采样仪器，要建立相应的空气采样质量保证体系；在采样过程中尽量避免采样误差；在样品的采集、运输、储存、处理和分析过程中要确保样品待测组分稳定，不变质，不受污染；保证采集到足够的样品盘，以满足分析方法的要求。

三、采样方式及采样要求

（一）定点采样

1. 采样点的选择原则

采样点的选择应遵循下列原则：

（1）对作业场所空气中有害物质的测定，监测地点应设在有代表性的工人接毒地点，选择有代表性的工作地点，其中应包括空气中有害物质浓度最高、劳动者接触时间最长的工作地点。

（2）在不影响劳动者工作的情况下，采样点应尽可能靠近劳动者。在监测点上的收集器应设置在工人工作的呼吸带处，一般情况下距地面1.5m。

（3）在评价工作场所防护设备或措施的防护效果时，应根据设备的情况选定采样点，进行采样。

（4）采样点应设在工作地点的下风向，应远离排气口和可能产生涡流的地点。

2. 采样点数目的确定

应注意：①工作场所按产品的生产工艺流程，凡逸散或存在有害物质的工作地点，至少应设置一个采样点。②一个有代表性的工作场所内有多台同类生产设备时，1~3台设置一个采样点；4~10台设置两个采样点；10台以上，至少设置三个采样点。③一个有代表性的工作场所内，有两台以上不同类型的生产设备，逸散同一种有害物质时，采样点应设置在逸散有害物质浓度大的设备附近的工作地点；逸散不同种有害物质时，将采样点设置在逸散待测有害物质设备的工作地点，采样点的数目参照定点采样点数②确定。④劳动者在多个工作地点工作时，在每个工作地点设置1个采样点。⑤劳动者为流动工作时，在流动的范围内，一般每10m设置一个采样点。⑥仪表控制室和劳动者休息室，至少应设置一个采样点。

3. 采样时段和频率的选择：

包括：①采样必须在正常工作状态和环境下进行，避免人为因素的影响。②空气中有害物质浓度随季节发生变化的工作场所，应将空气中有害物质浓度最高的季节选择为重点采样季节。③在工作周内，应将空气中有害物质浓度最高的工作日选择为重点采样日。④在工作日内，应将空气中有害物质浓度最高的时段选择为重点采样时段。⑤关于采样频率的设定，对经常性劳动卫生监督，最少每年监测一天，每天上、下午各采样一次。对超过最高允许浓度的监测点，每三个月要复查一次，直至浓度降低到最高允许浓度。对新建、改建和扩建的工矿企业进行验收或对劳动卫生防护的效果进行卫生学评价时，要连续采样测定三天，每天上、下午各一次。

4. 采样时间和样品数

包括：①一般采样时间为 15min，测得结果为 15min 内的平均浓度。最短采样时间不应小于 5min，最长不应大于 60min。一次采样时间不足 5min 时，可在 15min 内采样三次，每次采集所需空气样品体积的三分之一。②在每个监测点，每个工作班（8h）内采样两次，每次同时采集两个样品。在整个工作班内浓度变化不大的监测点，可在工作开始 1h 后的任何时间采样两次；在浓度变化大的监测点，两次采样应在浓度较高时进行，其中一次在浓度最大时进行。

（二）个体采样

（1）采样对象的选定要在现场调查的基础上，根据检测的目的和要求，选择采样对象。在工作过程中，凡接触和可能接触有害物质的劳动者都列为采样对象。采样对象中必须包括不同工作岗位的、接触有害物质浓度最高和接触时间最长的劳动者，其余的采样对象应随机选择。

（2）采样对象数量的确定采样对象数量的确定如表 13-1、表 13-2 所示。

表 13-1　能确定接触有害物质浓度最高与接触时间最长的劳动者采样对象数量的确定

劳动者数	<3	3~5	6~10	>10
采样对象数	全部	2	3	4

表 13-2　不能确定接触有害物质浓度最高与接触时间最长的劳动者采样对象数量的确定

劳动者数	<6	6	7~9	10~14	15~26	27~50	>50
采样对象数	全部	5	6	7	8	9	11

（三）检测方法及检测浓度的计算

工作场所空气中有害物质的检测，应严格按国标中规定的工作场所空气中 81 种有害物质及其化合物的检测方法进行。其主要检测方法大致可按表 13-3 所示分类。

在对检测浓度进行计算时，不同的职业接触限值、不同采样方式所采用的方法有所不同。

表 13-3　工作场所有害物质的主要检测方法

工作场所空气中有害物质类别	主要检测方法
生产性粉尘	滤膜称重法
无机物及其化合物	分光光度法、离子色谱法
有机类及有机化合物	气相色谱法、高效液相色谱法
金属、类属及其化合物	原子吸收法、原子荧光光谱法

续表

工作场所空气中有害物质类别	主要检测方法
有机农药类	气相色谱法、高效液相色谱法
药物类	高效液相色谱法
炸药类	高效液相色谱法、分光光度法
生物类	比色法

1. 职业接触限值为最高允许浓度的有害物质的采样浓度计算

用定点的、短时间采样方法进行采样；采样时间一般不超过 15min；车间空气中有害物质浓度按下式计算：

$$C = cV/Ft \tag{13-1}$$

式中：C——空气中有害物质的浓度，mg/m^3；

$\quad\quad c$——测得样品溶液中有害物质的浓度，$\mu g/mL$；

$\quad\quad V$——样品溶液的总体积，mL；

$\quad\quad F$——采样流量，L/min；

$\quad\quad t$——采样时间，min。

2. 职业接触限值为短时间接触允许浓度的有害物质的采样浓度计算

用定点的、短时间采样方法进行采样；采样时间一般为 15min；采样时间不足 15min 时，可进行一次以上的采样；采样时间为 15min 时，空气中有害物质 15min 时间加权平均浓度按下式计算：

$$STEL = cV/15F \tag{13-2}$$

式中：$STEL$——短时间接触允许浓度，mg/m^3；

$\quad\quad 15$——采样时间，min；

$\quad\quad$其他符号同前。

采样时间不足 15min，进行一次以上采样时，按算术均值计算。

3. 职业接触限值为时间加权平均允许浓度的有害物质的采样浓度计算

根据工作场所空气中有害物质浓度的存在状况，或采样仪器的操作性能，可选择个体采样或定点采样、长时间采样或短时间采样方法，其中以个体采样和长时间采样为主。

（1）采用个体采样方法的采样浓度计算。按如下几种情况分别计算：

①采样仪器能够满足全工作日连续一次性采样时，空气中有害物质 8h 时间加权平均浓度按下式计算：

$$TWA = cV/480F \tag{13-3}$$

式中：TWA——空气中有害物质 8h 时间加权平均允许浓度，mg/m^3；

$\quad\quad 480$——时间加权平均允许浓度规定的 8h 即 480min；

$\quad\quad$其他符号同前。

②采样仪器不能满足全工作日连续一次性采样时，可根据采样仪器的操作时间，在

全工作日内进行两次或两次以上的采样。空气中有害物质 8h 时间加权平均浓度按下式计算：

$$TWA = （C_1T_1+C_2T_2+\cdots+C_nT_n）/480 \tag{13-4}$$

式中：TWA——空气中有害物质 8h 时间加权平均允许浓度，mg/m^3；

C_1，C_2，$\cdots$，C_n——测得空气中有害物质的浓度，mg/m^3；

T_1，T_2，$\cdots$，T_n——劳动者在相应的有害物质浓度下的工作时间，min；

480——时间加权平均允许浓度规定的 8h，即 480min。

（2）采用定点采样方法的采样浓度计算采用定点采样方法采样，根据作业场所劳动者的工作方式与检测时间选用不同的采样方法，按表 13-4 选择浓度计算公式。

表 13-4　　　　　　　　采用定点采样方法检测时的 TWA 值计算

工作方式	采样方法		TWA 计算公式
在一个工作地点工作	长时间采样	全工作日连续一次性	（13-3）
		全工作日两次或两次以上	（13-4）
	短时间采样	记录每时段工时，每次采样 15min	（13-4）
在一个以上工作地点工作或移动工作	短时间采样	每个工作地点或移动范围内设立采样点，分别进行 15min 采样；记录每个采样点的工时	（13-4）

四、采样方法

空气样品采集需要根据监测目的和检验项目，正确地使用采样仪器及采样方法采集具有代表性的样品。下面分别介绍气态检测物、气溶胶检测物、气态和气溶胶两种状态检测物的采样方法。

（一）气态检测物的采样方法

气态检测物的采样方法通常分为直接采样法和浓缩采样法（也称液体吸收法）两大类。

1. 直接采样法

直接采样法是一种将空气样品直接采集在合适的空气收集器内，再带回实验室分析的采样方法，该法主要适用于采集气体和蒸气状态的检测物，适用于空气检测物浓度较高、分析方法灵敏度较高、不适宜使用动力采样的现场，采样后应尽快分析。用直接采样法所得的测定结果代表空气中有害物质的瞬间或短时间内的平均浓度。根据所用收集器和操作方法的不同，直接采样法又可分为注射器采样法、塑料袋采样法、置换采样法和真空采样法。

（1）注射器采样法。

该法用 50mL 或 100mL 医用气密型注射器作为收集器。在采样现场，先抽取空气将注射器清洗 3~5 次，再采集现场空气，然后将进气端密闭。在运输过程中，应将进气端朝下，注射器活塞在上方，保持近垂直位置。利用注射器活塞本身的重量，使注射器内空气样品处于正压状态，以防外界空气渗入注射器，影响空气样品的浓度或使其被污染。用气相色谱分析的项目常用注射器采样法采样。

（2）塑料袋采样法。

该法用塑料袋作为采样容器。塑料袋既不吸附空气检测物、不解吸空气检测物，也不与所采集的空气检测物发生化学反应。在采样现场，用大注射器或手抽气筒将现场空气注入塑料袋内，清洗塑料袋数次后，排尽残余空气，重复 3~5 次，再注入现场空气，密封袋口，带回实验室分析，通常使用 50~1000mL 铝箔复合塑料袋、聚乙烯袋、聚氯乙烯袋、聚四氯乙烯袋和聚酯树脂袋等进行采气，使用前应检查采气袋的气密性，并对待测物在塑料采样袋中的稳定性进行试验。所用的采气袋应具有使用方便的采气和取气装量，而且能反复多次使用，其死体积不应大于其总体积的 5%。

（3）置换采样法。

置换采样法以集气瓶（图 13-1）为采样容器。在采样点，将采气动力或 100mL 大注射器与采样容器连接，打开采样容器的活塞，抽取采气管容积 6~10 倍的现场空气，将管内空气完全置换后，再采集现场空气样品，密闭，带回。

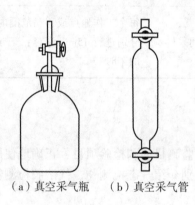

（a）真空采气瓶　　（b）真空采气管

图 13-1　玻璃集气瓶

（4）真空采样法。

采样容器为耐压玻璃或不锈钢制成的真空采气瓶，采样瓶容量为 500~1000mL（图 13-2）。采样前，先用真空泵将采样容器抽真空，使瓶内剩余压力小于 133Pa，在采样点将活塞慢慢打开，待现场空气充满采气瓶后，关闭活塞，带回实验室尽快分析。

采样体积为：

$$V_S = V_b \frac{p_1 - p_2}{p_1} \tag{13-5}$$

式中：V_S——实际采样体积，mL；

V_b——集气瓶容积，mL；

p_1——采样点采样时的大气压力，kPa；

p_2——集气瓶内的剩余压力，kPa。

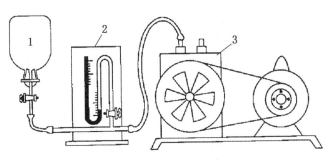

1—集气瓶，2—闭口压力计，3—真空泵

图 13-2　真空采样装置

抽真空时，应将采气瓶放于厚布袋中，以防采气瓶炸裂伤人。为防止漏气，活塞应涂耐真空油脂。

直接采样法的优点是方法简便，可在有爆炸危险的现场使用，但要特别注意防止收集容器器壁的吸附和解吸现象。收集器内壁的吸附作用可使待测组分浓度降低。例如，用塑料袋采集二氧化硫、氧化氮、苯系物、苯胺等样品时，器壁吸附待测物，应该选用聚四氟乙烯塑料收集器采集这些性质活泼的气态检测物。有些收集器的内壁吸附待测物后又会解吸附，释放待测物，使待测组分浓度增加。因此，用直接采样法采集的空气样品应该尽快测定，减少收集器内壁的吸附、解吸作用。

2. 浓缩采样法（液体吸收法）

浓缩采样法是大量的空气样品通过空气收集器时，其中的待测物被吸收、吸附或阻留，将低浓度的待测物富集在收集器内。空气中待测物浓度较低或分析方法的灵敏度较低时，不能用直接采样法，需对空气样品进行浓缩，以满足分析方法的要求。浓缩采样法所采集空气样品的测定结果代表采样期间内待测物的平均浓度。浓缩采样法分为有动力浓缩采样法和无动力（无泵）浓缩采样法。

（1）有动力浓缩采样法。

有动力浓缩采样法以抽气泵为动力，将空气样品中气态检测物采集在收集器的吸收介质中而被浓缩。以液体为吸收介质时，可用吸收管为收集器；用颗粒状或多孔状的固体物质为吸附介质时，可用填充柱等为收集器。因此，有动力浓缩采样法又分为溶液吸收法、固体填充柱采样法、低温冷凝浓缩法等。在实际应用时，还应根据检测目的和要求、检测物的理化性质和所用分析方法等选择使用。

①溶液吸收法。该法利用空气中待测物能迅速溶解于吸收液，或能与吸收剂迅速发生化学反应而被采集。

a. 溶液吸收原理：当空气样品呈气泡状通过吸收液时，气泡中待测检测物的浓度高于气–液界面上的浓度。由于气态分子的高速运动，又存在浓度梯度，待测物迅速扩散到气-液界面时，被吸收液吸收（图 13-3）；当吸收过程中还伴有化学反应时，扩散到气-液界面上的待测气态分子立即与吸收液反应，被采集的检测物与空气分离。待测气体在溶液中的吸收速度可用下式表示：

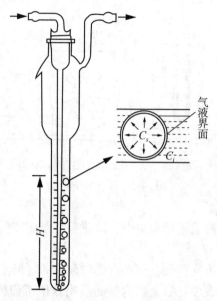

图 13-3 气体在溶液中的吸收过程

$$v = AD\ (C_g - C_i) \tag{13-6}$$

式中：v——气体吸收速度；

A——气-液接触面积；

D——气体的扩散系数；

C_g——平衡时气相中待测组分的浓度；

C_i——达到平衡时液相中待测组分的浓度。

由于扩散到气-液界面的待测气态或蒸气分子与吸收液迅速发生反应或被吸收液溶解而被吸收，这时可认为 $C_i = 0$。如果不考虑待测物在液相的扩散，而只受在气泡内气相扩散的影响，则式（13-6）可写成：

$$v = ADC_g \tag{13-7}$$

可见，增大气-液接触面积可以提高吸收效率。

空气样品是以气泡状态通过吸收液的，气-液接触的总面积为

$$A = \frac{6QH}{dv_g} \tag{13-8}$$

式中：Q——采气流量；

H——吸收管的液体高度；

v_g——气泡的速度；

d——气泡的平均直径。

所以，当采气流量一定时，要使气-液接触面积增加，以提高采样效率，应该增加吸收管中液体的高度、减小气泡的直径、气泡通过吸收液的速度要慢。

b. 吸收液的选择：常用的吸收液有水、水溶液或有机溶剂等。采集酸性检测物可

选用碱吸收液；采集碱性检测物可选用酸性吸收液；有机蒸气易溶于有机溶剂，可选用加有一定量可与水互溶的有机溶剂作为吸收液。理想的吸收液不仅可以吸收空气中的待测物，同时还可以用作显色液。实际工作中应根据待测检测物的理化性质和分析方法选择吸收液。待测物在吸收液中应有较大溶解度，发生化学反应速度快，稳定时间长；吸收液的成分对分析测定无影响，选用的吸收液还应价廉、易得、无毒害作用。

c.收集器：溶液吸收法常用的收集器主要有气泡吸收管、多孔玻板吸收管和冲击式吸收管。

气泡吸收管有大型和小型两种（图13-4），大型气泡吸收管可盛5~10mL吸收液，采样速度一般为0.5~1.5L/min；小型气泡吸收管可盛1~3mL吸收液，采样速度一般为0.3L/min。气泡吸收管内管出气口的内径为1mm，距管底距离为5mm；外管直径上大下小，有利于增加吸收液液柱高度，增加空气与吸收液的接触时间，提高待测物的采样效率，并且外管上部直径较大，可以避免吸收液随气泡溢出吸收管。气泡吸收管常用于采集气体和蒸气状态物质，使用前应进行气密性检查，并作采样效率实验．通常要求单个气泡吸收管的采样效率大于90%；若单管采样效率低，可将两个气泡吸收管串联采样。采样时应垂直放置，采样完毕，应该用管内的吸收液洗涤进气管内壁3次，再将吸收液倒出分析。

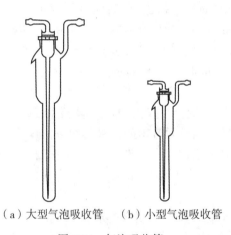

（a）大型气泡吸收管　（b）小型气泡吸收管

图13-4　气泡吸收管

多孔玻板吸收管有直形和U形（图13-5）两种，可盛5~10mL吸收液，采样速度为0.1~1.0L/min，采样时，空气流经多孔玻板的微孔进入吸收液，大气泡分散成许多小气泡，增大了气-液接触面积，同时又使气泡的运动速度减小，使采样效率较气泡吸收管明显提高。多孔玻板吸收管通常用单管采样，主要用于采集气体和蒸气状态的物质，也可以采集雾状和颗粒较小的烟状检测物，但是，颗粒较大的烟、尘容易堵塞多孔玻板的孔隙，不宜用多孔玻板吸收管采集。采样完毕，应该用管内的吸收液洗涤多孔玻板吸收管的进气管内壁3次后，再取出分析，洗涤多孔玻板吸收管时，最好连接在抽气装置上，抽洗多孔玻板，防止孔板堵塞。

②固体填充柱采样法。利用空气通过装有固体填充剂的小柱时，空气中有害物质被

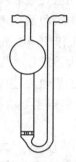

图 13-5 U 形多孔玻璃吸收管

吸附或阻留在固体填充剂上，从而达到浓缩的目的。采样后，将待测物解吸或洗脱，供测定用。

a. 填充剂的采样原理：固体填充剂是一种具有较大比表面积的多孔物质，对空气中多种气态或蒸气态检测物有较强的吸附能力，这种吸附作用通常包括物理吸附和化学吸附，后者是通过分子间亲和力相互作用，吸附能力较强。

理想的固体填充剂应具有良好的机械强度、稳定的理化性质、通气阻力小、采样效率高、易于解吸附、空白值低等性能。颗粒状吸附剂可用于气体、蒸气和气溶胶的采样。应根据采样和分析的需要，选择合适的固体吸附剂。填充柱采样管是一根填充了颗粒状固体吸附剂的玻璃管（内径为 3~5mm，长为 6~10cm）；采样速度为 0.1~0.5 L/min；吸附剂颗粒大小不同时，采样管的采气阻力也不一样；一般低流量采样时吸收效率较高。

b. 最大采气量和穿透容量：在室温、相对湿度 80% 以上的条件下，用固体填充柱采样管以一定的流量采样，当柱后流出的被采集组分浓度为进入浓度的 5% 时，固体填充剂所采集被测物的量称为穿透容量，单位为 mg（被测物）或 g（固体填充剂）；通过填充剂采样管的空气总体积称为穿透体积，也称为该填充柱的最大采样体积，单位为 L。

穿透容量和最大采气量可以表示填充柱对被采集的某组分的采样效率（或浓缩效率）。穿透容量和最大采气体积越大，表明浓缩效率越高。对于多组分的采集，实际的采集体积应不超过穿透容量最小组分的最大采气体积。影响穿透容量和最大采气量的主要因素有填充剂的性质和用量、采气流速、被采集组分的浓度、填充柱采样管的直径和长度；此外，采样时的温度、空气中水分和二氧化碳的含量对最大采气量也有影响。

c. 填充柱的洗脱效率：能够被热解吸或洗脱液洗脱下来的被测物的量占填充剂采集的被测物总量的百分数，即

$$E = \frac{m}{M} \times 100\% \tag{13-9}$$

式中：E——洗脱效率；

m——洗脱下来的被测物的量；

M——填充剂上被测物总量。

用填充柱（图 13-6）采样后，通常采用热解吸和溶剂洗脱两种方式洗脱待测物。热解吸是将填充柱采样管插入加热器中，迅速加热解吸，用载气吹出，通入测定仪器中进行分离和测定。热解吸时的加热温度要适当，既要保证能定量解吸，也要避免待测物在高温下分解或聚合。热解吸法常用于空气中检测物的气相色谱分析，溶剂洗脱是选用合适的溶剂和洗脱条件，将被测物由填充柱中定量洗脱下来进行分析。

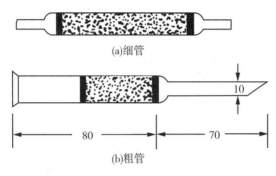

图 13-6 填充柱采样管

d. 填充剂的种类：空气理化检验工作中，不但要求填充柱采样管的采样浓缩效率高，而且要求采样后的解吸回收率也要高，因此选择合适的填充剂至关重要。常用的颗粒状填充剂有硅胶、活性炭和高分子多孔微球等。

硅胶是一种极性吸附剂，对极性物质有强烈的吸附作用。它既具有物理吸附作用，也具有化学吸附作用，空气中水分对其吸附作用有影响，吸水后会失去吸附能力，使用前，硅胶要在 100~200℃ 活化，以除去物理吸附水。硅胶的吸附容量小，已吸附的物质容易解吸。在 350℃ 条件下，通氮气或清洁空气可解吸所采集的物质，也可用极性溶剂（如水、乙醇等）洗脱，还可用饱和水蒸气在常压下蒸馏提取。

活性炭是一种非极性吸附剂，可用于非极性和弱极性有机蒸气的吸附；吸附容量大，吸附力强，但较难解吸。少量的吸附水对活性炭吸附性能影响不大，因此吸附的水可被非极性或弱极性物质所取代，不同原料（如椰子壳、杏核、动物骨）烧制的活性炭的性能不完全相同。活性炭适用于采集非极性或弱极性有机蒸气，可在常温下或降低采集温度的条件下，有效采集低沸点的有机蒸气。被吸附的气体或蒸气可通氮气加热（250~300℃）解吸或用适宜的有机溶剂（如二硫化碳）洗脱。

高分子多孔微球是一种多孔性芳香族化合物的聚合物，使用较多的是二乙烯基与苯乙烯基的共聚物。高分子多孔微球表面积大、较容易解吸、机械强度较高、热稳定性较好，对一些化合物具有选择性的吸附作用；广泛用作气相色谱固定相或空气检测物的采样，主要用于采集有机蒸气，特别是采集一些分子量较大、沸点较高、有一定挥发性的有机化合物，如有机磷、有机氯农药以及多环芳烃等。可根据被采集检测物的理化性质，选择适宜型号的高分子多孔微球，通常选用 20~50 目的高分子多孔微球。常用的高分子多孔微球见表 13-5。

表 13-5　　　　　　　　　　　　**常用于采集空气样品的高分子多孔微球**

商品名	化学组成	平均粒径/nm	表面积/（m²/g）
Amberlite XAD-2	二乙烯基苯-苯乙烯共聚物	9	300
Amberlite AD-4	二乙烯基苯-苯乙烯共聚物	5	750~800
Chormosorb 102	二乙烯基苯-苯乙烯共聚物	8.5	300~400
Porapak Q	甲苯乙烯基苯-二乙烯基苯共聚物	7.5	840
Porapak R	二乙烯基苯-苯乙烯极性单体共聚物	7.6	547~780
Tenax GC	聚 2，6-苯基对苯醚	72	18.6

使用前，应将高分子多孔微球进行净化处理：先用乙醚浸泡，振摇 15min，除去高分子多孔微球吸附的有机物，去除乙醚，再用甲醇清洗，以除去残留的乙醚；然后用水洗净甲醇，于 102℃ 干燥 15min，也可以于索氏提取器内用石油醚提取 24h，然后在清洁空气中挥发除去石油醚，再在 60℃ 活化 24h。净化处理的高分子多孔微球保存于密封瓶内。

与溶液吸收法相比，固体填充剂采样法具有以下优点：可以长时间采样，适用于大气污染组分的日平均浓度的测定；克服了溶液吸收法在采样过程中待测物的蒸发、挥发等损失和采样时间短等缺点，只要选用适当，固体填充剂对气体、蒸气和气溶胶都有较高的采样效率；而溶液吸收法通常对烟、尘等气溶胶的采集效率不高。采集在固体填充剂上的待测检测物比在溶液中更稳定，可存放几天甚至数周。另外，去现场采样时，固体填充剂采样管携带也很方便。

③低温冷凝浓缩法。低温冷凝浓缩法又称为冷阱法。空气中某些沸点较低的气态物质，在常温下用固体吸附剂很难完全阻留，利用制冷剂使收集器中固体吸附剂温度降低，有利于吸附、采集空气中的低沸点物质。

常用的制冷剂有冰-盐水（-10℃）、干冰-乙醇（-72℃）、液氮-乙醇（-117℃）、液氮（-196℃）等。采样管可做成 U 形或蛇形，插入冷阱中（图 13-7）。经低温采样，待测组分冷凝在采样管中，将其连接在气相色谱仪进样口（六通阀），或在常温下加热气化，并通入载气，待测组分被解吸，进入色谱仪进行分离和测定。低温冷凝浓缩采样时，由于空气中水分及二氧化碳等也能被冷凝而被吸附，降低了固体填充剂的吸附能力和吸附容量。热解吸时，水分及二氧化碳等也将同时气化，增大了气化体积，导致浓缩效率降低，甚至可能影响测定，因此，采样时应在采样管的进气端连接一个干燥管，管内装有高氯酸镁、烧碱石棉、氢氧化钾、氯化钙等干燥剂，以除去水分和二氧化碳。应该注意，所采用的干燥剂不应造成空气中待测物的损失。

（2）无动力（无泵）浓缩采样法。

无动力（无泵）浓缩采样法又称为被动式浓缩采样法，该法是利用气体分子的扩或渗透作用，自动到达吸附剂表面，或与吸收液接触而被采集，一定时间后检测待测物；不需要抽气动力和流量计等装置，适宜于采集空气中气态和蒸气状态的有害物质。根据采样原理不同，无动力（无泵）浓缩采样法可分为扩散法和渗透法两类。

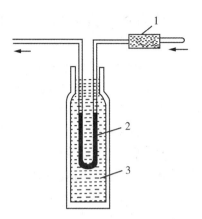

1—干燥管；2—采样管；3—制冷剂
图 13-7 低温冷凝浓缩采样

①扩散法。该法利用待测物气体分子的扩散作用达到采样目的，根据费克扩散第一定律，在空气中，待测物分子由高浓度向低浓度方向扩散，其传质速度 v 与该物质的浓度梯度（C_1-C_0）、分子的扩散系数（D）以及扩散带的截面积（A）成正比，与扩散带的长度（L）成反比：

$$v = \frac{DA}{L}(C_1 - C_0) \times 10^{-3} \tag{13-10}$$

式中：C_0——待测检测物在空气中的浓度，mg/m^3；

C_1——待测检测物在吸附（收）介质表面处的浓度，mg/m^3。

如果扩散至吸附（收）介质表面的待测检测物可以迅速而定量地被吸收，则可认为 $C_1 = 0$。此时，吸附（收）介质所采集到的待测检测物的质量为：

$$m = \frac{DA}{L}C_0 t \times 10^{-3} \tag{13-11}$$

式中：m——吸附（收）介质所采集到的被测检测物的质量，μg；

t——采样时间，min。

式（13-11）表明，采样器采集检测物的质量与采样器本身的构造、检测物在空气中的浓度、分子的扩散系数及其采样时间有关。对于具体的检测物、构造一定的采样器来说，DA/L 为常数，用 K 表示，单位为 cm^3/min。由于其单位与有动力采样器的采样流量相当，所以称为被动式采样器的采样速率。K 值可通过实验测得。因此，只要测得 m 和 t，即可计算空气中被测检测物的浓度：

$$C_0 = \frac{m}{kt} \times 10^{-3} \tag{13-12}$$

影响扩散法的因素主要是风速，因为风速直接影响有害物质在空气中的浓度梯度。当风速太小（<7.5cm/s）时，空气很稳定，C_0 不能代表空气中有害物质的实际浓度；当风速太大时，又会破坏扩散层，影响采样器的准确响应，气温气压对扩散法影响

221

不大。

②渗透法。该法利用空气中气态或蒸气态分子的渗透作用达到采样目的，分子通过渗透膜后被吸附（收）剂所吸附（收）。其采样原理与扩散法相似，可用扩散法相同的公式计算空气中待测检测物的浓度，不过，采样速率 K 除与待测检测物的性质有关外，还与渗透膜的材料有关，由于被动式采样器的结构不同、不同待测物的理化性质也不同。因此，采样时每种被动式采样器都有不同的采样容量、最大或最小采样时间。在规定的容量和时间范田内，采样速度应保持恒定。

随着室内空气污染监测工作的开展，个体接触量监测已经成为评价环境污染与人体健康影响的重要依据。在空气污染和人体健康的监测中，常采用无泵采样器作为个体采样器。这种采样器体积小，重量轻，可以做成钢笔或徽章的形状（图13-8），佩戴在人们的上衣口袋处，跟随人们的活动实时采样，采样后送回实验室分析，用于测定人们对检测物的接触量或空气检测物的时间加权平均浓度。被动采样器不仅可以用作个体监测器，也可悬挂于室内的监测场所，连续采样一定时间后，测定检测物的浓度，以评价室内空气质量。

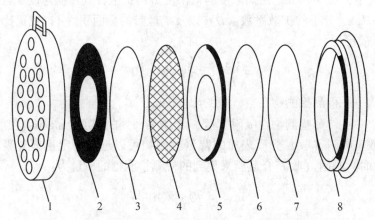

1—前盖；2—密封圈；3—核孔滤膜；4—涤纶纱网；
5—压环；6—吸收层；7—托板；8—底座
图 13-8 徽章式个体采样器

（二）气溶胶检测物的采样方法

气溶胶的采样方法主要有静电沉降法、滤料采样法和冲击式吸收管法。

1. 静电沉降法

静电沉降法是使空气样品通过高压电场（12～20kV），气体分子被电离，产生离子，气溶胶粒子吸附离子而带电荷，在电场的作用下，带电荷的微粒沉降到极性相反的收集电极上，将收集电极表面的沉降物清洗下来，进行测定。此法采样速度快，采样效率高。但当现场有爆炸性的气体、蒸气或粉尘时，不能使用该采样方法。

2. 滤料采样法

将滤料（滤纸或滤膜）安装在采样夹（图 13-9）上，抽气，空气穿过滤料时，空气中的悬浮颗粒物被阻留在滤料上，用滤料上采集检测物的质量和采样体积，计算出空气中检测物浓度，这种采样方法称为滤料采样法。由于滤料具有体积小、重量轻、易存放、携带方便、保存时间较长等优点，滤料采样法已被广泛用于采集空气中的颗粒态检测物。

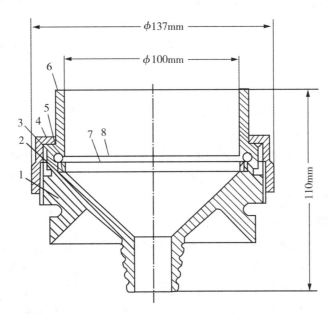

1—底座；2—过滤网外圈；3—过滤网内圈；4—压盖；5—密封圈；
6—接尘圈；7—过滤网；8—玻璃纤维滤纸

图 13-9　滤料采样夹

用滤纸或滤膜等滤料采样时，滤料对颗粒物不仅有直接阻挡作用，还有惯性沉降、扩散沉降和静电吸引等作用。滤料采样法的采样效率与滤料和气溶胶的性质有关，同时还受采样流速等因素的影响。滤料采样夹用优质塑料制成，采样时要根据采集大气样品、采集作业场所样品的不同要求，选用直径适当的滤料和滤料垫，滤料采样夹的气密性要好，用前要进行相关性能检查，在采样夹内装上不透气的塑料薄膜，放于盛水的烧杯中，然后向采样夹内送气加压，当压差达到 1kPa 时，水中不产生气泡，表明滤料采样夹的气密性好。常用在滤料有定量滤纸、玻璃纤维滤纸、聚氯乙烯滤膜、微孔滤膜和聚氨酯泡沫塑料等。

（1）定量滤纸。

定量滤纸由植物纤维素浆制成，其优点是灰分低、机械强度高、不易破损、耐热（150℃）、价格低廉；但由于滤纸纤维较粗、孔隙较小，因此通气阻力大。采集的气溶胶颗粒能进入滤纸内部，解吸较困难。滤纸的吸湿性大，不宜用作称重法测定空气中颗粒物的浓度。空气采样时主要使用中、慢速定量滤纸或层析滤纸。

（2）玻璃纤维滤纸。

玻璃纤维滤纸是用超细玻璃纤维制成的，厚度小于1mm。其优点是耐高温，可在低于500℃烘烤，去除滤纸上存在的有机杂质；吸湿性小、通气阻力小，适用于大流量法采集空气中低浓度的有害物质。玻璃纤维滤纸不溶于酸、水和有机溶剂，采样后可用水、有机溶剂和稀硝酸等提取待测物质。其缺点是金属空白值高，机械强度较差；溶液提取时，易成糊状，需要过滤；若要将玻璃纤维消解，需用氢氟酸或焦磷酸。二氧化硅玻璃纤维滤纸是以石英为原料制成的，克服了普通玻璃纤维滤纸空白值高的缺点，但是价格昂贵。

（3）聚氯乙烯滤膜。

聚氯乙烯滤膜又称为测尘滤膜。其优点是静电性强、吸湿性小、阻力小、耐酸碱、孔径小、重量轻，金属空白值较低，可溶于某些有机溶剂（如乙酸乙酯、乙酸丁酯），常用于粉、尘浓度和分散度的测定。其主要缺点是不耐热，最高使用温度为55℃；采后样品处理时，加热会发生卷曲，可能包裹颗粒物；一般不应采用高氯酸消解样品，以防发生剧烈氧化燃烧，造成样品损失。

（4）微孔滤膜。

微孔滤膜是一种用硝酸纤维素或乙酸纤维素作的多孔有机薄膜，质轻色白，表面光滑，机械强度较好，最高使用温度为125℃，可在沸水乃至高压釜中蒸煮。它能溶于丙酮、乙酸乙酯、甲基异丁酮等有机溶剂，也易溶于热的浓酸但几乎不溶于稀酸中。微孔滤膜的采样效率高，灰分低。所采集的样品特别适宜于气溶胶中金属元素的分析。微孔滤膜具有不同大小和孔径规格，常用的孔径规格为$0.1 \sim 1.2 \mu m$。一般选用$0.8 \mu m$孔径的微孔滤膜采集气溶胶。由于微孔滤膜的通气阻力较大，它的采样速度明显低于聚氯乙烯滤膜和玻璃纤维滤纸的采样速度。

（5）聚氨酯泡沫塑料。

聚氨酯泡沫塑料是由泡沫塑料的细泡互相连通而成的多孔滤料。其表面积大，通气阻力小，适宜于较大流量的采样。常用于同时采集气溶胶和蒸气状态两相共存的某些检测物。使用前应进行处理，先用1mol/L NaOH煮沸浸泡数十分钟，然后用水洗净、风干。用于有机检测物的采集时，可用正己烷等有机溶剂经索氏提取$4 \sim 8h$后，除尽溶剂，风干，处理好的聚氨酯泡沫塑料应密闭保存，使用过的聚氨酯泡沫塑料经处理后可以反复使用。

采样滤料种类较多，采样时应根据分析目的和要求，选择使用，所选的滤料应该采样效率高，采气阻力小，重量轻，机械强度好，空白值低，采样后待测物易洗脱提取。玻璃纤维滤纸和合成纤维滤料的阻力较小，可用于较大流量的采样。分析金属检测物时，最好选用金属空白值低的微孔滤膜，分析有机检测物时，要选用经高温预处理后的玻璃纤维滤纸等。几种滤料中的无机元素含量见表13-6。

表 13-6 　　　　　　　　　　　　　几种滤料中的无机元素含量 μg/cm²

元素	玻璃纤维	有机滤膜	银薄膜
As	0.08	—	—
Be	0.04	0.0003	0.2
Bi	—	<0.001	—
Cd	—	0.005	—
Co	—	0.00002	—
Cr	0.08	0.002	0.06
Cu	0.02	0.006	0.02
Fe	4	0.03	0.3
Mu	0.4	0.01	0.03
Mo	—	0.0001	—
Ni	<0.08	0.001	0.1
Pb	0.8	0.008	0.2
Sb	0.03	0.001	—
Si	7000	0.1	13
Sn	0.05	0.001	—
Ti	0.8	2	0.2
V	0.03	0.001	—
Zn	160	0.002	0.01

3. 冲击式吸收管法

冲击式吸收管（图 13-10）的外形与直型多孔玻板吸收管相同，内管与气泡吸收管相似，内管垂直于外管管底，出气口的内径为（1.0±0.1）mm，管尖距外管管底（5.0±0.1）mm。吸收管可盛 5~10mL 吸收液，采样速度为 3L/min。冲击式吸收管主要用于采集烟、尘等气溶胶，由于采气流量大，待测物随气流以很快的速度冲出内管口，因惯性作用冲击到吸收管的底部与吸收液作用而被吸收。管尖内径大小及其距管底的距离，对采样效率影响很大。使用前也应进行采样效率实验和气密性检查，冲击式吸收管不适宜采集气态物质，因为气体分子的惯性很小，在快速抽气情况下，容易随空气一起跑掉，只有在吸收液中溶解度很大或与吸收液反应速度很快的气体分子，才能吸收完全。

（三）气态和气溶胶两种状态检测物的同时采样方法

许多空气检测物并不是以单一状态存在，常以气态和气溶胶两种状态共存于空气中，有时需要同时采集和测定，并要求采样时不能改变它们原来的存在状态。两种状态检测物的同时采样法主要有浸渍滤料法、泡沫塑料采样法、多层滤料采样法以及环形扩散管和滤料组合采样法。

1. 浸渍滤料法

先将某种化学试剂浸渍在滤料（滤纸或滤膜）上，采样时，利用滤料的物理阻留作用、吸附作用，以及待测物与滤料上化学试剂的反应，同时采集气态和颗粒态检测物，这种采样方法称为浸渍滤料法。浸渍滤料的采样效率高，应用范围广泛。

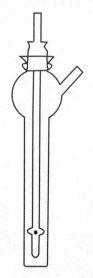

图 13-10　冲击式吸收管图

2. 泡沫塑料采样法

聚氨基甲酸酯泡沫塑料比表面积大，气阻小，适用于较大流量的采样，聚氨酯泡沫塑料具有多孔性，它既可以阻留气溶胶，又可以吸附有机蒸气。杀虫剂、农药等检测物是一种半挥发性的物质，常以蒸气和气溶胶两种状态共存于空气中，可用泡沫塑料采样法采集分析。

采样时，通常在滤料采样夹后连接一个圆筒，组成采样装置（图 13-11）。采样夹内安装玻璃纤维滤纸，用于采集颗粒物，圆筒内可装 4 块泡沫塑料（每块长为 4cm，直径为 3cm），用于采集蒸气状态的检测物，泡沫塑料使用前需预处理，除去杂质。这一方法已成功地用于空气中多环芳烃的蒸气和气溶胶的测定。

3. 多层滤料采样法

用两层或三层滤料串联组成一个滤料组合体（图 13-12），第一层滤料采集颗粒物，常用的滤料是聚四氟乙烯滤膜、玻璃纤维滤纸或其他有机纤维滤料。第二层或第三层滤料是浸渍过化学试剂的滤纸，用于采集通过第一层的气态组分。例如，采集无机氟化物时，第一层是乙酸纤维素或硝酸纤维素滤纸；采集颗粒态氟化物，第二层是用甲酸钠或碳酸钠浸渍过的滤纸；采集气态氟化物，为了减少气态氟化物在第一层滤膜上的吸附，第一层可采用带有加热套的采样夹。

多层滤料采样法存在的主要问题是气体通过第一层滤料时，可能有部分气体被吸附或发生反应而造成损失，使用玻璃纤维滤膜采样时这一现象更为突出；一些活泼的气体与采集在第一层滤料上的颗粒物发生反应，以及颗粒物在采样过程中分解，导致气相组分和颗粒物组成发生变化，造成采样和测定误差。

4. 环形扩散管和滤料组合采样法

扩散管和滤料组合采样法是针对多层滤料采样法的缺点发展起来的。采样装置由扩

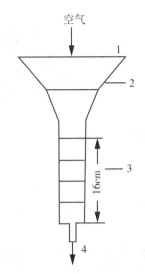

1—采样夹罩；2—装滤料的采样夹；3—装泡沫塑料的圆筒；4—接抽气泵

图 13-11 泡沫塑料采样装置

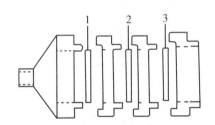

1—第一层滤料；2—第二层滤料；3—第三层滤料

图 13-12 多层滤料采样

散管和滤料夹组成，扩散管为内壁涂有吸收液膜的玻璃管。如图 13-13 所示，当空气进入扩散管时，气体检测物分子的质量和惯性小，易扩散到管壁上，被吸收液吸收；颗粒物则受惯性作用通过扩散管，被后面的滤料阻留。气体的采样效率与扩散管的长度和气体流量有关。通常扩散管的内径为 2~6mm，长度为 100~500mm，采集流量小于 2L/min。

环形扩散管和滤料组合采样法是在扩散管和滤料组合采样法的基础上进一步发展起来的，可以再较大流量下采样。环形扩散管和滤料组合采样装置有颗粒物切割器、环形扩散管和滤料夹三部分组成，基本结构如图 13-14 所示。环形扩散管是用玻璃制成的两个同心玻璃管，外管长为 20~30cm，内径为 3~4cm，内管为两端封闭的空心玻管，内外管之间的环缝为 0.1~0.3cm，两端环形扩散管可以涂渍不同的试剂。临用前，在环形扩散管上涂渍适当的吸收液后，用净化的热空气流干燥，密闭待用。采样时，先将涂渍不同的试剂的两段环形扩散管连接，再与后面的滤膜采样夹相连接。常用的颗粒物切割器有撞击式和旋风式两种，在设计流量下，50%的切割直径（D_{50}）为 2.5μm 或 4μm

227

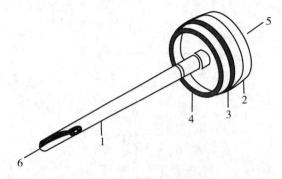

1—扩散管；2—滤料夹；3—滤料；4—连接二通；5—至抽气泵；6—样气入口

图 13-13　扩散管和滤料组合采样法示意图

（PM$_{2.5}$或 PM$_4$）和 10μm（PM$_{10}$）。当采样气流以层流状态（雷诺数<2000）通过扩散管时，根据 Possanzini 等的推导，环形扩散管对气体组分的采气效率可按下式计算：

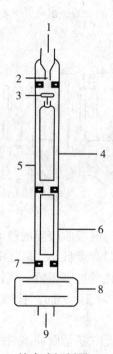

1—进气口；2—气体加速喷嘴；3—撞击式切割器；4—第一环形扩散管；5—环形狭缝；
6—第二环形扩散管；7—密封圈；8—两层滤料夹；9—至采样动力

图 13-14　环形扩散管和滤料组合采样器示意图

$$E = 1 - \frac{C}{C_0} \approx 1 - 0.819\exp\ (-22.53\Delta_a) \tag{13-13}$$

228

$$\Delta_a = \frac{\pi DL \ (d_1 + d_2)}{4Q \ (d_2 - d_1)}$$

式中：C_0—— 进入管内待测液体的浓度，$\mu g/m^3$；

C——从管内流出待测液体的平均浓度，$\mu g/m^3$；

D——该气体的扩散系数，cm^2/s；

L——涂渍部分的管长，cm；

q_V—— 通过扩散管的气体流量，cm^3/s；

d_1、d_2—— 环形扩散管内管的外径、外管的内径，cm。

当采样气流呈层流状态通过环形扩散管时，环形扩散管采集气体的效率主要取决于扩散管的几何尺寸和采样速度。

环形扩散管和滤料组合采样法已广泛应用于大气、室内空气中气态和气溶胶共存的污染物采样。例如，用分别涂渍 1% 的 Na_2CO_3 甲醇溶液和 5% 的 H_3PO_4 甲醇溶液的两段环形扩散管同时收集室内空气和大气中气态氨、硝酸、氯化氢和二氧化硫气体，并用聚四氟乙烯滤膜和置于环形扩散管之后采集相应的颗粒物，均获得满意的结果。

环形扩散管价格低廉，可反复使用，但是环形扩散管的设计和加工精度要求较高，一旦达不到要求，颗粒物通过扩散管环缝时就可能因碰撞或沉积而造成损失。

五、采样仪器

空气采样器是指以一定的流量采集空气样品的仪器，通常由收集器、抽气动力和流量调节装置等组成。采样时应按照收集器、流量计、采样动力的先后顺序串联，保证空气样品首先进入收集器而不被污染和被吸附，使所采集的空气样品具有真实性。

（一）采集动力

采样过程中需要使用抽气动力，使空气进入或通过收集器。实际工作中，应根据采样方法的流量和采样体积选择合适的抽气动力。常用的采气动力有手抽气筒、水抽气瓶、电动抽气机和压缩空气吸引器等。

1. 手抽气筒

手抽气筒是由一个金属圆筒和活塞构成。拉动活塞柄，利用活塞往返运动可连续抽气采样；根据抽气筒的容积和抽气次数控制和计算采气量，利用抽气快慢控制采样速度。其适用于无电源、采气量小和采气速度慢的情况下采样。手抽气筒使用前应校正容积，检查是否漏气。

2. 水抽气瓶

水抽气瓶如图 13-15 所示。水抽气瓶用两个 $2 \sim 10L$ 带容积刻度的小口玻璃瓶组成采气样装置，每个瓶口的橡皮塞内插入长短不同的玻璃管各一根，用橡皮管连接两根长玻璃管，将两瓶一高一低放置，高位瓶内充满水后盖好橡皮塞，松开螺旋夹，水由高位瓶流向低位瓶，在高位瓶形成负压，短玻璃管处产生吸气作用。采样时，将收集器与高位瓶的短玻璃管连接，并通过螺旋夹调节水流速度来调节采样速度。采集完所需的气体体积后，夹紧螺旋夹，高位瓶中水面下降的体积刻度即为所采集的空气体积。其适用于采样速度不大于 2L/min、无电源或者易燃、易爆的现场采样。水抽气瓶可用玻璃瓶，也可采用塑料瓶。为了准确测量采样体积，采样前应对水抽气瓶进行气密性能检查。

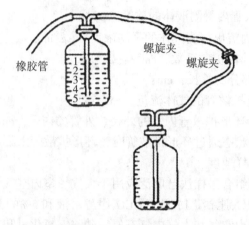

图 13-15 水抽气瓶

3. 电动抽气机

电动抽气机种类较多，常见的有以下几种：

（1）吸尘器，适用于流速较大、阻力较小的采气方法。采样过程中，每隔 30min 应停机片刻，以防电动机发热，损坏电动机。在电动机转动过程中，若出现声音异常、产生火花或动力突然下降，应立即停机检查。吸尘器的采样动力易受外界电压变化的影响，产生采样误差。采样时应注意观察流量的变化。

（2）真空泵，适于用作阻力较大的采集器的采气动力。真空泵可长时间采样，但机身笨重，不便于现场使用。

（3）刮板泵，适用于各种流速的采集器，可进行较长时间采样，具有重量轻、体积小、使用寿命长和克服阻力性能好等特点。

（4）薄膜泵，利用电动机通过偏心轮带动泵上的橡皮薄膜不断地抬起、压下运动，产生吸气、排起作用，达到采气目的。该泵噪声小，重量轻，能克服一定的阻力。根据泵体的大小，采气范围为 0.5~3L/min。广泛用作大气采样器和大气自动分析仪器的抽气动力。

4. 压缩空气吸引器

压缩空气吸引器又称为负压引射器（图 13-16）。利用压缩空气高速喷射时，吸引器产生的负压作为抽气动力。其适用于禁用明火及无电源但具备压缩空气的场所，特别适用于矿山井下采样，可以连续使用。采集时控制压缩空气的喷射量可调节采样速度。

（二）气体流量计

测量气体流量的仪器称为气体流量计。气体流量计种类很多，常用的主要有转子流量计、孔口流量计、皂膜流量计和湿式流量计 4 种。转子流量计和孔口流量计轻便，易于携带，适用于现场采样；皂膜流量计和湿式流量计测量气体流量比较精确，一般用来校正其他流量计。转子流量计、孔口流量计测量气体的流速；皂膜流量计、湿式流量计

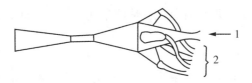

1—压缩空气；2—吸气口接吸气管

图 13-16 压缩空气吸引器

直接测量气体流过的体积值。由于空气的体积受到很多因素的影响，使用前应校正流量计的刻度。

1. 转子流量计

转子流量计由一根内径上大下小的玻璃管和一个转子组成（图 13-17）。转子可以是铜、铝、不锈钢或塑料制成的球体或上大下小的锥体。由于玻璃管中转子下端的环形孔隙截面面积比上端的大，当气体从玻璃管下端向上流动时，转子下端的流速小，上端的流速大。因此，气体对转子的压力下端比上端大，这一压力差（Δp）使转子上升。另外，气流对转子的摩擦力也使转子上升。当压力差、摩擦力共同产生的上升作用力与转子自身的重量相等时，转子就停留在某一高度，这一高度的刻度值指示这时气体的流量（q_v）。气体流量与采样时间的乘积即为采集气体的量。气体流速越大，转子上升越高。气体流量计算公式如下：

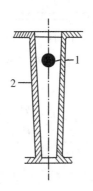

1—转子；2—锥形玻璃管

图 13-17 转子流量计

$$q_v = k\sqrt{\frac{\Delta p}{\rho}} \tag{13-14}$$

式中：k—— 常数；

ρ——空气密度，mg/m^3。

由于气温、气压等因素对空气密度有影响，因此气体流量也受气温和气压的影响。采样前，应将转子流量计的流量旋钮关至最小，开机后由小到大调节流量至所需的刻度。采用前，应在收集器与流量计之间连接一个小型缓冲瓶，以防吸收液流入流量计而

231

损坏采样仪。在实际采样工作中，若空气湿度大，应在转子流量计进气口前连接干燥管除湿，以防转子吸附水分增加自身重量，使流量测量结果偏低。

2. 孔口流量计

孔口流量计（图 13-18）是一种压力差计，有隔板式和毛细管式两种类型。在水平玻璃管的中部有一个狭窄的孔口（隔板），孔口前后各连接 U 形管的一端，U 形管中装有液体。不采样时 U 形管两侧液面在同一水平面上；采样时，气体流经孔口，因阻力产生压力差。孔口前压力大，液面下降；孔口后压力小，液面上升；液柱差与两侧压力差成正比，与气体流量成正相关关系。常用流量计的孔口为 1.5mm 或 3.0mm，相应的流量为 5L/min 或 15L/min。孔口流量计的流量可用下式计算：

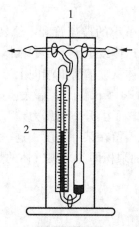

1—孔口；2—标尺

图 13-18 孔口流量计

$$q_V = k\sqrt{\frac{H\rho_1}{\rho}}$$ （13-15）

式中：q_V——流量，L/min；

H——液柱差；

ρ——空气的密度，mg/m^3；

ρ_1——孔口流量计中液体的密度，mg/m^3。

所用液体一般是着色的液状石蜡或水，便于读数。同转子流量计一样，孔口流量计的气体流量受气温和气压的影响。

3. 皂膜流量计

皂膜流量计（图 13-19）由一根有体积刻度的玻璃管和橡皮球组成。玻璃管下端有一支管，橡皮球内装满肥皂水，当用手挤压橡皮球时，肥皂水液面上升至支管口，从直管流入的气流使肥皂水产生致密的肥皂膜，并推动其沿管壁缓慢上升。肥皂膜从起始刻度到终止刻度所示的体积值就是流过气体的量，记录相应的时间，即可计算出气体的流速。肥皂膜气密性良好，重量轻，沿清洁的玻璃管壁移动的摩擦力只有 20~30Pa，阻力很小。由于皂膜流量计的体积刻度可以进行校正，并用秒表计时，因此皂膜流量计测量气体流量精确，常用于校正其他种类的流量计。根据玻璃管内径大小，皂膜流量计可以测量 1~100mL/min 的流量，测量误差小于 1%。皂膜流量计测定气体流量的主要误差是来源是时间的测量，因此要求气流稳定，皂膜上升速度不超过 4cm/s 保证皂膜有足够长的时间通过刻度区。

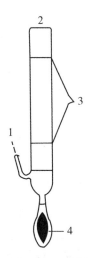

1—透气口；2—出气口；3—刻度线；4—橡皮球

图 13-19 皂膜流量计

4. 湿式流量计

湿式流量计（图 13-20）由一个金属筒制成，内装半筒水，筒内装有一个绕水平轴旋转的鼓轮，将圆筒内腔分成 4 个小室。当气体由进气管进入小室时，推动鼓轮旋转，鼓轮的转轴与筒外刻度盘上的指针连接，指针所示读数即为通过气体的流量。刻度盘上的指针每旋转一圈为 5L 或 10L。记录测定时间内指针旋转的圈数就能算出气体流过的体积。在湿式流量计上方配有压力计和温度计，可测定通过气体的温度和压力。湿式流量计上附有一个水平仪，底部装有螺旋，可以调节水平位置；前方一侧有一水位计，多加的水可从水位计的出水口溢出，保证筒内水量正确。使用前应进行漏气、漏水检查，否则会影响对流量的准确测量。不同的湿式流量计由于进气管内径不同，最大流量限额不一样。盘面最大刻度为 10L 的湿式流量计，其最大流量限额为 25L/min；5L 的则为 12.5L/min。湿式流量计测量气体流量准确度较高，测量误差不超过 5%。但自身笨重，携带不便，常用于实验室校正其他流量计。

（三）专用采样器

在空气理化检验工作中，为了便于采样，通常将收集器、气体流量计和抽气动力组装在一起形成专用采样器。根据采样工作需要，采样时可以选择不同的收集器；一般专用采样器选用转子流量计测量气体流量，以电动抽气机作为采样动力。不少采样器上还装有自动计时器，能方便、准确地控制采样时间。专用采样器体积小、重量轻，携带方

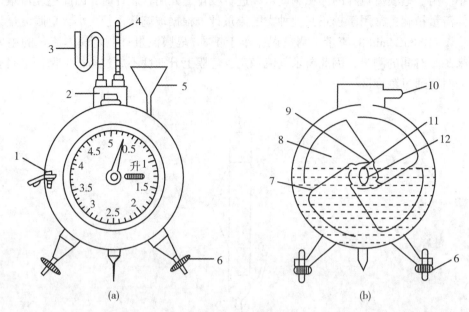

1—水位口；2—水平仪；3—开口压力计；4—温度计；5—加水漏斗；6—水平螺丝；
7—小室外孔；8—小室；9—小室内孔；10—出气管；11—进气管；12—圆柱形室

图 13-20 湿式流量计

便，操作简便。根据其用途，专用采样器可分为大流量采样器、中流量采样器、小流量采样器、分级采样器、粉尘采样器和气体采样器 6 种。

1. 大流量采样器

大流量采样器如图 13-21 所示。其流量范围为 1.1~1.7m³/min，滤料夹上可安装 200mm×250mm 的玻璃纤维滤纸，以电动抽气机为抽气动力。空气由山形防护顶盖下方狭缝处进入水平过滤面；采集颗粒物的粒径范围为 0.1~100μm；采样时间可持续 8~24h，利用压力计或自动电位差计连续记录采样流量，适用于大气中总悬浮颗粒物的采集。新购置的采样器和更换电机后的采样器应进行流量校准，采样器在使用期间，每月应定期校准流量。

2. 中流量采样器

中流量采样器（图 13-22）由空气防护罩、采样夹、转子流量计、吸尘器等组成，工作原理与大流量采样器基本相同，但采气流量和集尘有效过滤面积较大流量采样器小，有效集尘面的直径为 100mm，通常以 200~250L/min 流量采集大气中的总悬浮颗粒物。采样滤料常用玻璃纤维滤纸或有机纤维滤膜，采样时间为 8~24h。使用前，应校准其流量计在采样前后的流量。

3. 小流量采样器

小流量采样器的结构与中流量采样器结构相似。采样夹可装直径为 40mm 的滤纸或滤膜，采气流量为 20~30L/min。由于采气量少，需要较长时间的采样才能获得足够量的样品，通常只适宜做单项组分的测定。例如，可吸入颗粒物采样器或 PMIO 采样器，

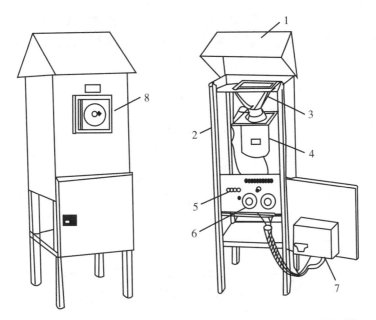

1—防护盖；2—支架；3—滤料夹；4—大容量涡流风机；5—计时器；
6—计时程序控制器；7—流量控制器；8—流量记录器

图 13-21 大流量采样器

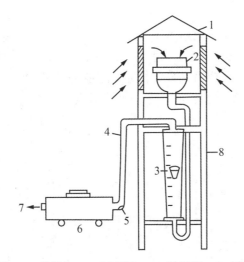

1—防护罩；2—采样夹；3—流量计；4—导气管；5—流量调节孔；
6—吸尘器；7—排气；8—支架

图 13-22 中流量采样器

采气流量为 13L/min，入口切割器上切割粒径为 30μm，D_{50} =（10±1）μm。

4. 分级采样器

通常可在采样器的入口处加一粒径分离切割器构成分级采样器。图 13-23 所示为大流量分级采样器。粗的颗粒被粒径分离切割器截留，细的颗粒通过切割器后，被装在后面的滤料收集。采样后，分别测定各级滤料上所采集颗粒物的含量和成分。分级采样器有二段式和多段式两种类型。二段式主要用于测定颗粒物的粒度分布。粒径分离切割器的工作原理有撞击式、旋风式和向心式等多种形式。

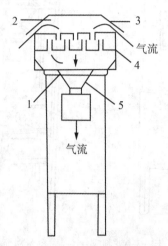

1—滤膜；2—分级挡板；3—入口盖；4—分离切割器；5—标准大流量采样器
图 13-23　大流量分级采样器

5. 粉尘采样器

携带式粉尘采样器用于采集粉尘，以测定空气中粉尘、游离二氧化硅等化学有害物质和病原微生物。粉尘采样器的采样速度一般为 10~30L/min。它配有滤料采样夹，可用滤纸或滤膜采样。粉尘采样器又分为固定式和携带式两种。携带式粉尘采样器（图13-24）由滤料采样夹、流量计、抽气电动机等组成，可用三角支架支撑，采样高度为1.0~1.5m，它有两个采样夹，可以进行平行采样，常用于采集工作场所空气中的烟和尘。

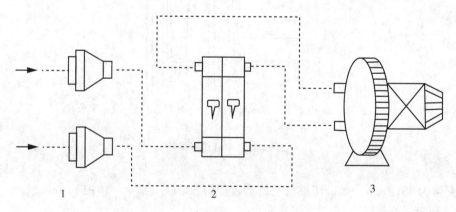

1—采样夹；2—转子流量计；3—抽气电动机
图 13-24　携带式粉尘采样器

6. 气体采样器

图 13-25 所示为携带式气体采样器的结构示意图。它用于采集空气中气体和蒸气状态有害物质，采样速度一般为 0.2~1.5L/min，所用抽气动力多为薄膜泵。携带式气体采样器适用于与阻力和流量较小的气泡吸收管、多孔玻板吸收管等收集器配套采样。该仪器轻便、易携，常用于现场采样。

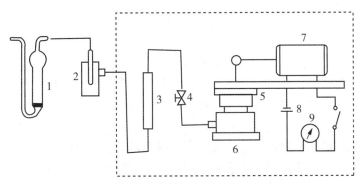

1—吸收管；2—滤水阱；3—流量计；4—流量调节阀；5—抽气泵；
6—稳流器；7—电动机；8—电源；9—定时器

图 13-25 携带式气体采样器

综上所述，采样仪器在使用前，应按仪器说明书对仪器进行检验和标定；对采样系统进行气密性检查，不得漏气；要用一级皂膜计校准采样系统的流量，误差不超过 5%。

现场采样时，应用两个采样管不采样，并按其他样品管一样处理，作为采样过程中的空白管，进行平行分析，若空白检验超过控制范围，则同批样品作废。采样时应记录现场的情况，包括各种污染源，采样日期、时间、地点、数量、布点方式、大气压力、气温、相对湿度、风速以及采样者签字等，并随样品一同送到实验室。在计算浓度时应将采样体积换算成标准状态下的体积。

第二节 职业危害因素检测方法

一、生产性粉尘检测方法

（一）粉尘浓度测定方法及仪器

1. 粉尘浓度

粉尘浓度是指单位体积空气中所含粉尘的质量或数量。质量浓度是指单位体积内粉尘的质量。数量浓度是指单位体积内粉尘的个数。短时间接触浓度 CSTEL 是指短时间（15min）测定的粉尘浓度。时间加权平均浓度 CTWA 是指以时间为权数规定的 8h 工作日的平均浓度。

2. 采样方法

定点采样是将粉尘采样器安置在选定的采样点，在劳动者呼吸带高度处进行的采样。有风流影响时，应在作业地点下风侧或回风侧采样。短时间采样是将装好滤膜的粉尘采样夹，在采样点的呼吸带高度以固定流量采集 15min 空气样品。长时间采样是将装好滤膜的粉尘采样夹，在采样点呼吸带高度以固定流量采集一个工作班的空气样品。个体采样是将个体粉尘采样器佩戴在采样对象身上其采样头进气口处于呼吸带高度进行的采样。直接测定 CTWA（推荐），反映个体粉尘接触水平。

3. 粉尘测定采样点的选择

（1）选择原则。

反映粉尘的危害和作业者的接触；在劳动者呼吸带高度处进行；有风流影响时，应在作业地点下风侧或回风侧采样；须包括粉尘浓度最高和接尘时间最长的工作地点。

（2）定点采样的采样点。

选择有代表性的工作地点，应包括粉尘浓度最高和接尘时间最长的工作地点。有多台同类生产设备时，1~3 台设置 1 个采样点；4~10 台设置 2 个采样点；10 台以上，至少设置 3 个采样点。多个工作地点工作时，每个工作地点设置 1 个采样点。流动工作时，在流动范围内，一般每 10m 设置 1 个采样点。控制室和休息室，至少设置 1 个采样点。

（3）个体采样的采样人数。

能确定接尘浓度最高和时间最长劳动者时，应包括他们；工作岗位劳动者数不足 3 名时，全选。如表 13-7 所示。

表 13-7　　　　　　　采样对象人数的选择（采样对象较少时）

劳动者数	采样对象数
3~5	2
6~10	3
>10	4

不能确定接尘浓度最高和时间最长劳动者时，按表 13-8 选定采样对象的人数；工作岗位劳动者不足 6 名时，全选。

表 13-8　　　　　　　采样对象人数的选择（采样对象≥5 时）人

劳动者数	采样对象数
6	5
7~9	6
10~14	7
15~26	8

续表

劳动者数	采样对象数
27~50	9
50 以上	11

(二) 工作场所空气中总粉尘浓度测定

1. 总粉尘浓度测定原理

空气中的总粉尘用已知质量的滤膜采集，由滤膜的增量和采气量，计算出空气中总粉尘的浓度。

2. 总粉尘浓度测定仪器

滤膜：过氯乙烯滤膜或其他测尘滤膜。当空气中粉尘浓度不大于 50mg/m³ 时，用直径为 37mm 或 40mm 的滤膜；当粉尘浓度大于 50mg/m³ 时，用直径为 75mm 的滤膜。粉尘采样器：包括采样夹和采样器两部分，性能和技术指标应符合《作业场所空气采样仪器的技术规范》（GB/T 17061—1997）的规定。粉尘采样夹可安装直径为 40mm 和 75mm 的滤膜，用于定点采样；小型塑料采样夹可安装直径不大于 37mm 的滤膜，用于个体采样。采样器在需要防爆的工作场所应使用防爆型。用于个体采样时，流量范围为 1~5L/min；用于定点采样时，流量范围为 5~80L/min；用于长时间采样时，连续运转时间应不小于 8h。

其他器材：分析天平（感量 0.1mg 或 0.01mg）；秒表或其他计时器；干燥器（内装变色硅胶）；镊子；除静电器。

3. 总粉尘浓度测定的样品采集

称量前，将滤膜置于干燥器内 2h 以上。用镊子取下滤膜的衬纸，将滤膜通过除静电器，除去滤膜的静电，在分析天平上准确称量，在衬纸上和记录表上记录滤膜的质量和编号。将滤膜和衬纸放入相应容器中备用，或将滤膜直接安装在采样夹上。安装时，滤膜毛面应朝进气方向，滤膜放置应平整，不能有裂隙或褶皱。用直径 75mm 的滤膜时，做成漏斗状装入采样夹。

现场采样：应按照《工作场所空气中有害物质监测的采样规范》（GBZ 159—2004）执行。定点采样：根据粉尘检测的目的和要求，可以采用短时间采样或长时间采样。短时间采样是在采样点，将装好滤膜的粉尘采样夹，在呼吸带高度以 15~40L/min 流量采集 15min 空气样品。长时间采样是在采样点，将装好滤膜的粉尘采样夹，在呼吸带高度以 1~5L/min 流量采集 1~8h 空气样品（由采样现场的粉尘浓度和采样器的性能等确定）。个体采样：将装好滤膜的小型塑料采样夹，佩戴在采样对象的前胸上部，进气口尽量接近呼吸带，以 1~5L/min 流量采集 1~8h 空气样品（由采样现场的粉尘浓度和采样器的性能等确定）。

4. 滤膜上总粉尘的增量（Δm）要求

无论定点采样或个体采样，要根据现场空气中粉尘的浓度、使用采样夹的大小、采样流量及采样时间，估算滤膜上总粉尘的增量 Δm。滤膜上总粉尘增量 Δm 的要求与称量使用的分析天平感量和采样使用的测尘滤膜直径有关。采样时要通过调节采样流量和采样时间，控制 Δm 在表 13-9 要求的范围内；否则，有可能因过载造成粉尘脱落。采样过程中，若有过载可能，应及时更换采样夹。

表 13-9 　　　　　　　　　　　　滤膜上总粉尘增量 Δm 要求

分析天平感量	滤膜直径/mm	Δm 的要求/mg
0.1mg	≤37	$1 \leqslant \Delta m \leqslant 5$
	40	$1 \leqslant \Delta m \leqslant 10$
	75	$\Delta m \geqslant 1$，最大增量不限
0.01mg	≤37	$0.1 \leqslant \Delta m \leqslant 5$
	40	$1 \leqslant \Delta m \leqslant 10$
	75	$\Delta m \geqslant 1$，最大增量不限

5. 样品的运输和保存

采样后，取出滤膜，将滤膜的接尘面朝里对折两次，置于清洁容器内运输和保存。运输和保存过程中应防止粉尘脱落或污染。

6. 样品的称量

称量前，将采样后的滤膜置于干燥器内 2h 以上。除静电后，在分析天平上准确称量，记录滤膜和粉尘的质量 m_2。

7. 浓度的计算

空气中总粉尘浓度的计算公式为

$$C = \frac{m_2 - m_1}{q_V t} \times 1000 \tag{13-16}$$

式中：C——空气中总粉尘的浓度，mg/m^3，

　　　m_2——采样后的滤膜质量，mg；

　　　m_1——采样前的滤膜质量，mg；

　　　q_V——采样流量，L/min；

　　　t——采样时间，min。

空气中总粉尘的时间加权平均浓度按《工作场所空气中有害物质监测的采样规范》（GBZ 159—2004）规定计算。本法的最低检出浓度为 $0.2mg/m^3$（以感量 0.01mg 天平，采集 500L 空气样品计）。

适用的空气中粉尘浓度范围与使用的分析天平感量和采样流量及采样时间有关，本法在个体采样条件下适用的空气中粉尘浓度的参考范围见表 13-10。

表 13-10

空气中粉尘浓度的参考范围

分析天平感量	采样流量/（L/min）	采样时间/min	空气中粉尘浓度范围/（mg/m³）
0.01mg	2	480	0.1～5.2
	3.5	480	0.06～3
0.1mg	2	480	1.0～5.2
	3.5	480	0.6～3

当过氯乙烯滤膜不适用（如在高温情况下采样）时，可用超细玻璃纤维滤纸。采样前后，滤膜称量应使用同一台分析天平。测尘滤膜通常带有静电，影响称量的准确性，因此，应在每次称量前除去静电。

8. 粉尘定点采样点和采样位置举例

（1）工厂粉尘定点采样点的确定。

一个厂房内有多台同类产尘设备生产时，3 台以下者选 1 个采样点；4～10 台者选 2 个采样点；10 台以上者，至少选 3 个采样点。同类设备处理不同物料时，按物料种类分别设采样点：单台产尘设备设 1 个采样点。移动式产尘设备按经常移动范围的长度设采样点，20m 以下者设 1 个，20m 以上者，在装、卸处各设 1 个采样点。在集中控制室内，至少设 1 个采样点，操作岗位也不得少于 1 个采样点。输送带长度在 10m 以下者设 1 个采样点；10m 以上者，在输送带头、尾部各设 1 个采样点。高式皮带运输转运站的机头、机尾处各设 1 个采样点；转运站设 1 个采样点。

（2）工厂粉尘定点采样位置的确定。

采样位置选择在接近操作岗位的呼吸带高度。

（三）工作场所空气中呼吸性粉尘浓度测定

1. 工作场所空气中呼吸性粉尘浓度的测定方法

适用于工作场所空气中呼吸性粉尘浓度测定的规范性标准有《作业场所空气采样仪器的技术规范》（GB/T 17061—1997）、《工作场所空气中有害物质监测的采样规范》（GBZ 159—2004）、《工作场所空气中粉尘测定第 1 部分：总粉尘浓度》（GBZ/T 192.1—2007）。

2. 工作场所空气中呼吸性粉尘测定原理

空气中粉尘通过采样器上的预分离器，分离出的呼吸性粉尘颗粒采集在已知质量的滤膜上，由采样后的滤膜增量和采气量，计算出空气中呼吸性粉尘的浓度。

3. 工作场所空气中呼吸性粉尘测定仪器

滤膜：过氯乙烯滤膜或其他测尘滤膜。呼吸性粉尘采样器：主要包括预分离器和采样器。预分离器对粉尘粒子的分离性能应符合呼吸性粉尘采样器的要求，即采集的粉尘的空气动力学直径应在 7.07μm 以下，且直径为 5μm 的粉尘粒子的采集率应为 50%。采样器其性能和技术指标应符合《作业场所空气采样仪器的技术规范》（GB/T 17061—1997）的规定；需要防爆的工作场所应使用防爆型采样器。其他器材：分析天平（感量0.01mg）；秒表或其他计时器；干燥器（内盛变色硅胶）；镊子；除静电器。

4. 工作场所空气中呼吸性粉尘测定样品的采集

称量前，将滤膜置于干燥器内 2h 以上。用镊子取下滤膜的衬纸，除去滤膜的静电，在分析天平上准确称量。在衬纸上和记录表上记录滤膜的质量和编号。将滤膜和衬纸放入相应容器中备用，或将滤膜直接安装在预分离器内。安装时，滤膜毛面应朝进气方向，滤膜放置应平整，不能有裂隙或褶皱。预分离器的准备：预分离器按照要求，做好准备并进行安装。

现场采样：应按照《工作场所空气中有害物质监测的采样规范》（GBZ 159—2004）执行。定点采样：根据粉尘检测的目的和要求，可以采用短时间采样或长时间采样。短时间采样是在采样点，将连接好的呼吸性粉尘采样器，在呼吸带高度以预分离器要求的流量采集 15min 空气样品。长时间采样是在采样点，将连接好的呼吸性粉尘采样器，在呼吸带高度以预分离器要求的流量采集 1~8h 空气样品（由采样现场的粉尘浓度和采样器的性能等确定）。个体采样：将连接好的呼吸性粉尘采样器，佩戴在采样对象的前胸上部，进气口尽量接近呼吸带，以预分离器要求的流量采集 1~8h 空气样品（由采样现场的粉尘浓度和采样器的性能等确定）。

5. 滤膜上呼吸性粉尘增量（Δm）要求

无论定点采样或个体采样，要根据现场空气中粉尘的浓度、使用采样夹的大小和采样流量及采样时间，估算滤膜上呼吸性粉尘增量 Δm。采样时要通过调节采样时间，控制 Δm 数值在 0.1~5mg 的要求；否则，有可能因滤膜过载造成粉尘脱落。采样过程中，若有过载可能，应及时更换呼吸性粉尘采样器。

6. 样品的运输和保存

采样后，从预分离器中取出滤膜，将滤膜的接尘面朝里对折两次，置于清洁容器内运输和保存。运输和保存过程中应防止粉尘脱落或污染。

7. 样品的称量

称量前，将采样后的滤膜置于干燥器内 2h 以上，除静电后，在分析天平上准确称量，记录滤膜和粉尘的质量 m_2。

8. 浓度的计算

空气中呼吸性粉尘的浓度计算公式为：

$$C = \frac{m_2 - m_1}{q_V t} \times 1000 \tag{13-17}$$

式中：C——空气中呼吸性粉尘的浓度，mg/m³；

m_2——采样后的滤膜质量，mg；

m_1——采样前的滤膜质量，mg；

q_V——采样流量，L/min；

t——采样时间，min。

空气中呼吸性粉尘的时间加权平均浓度按《工作场所空气中有害物质监测的采样规范》（GBZ 159—2004）规定计算。本法的最低检出浓度为 0.2mg/m³（以感量 0.01mg 天平，采集 500L 空气样品计）。采样前后，滤膜称量应使用同一台分析天平。测尘滤膜通常带有静电影响称量的准确性，因此，应在每次称量前除去静电。要按照所使用的呼吸性粉尘采样器的要求，正确应用滤膜和采样流量及粉尘增量，不能任意改变采样流量。

（四）生产性粉尘检测规程（以游离二氧化硅为例）

1. 焦磷酸法检测

（1）检测原理。

粉尘中的硅酸盐及重金属氧化物能溶于加热到 245～250℃ 的焦磷酸中，游离二氧化硅几乎不溶，而实现分离。然后称量分离出的游离二氧化硅，计算其在粉尘中的百分含量。

（2）检测仪器及试剂。

检测仪器为采样器［使用规则参照《工作场所空气中粉尘测定第 1 部分：总粉尘浓度》GBZ/T 192.1—2007）和《工作场所空气中粉尘测定第 2 部分：呼吸性粉尘浓度》（GBZ/T 192.2—2007）］；温干燥箱；干燥器（内盛变色硅胶）；分析天平（感量为 0.1mg）；锥形瓶（50mL）；调电炉；高温电炉；瓷坩埚或铂坩埚（25mL，带盖）；坩埚钳或铂尖坩埚钳；玛瑙研钵；慢速定量滤纸；玻璃漏斗及其架子；温度计（0～360℃）。

试剂为焦磷酸（分析纯，将 85% 的磷酸加热到沸腾，至 250℃ 不冒泡为止，放冷；储存于试剂瓶中）；氢氟酸（40%）；硝酸铵（结晶）；盐酸溶液（0.1mol/L）。

（3）生产性粉尘样品的采集。

现场采样按照《工作场所空气中有害物质监测的采样规范》（GBZ l59—2004）执行。本法需要的粉尘样品量一般应大于 0.1g，可用直径 75mm 滤膜大流量采集空气中的粉尘，也可在采样点采集呼吸带高度的新鲜沉降尘，并记录采样方法和样品来源。

（4）生产性粉尘样品的测定步骤。

将采集的粉尘样品放在（105±3）℃ 的烘箱内干燥 2h，稍冷，储于干燥器备用。如果粉尘粒子比较大，需用玛瑙研钵研磨至手捻有滑感为止，准确称取 0.1000～0.2000g 粉尘样品放入 25mL 锥形瓶中，加入 15mL 焦磷酸摇动，使样品全部湿润。将锥形瓶放在可调电炉上，迅速加热到 245～250℃，同时用带有温度计的玻璃棒不断搅拌，保持 15min。若粉尘样品含煤、其他碳素及有机物，应放在瓷坩埚或铂坩埚中，在 800～900℃ 下灰化 30min 以上，使碳及有机物完全灰化。取出冷却后，将残渣用焦磷酸洗入锥形瓶中。若含有硫化矿物（如黄铁矿、黄铜矿、辉铜矿等），应加数毫克结晶硝酸铵于锥形瓶中。再加入焦磷酸加热处理。取下锥形瓶在室温下冷却至 40～50℃，加 50～80℃ 的蒸馏水至 40～45mL，一边加蒸馏水一边搅拌均匀。将锥形瓶中内容物小心转移入烧杯，并用热蒸馏水冲洗温度计、玻璃棒和锥形瓶，洗液倒入烧杯中，加蒸馏水至 150～200mL。取慢速定量滤纸折叠成漏斗状，放于漏斗中并用蒸馏水湿润。将烧杯放在电炉上煮沸内容物，稍静置，待混悬物略沉降后趁热过滤、滤液不超过滤纸的 2/3 处。过滤后，用 0.1mol/L 盐酸溶液洗涤烧杯，移入漏斗中，并将滤纸上的沉渣冲洗 3～5 次，再用热蒸馏水洗至无酸性反应为止（用 pH 试纸试验）。例如用铂坩埚时，要洗至无磷酸根反应后再洗 3 次。上述过程应在当天完成。将有沉渣的滤纸折叠数次，放入已称至恒量（m_1）的瓷坩埚中，在电炉上干燥、炭化；炭化时要加盖并留一小缝。然后放入高温电炉内，在 800~900℃ 灰化 30min；取出，室温下稍冷后放入干燥器中冷却 1h，在分析天平上称至恒量（m_2），并记录。

（5）结果计算。

粉尘中游离二氧化硅的含量计算公式为：

$$w = (m_2 - m_1)/m \times 100\% \tag{13-18}$$

式中：w——粉尘中游离二氧化硅含量，%；

　　　m_1——坩埚质量，g；

　　　m_2——坩埚加游离二氧化硅质量，g，

　　　m——粉尘样品质量，g。

（6）焦磷酸难溶物质的处理。

若粉尘中含有焦磷酸难溶的物质（如碳化硅、绿柱石、电气石、黄玉等）时，需用氢氟酸在铂坩埚中处理。方法如下：将带有沉渣的滤纸放入铂坩埚内，灼烧至恒量（m_2），然后加入数滴 9mol/L 硫酸溶液，使沉渣全部湿润。在通风柜内加入 5~10mL 浓度为 40% 的氢氟酸，稍加热，使沉渣中游离二氧化硅溶解，继续加热至不冒白烟为止（要防止沸腾）。再于 900℃ 下灼烧，称至恒量（m_3）。氢氟酸处理后粉尘中游离二氧化硅含量按式（13-19）进行计算：

$$w = (m_2 - m_3)/m \times 1 \tag{13-19}$$

式中：w——粉尘中游离二氧化硅含量，%；

　　　m_2——氢氟酸处理前坩埚加游离二氧化硅和焦磷酸难溶物质的质量，g；

　　　m_3——氢氟酸处理后坩埚加焦磷酸难溶物质的质量，g；

　　　m——粉尘样品质量，g。

焦磷酸溶解硅酸盐时温度不得超过 250℃，否则容易形成胶状物。酸与水混合时应缓慢并充分搅拌，避免形成胶状物。样品中含有碳酸盐时，遇酸产生气泡，宜缓慢加热，以免样品溅出。用氢氟酸处理时，必须在通风柜内操作，注意防止污染皮肤和吸入氢氟酸蒸气。用铂坩埚处理样品时，过滤沉渣必须洗至无磷酸根反应，否则会损坏铂坩埚。

（7）磷酸根检验方法原理。

磷酸和钼酸铵 pH 值为 4.1 时，用抗坏血酸可还原成蓝色。

试剂：

①乙酸盐缓冲液（pH 值为 4.1）（0.025mol/L 乙酸钠溶液与 0.1mol/L 乙酸溶液等体积混合）；

②浓度 1% 的抗坏血酸溶液（于 4℃ 保存）；

③钼酸铵溶液：取 2.5g 钼酸铵，溶于 100mL 浓度 0.025mol/L 的硫酸溶液中，用乙酸盐缓冲液分别将抗坏血酸溶液和钼酸铵溶液稀释 10 倍（临用时配制）。

检验方法：取 1mL 样品处理的过滤液，加上述稀释试剂各 4.5mL，混匀，放置 20min，若有磷酸根离子，溶液呈蓝色。

2. 红外分光光度法检测

（1）检测原理。

α-石英在红外光谱中于 12.5μm（800cm^{-1}）、12.8μm（780cm^{-1}）及 14.4μm（694cm^{-1}）处出现特异性强的吸收带，在一定范围内，其吸光度值与 α-石英质量呈线性关系。通过测量吸光度，进行定量测定。

（2）检测仪器及试剂。

检测仪器为瓷坩埚和铂坩埚；箱式电阻炉或低温灰化炉；分析天平（感量为 0.01mg）；干燥箱及干燥器；玛瑙乳钵；压片机及锭片磨具；200 目粉尘筛；红外分光光度计。

试剂为溴化钾（优级纯或光谱纯，过 200 目筛后，用湿式法研磨，于 150℃ 干燥后，储于干燥器中备用）；无水乙醇（分析纯）；标准 α-石英尘（纯度在 99% 以上，粒度小于 5μm）

（3）样品的采集。

现场样品采集按《工作场所空气中有害物质监测的采样规范》（GBZ 159—2004）执行，总尘的采样方法按《工作场所空气中粉尘测定第 1 部分：总粉尘浓度》（GBZ/T 192.1—2007）执行。呼吸性粉尘的采样方法按《工作场所空气中粉尘测定第 2 部分：呼吸性粉尘浓度》（GBZ/T 192.2—2007）执行。滤膜上采集的粉尘量大于 0.1mg 时，可直接用本法测定游离二氧化硅含量。

（4）测定步骤。

①样品处理准确称量采样后滤膜上粉尘的质量（m）。然后放在瓷坩埚内，置于低温灰化炉或电阻炉（低于 600℃）内灰化，冷却后，放入干燥器内待用。称取 250mg 溴化钾和灰化后的粉尘样品一起放入玛瑙乳钵中研磨混匀后，连同压片模具一起放入干燥箱［（110±5）℃］中 10min。将干燥后的混合样品置于压片模具中，加压 25MPa，持续 3min，制备出的锭片作为测定样品。同时，取空白滤膜一张，同上处理，制成样品空白锭片。

②石英标准曲线的绘制。精确称取不同质量（0.01~1.00mg）的标准 α-石英尘，分别加入 250mg 溴化钾，置于玛瑙乳钵中充分研磨均匀，同样品处理，制成标准系列锭片。将标准系列锭片置于样品室光路中进行扫描，分别以 800cm^{-1}、780cm^{-1} 和 694cm^{-13}处的吸光度值为纵坐标、以石英质量为横坐标绘制 3 条不同波长的 α-石英标准曲线，并求出标准曲线的回归方程式。在无干扰的情况下，一般选用 800cm^{-1}标准曲线进行定量分析。

③样品测定。分别将样品锭片与样品空白锭片置于样品室光路中进行扫描，记录 800cm^{-1}（或 694cm^{-1}）处的吸光度值，重复扫描测定 3 次，定样品的吸光度均值减去样品空白的吸光度均值后，由 α-石英标准曲线得样品中游离二氧化硅的质量。

④结果计算。

粉尘中游离二氧化硅的含量计算公式为

$$w = m_1 / m \times 100\% \tag{13-20}$$

式中：m_1——测得的粉尘样品中游离二氧化硅的质量，mg；

　　　　m——粉尘样品质量，mg。

红外分光光度法的 α-石英检出量为 0.01mg；相对标准差（RSD）为 0.64%~

141%。平均回收率为96%~99.8%。粉尘粒度大小对测定结果有一定影响，因此，样品和制作标准曲线的石英尘应充分研磨，使其粒度小于5μm者占95%以上，方可进行分析测定。灰化温度对煤矿空样品定量结果有一定影响，若煤尘样品中含有大量高岭土成分，在高于600℃灰化时发生分解，于800cm^{-1}附近产生干扰；如灰化温度小于600℃时，可消除此干扰带。在粉尘中若含有黏土、石母、闪石、长石等成分时，可在800cm^{-1}附近产生干扰，则可用694cm^{-1}的标准曲线进行定量分析。为降低测量的随机误差，实验室温度应控制在18~24℃，相对湿度小于50%为宜。制备石英标准曲线样品的分析条件应与被测样品的条件完全一致，以减少误差。

3. X射线衍射法测定游离二氧化硅含量

（1）X射线照射。

游离二氧化硅结晶时，将产生X射线衍射；在一定的条件下，衍射线的强度与被照射的游离二氧化硅的质量成正比。利用测量衍射线强度，对粉尘中游离二氧化硅进行定性和定量测定。

（2）检测仪器及试剂。

检测仪器为测尘滤膜；粉尘采样器；滤膜切取器；样品板；分析天平（感量为0.01mg）；镊子；直尺；秒表；圆规；玛瑙乳钵或玛瑙球磨机；X射线衍射仪。

试剂为双蒸馏水；盐酸溶液（6mol/L）；氢氧化钠溶液（100g/L）。

（3）样品的采集

现场样品采集按《工作场所空气中有害物质监测的采样规范》（GBZ 159—2004）执行。总尘的采样方法按《工作场所空气中粉尘测定　第1部分：总粉尘浓度》（GBZ/T 192.1—2007）执行。呼吸性粉尘的采样方法按《工作场所空气中粉尘测定　第2部分：呼吸性粉尘浓度》（GBZ/T 192.2—2007）执行。滤膜上采集的粉尘量大于0.1mg时，可直接用本法测定游离二氧化硅含量。

（4）测定步骤。

①样品处理。准确称量采样后滤膜上粉尘的质量（m）。按旋转样架尺度将滤膜剪成待测样品4~6个。标准α-石英粉尘制备：将高纯度的α-石英晶体粉碎后，首先用盐酸溶液浸泡2h，除去铁等杂质，再用水洗净烘干；然后用玛瑙乳钵或玛瑙球磨机研磨，磨至粒度小于10μm后，于氢氧化钠溶液中浸泡4h，以除去石英表面的非晶形物质，用水充分冲洗，直到洗液呈中性（pH值等于7），干燥备用。或用符合本条要求的市售标准α-石英粉尘制备。

②标准曲线的制作。将标准α-石英粉尘在发尘室中发尘，用与工作场所采样相同的方法，将标准石英粉尘采集在已知质量的滤膜上，采集量控制在0.5~4.0mg，在此范围内分别采集5~6个不同质量点，采尘后的滤膜称量后记下增量值，然后从每张滤膜上取5个标样，标样大小与旋转样台尺寸一致。在测定α-石英粉尘标样前，首先测定标准硅在（111）面网上的衍射强度（CPS）。然后分别测定每个标样的衍射强度（CPS）。计算每个点5个α-石英粉尘样的算术平均值，以衍射强度（CPS）均值对石英质量绘制标准曲线。

③样品测定。

定性分析：在进行物相定量分析之前，首先对采集的样品进行定性分析，以确认样品中是否有 α-石英存在。仪器操作参考条件如下。

靶：CuK$_a$；　　　　　　　　扫描速度：2°/min；

管电压：30kV；　　　　　　　记录纸速度：2cm/min；

管电流：40mA；　　　　　　　发散狭缝：1°；

量程：4000CPS；　　　　　　接收狭缝：0.3mm；

时间常数：1s；　　　　　　　角度测量范围：10°≤2θ≤60°

物相鉴定：将待测样品置于 X 射线衍射仪的样架上进行测定，将其衍射图谱与"粉末衍射标准联合委员会（JCPDS）"指定卡片中的 α-石英图谱相比较，当其衍射图谱与 α-石英图谱相一致时，表明粉尘中有 α-石英存在。

定量分析：X 射线衍射仪的测定条件与制作标准曲线的条件完全一致。首先测定样品（101）面网的衍射强度，再测定标准硅（111）面网的衍射强度。测定结果按式（13-21）进行计算：

$$I_B = I_i \times I_S/I \tag{13-21}$$

式中：I_B——粉尘中石英的衍射强度；

I_i——采尘滤膜上石英的衍射强度；

I_S——在制定石英标准曲线时，标准硅（111）面网的衍射强度；

I——在测定采尘滤膜上石英的衍射强度时，测得的标准硅（111）面网衍射强度。

若仪器没有配标准硅，可使用标准石英（101）面网的衍射强度（CPS）表示 I 值。由计算得到 I_B 值，从标准曲线查出滤膜上粉尘中 α-石英的质量。

（5）结果计算

粉尘中游离二氧化硅含量计算公式为

$$w = m_1/m \times 100\% \tag{13-22}$$

式中：w——粉尘中游离二氧化硅含量，%

m_1——滤膜上粉尘中游离二氧化硅的质量，mg

m——粉尘样品质量，mg

X 射线衍射法测定粉尘中游离二氧化硅系指 α-石英，其检出限受仪器性能和被测物的结晶状态影响较大。一般 X 射线衍射仪中，当滤膜采尘量在 0.5mg 时，α-石英含量的检出限可达 1%。粉尘粒径大小影响衍射线的强度，粒径在 10μm 以上时，衍射强度减弱。因此制作标准曲线的粉尘粒径应与被测粉尘的粒径相一致。单位面积上粉尘质量不同，石英的 X 射线衍射强度有很大差异。滤膜上采尘量一般控制在 2~5mg 为宜。当有与 α-石英衍射线相干扰的物质或影响 α-石英衍射强度的物质存在时，应根据实际情况进行校正。

二、作业场所空气中有害化学物质的检测

按国家职业卫生标准或工作场所有害物质检测方法进行。目前我国已发布的《工作场所有害因素职业接触限值》中有害物质接触限值可为最高允许浓度、时间加权平

均允许浓度和短时间接触允许浓度等三种。空气中有毒物质的检测分别按照这三种浓度的测定要求来进行。但在有些情况下，如设备检修，设备发生故障时，急需判明有毒物质的浓度高低、有无危险等，因此，实际工作中除了常规的测定方法外，常采用快速测定方法。我国有毒作业分级时主要采用此法。

1. 快速测定法

常用的有如下四种方法：

（1）检气管法。检气管是一种两端融封、内部充填有经特定化学处理的粒状多孔材料（指示粉）的细长玻璃管。使用时断开管头，用专用采样器定量吸入样品气体，被测气体即与指示粉上的化学物质发生快速气-固显色反应。根据变色柱长度或色度定量确定被测物质浓度。检气管法具有现场使用简便、快速、便于携带和灵敏度较高的优点，不足之处是准确度偏低（误差在25%以下）。检气管已由专业厂家成批量生产。目前用得较广的有一氧化碳、二氧化硫、硫化氢、苯、汞等检气管，其灵敏度和准确度能够达到卫生学上的要求。

（2）试纸法。这是一种用试纸条浸渍试剂，经干燥后，在现场放置或抽取一定空气，待显色后进行比色定量的测定方法。也具有快速、灵敏可用的优点，但准确性较差。

（3）溶液快速法。这是一种使被测空气中有毒物质与显色剂作用，显色。后用标准管或人工标准管进行比色定量的测定方法，如氮氧化物的测定等。这种方法灵敏度、准确度一般都较试纸法和检气管法高。

（4）快速现场测定仪（便携式气体检测仪器）。该类型仪器的中枢部件是传感器（或称敏感元件、探头）。传感器依据测定机理，利用有毒物质的热化学、光化学、电化学等特点进行有毒物质的测定。在有毒气体、可燃气体测定中应用较多的有接触燃烧式、半导体式、气体热传导式、固体热传导式、薄膜式（AET）、定电位电解式、红外线式、伽伏尼电池式（测氧）等传感器。一般灵敏度和准确度较高，但需要及时校正。

2. 化学分析法

作业环境空气检测主要应用容量分析，其测定程序为：液体吸收样品气体 → 化学预处理→ 指示滴定。指示剂分为酸碱、氧化还原和配合滴定三种。

此外，目视比色法是仍在应用的简单快速的化学分析方法。该法是通过被测物质与特定试剂进行特征显色反应，形成有色溶液与预先依同样条件制备好的标准浓度的溶液进行色度比较而测定样品浓度。

3. 仪器分析法

（1）比色法与分光光度法。利用物质本身所具有的颜色或某些待测组分与一些试剂作用生成有色物质，比较溶液深浅的方法来确定溶液中有色物质的含量，这种方法称为比色法。用分光光度计来测定物质的方法叫分光光度法。这类方法适用于对作业场所中部分无机化合物和有机化合物进行定量分析测定。

（2）气相色谱法。这是以气体做流动相的一类色层法。气相色谱法由气相色谱分离技术和气相检测技术两部分组成。气相色谱分离原理与一般色层分离原理相同，即利用不同物质在两相间的分配系数或吸附平衡常数不同。气相色谱法适用于对作业场所中挥发性有机化合物进行定量分析测定。

（3）原子吸收分光光度法。原子吸收光谱分析的波长区域在近紫外区。其分析原理是将光源辐射出的待测元素的特征光谱，通过样品蒸气中元素的基态原子所吸收，由发射光谱被减弱的程度，进而求得样品中元素含量。原子吸收分光光度法的原理符合朗伯·比尔定律，适用于对作业场所重金属及其化合物进行定量分析测定。

（4）高效液相色谱法。这种方法是用高压下的液体做流动相，高效能的固体颗粒（5~10μm）做固定相的色谱分析过程。高效液相色谱法适用于对作业场所中不易挥发或高分子有机化合物进行定量分析测定。

4. 各种分析方法的选择要点

（1）应优先选择国家颁布的标准方法或国际标准方法，其次为行业标准方法或权威机构推荐方法。对非标准方法应进行有效的确认。

（2）同一化学物质有多种检测方法时，应根据检测目的、监测数据的使用要求，确定被测物定性、定量的可信限。在可信限范围内选择灵敏准确的方法。此外还应当考虑到成本、风险和技术可行。

5. 苯、甲苯、二甲素苯、乙苯和苯乙烯的检测

（1）采用方法。

溶剂解吸-气相色谱法。

（2）检测原理。

空气中的苯、甲苯、二甲苯、乙苯和苯乙烯用活性炭管采集，二硫化碳解吸后进样，经色谱柱分离，氢焰离子化检测器检测，以保留时间定性，峰高或峰面积定量

（3）检测仪器。

①活性炭管，溶剂解吸型，内装 100mg/50mg 活性炭。

②空气采样器，流量 0~500mL/min。

③溶剂解吸瓶，5mI。

④微量注射器，10μL。

⑤气相色谱仪，氢焰离子化检测器

仪器操作参考条件，色谱柱 1：2m×4mm，PEG6000（或 FFAP）：6201 红色担体 = 5：100。色谱柱 2：2m×4mm，邻苯二甲酸二壬酯（DNP）：有机皂土-34：Shlmalite 担体 = 5：5：100。色谱柱 3：30m×0.53mm×0.2μm，FFAP。柱温为 80℃；汽化室温度为 150℃；检测室温度为 150°C.；载气（氮气）流量为 40mL/min。试剂采用二硫化碳，色谱鉴定无干扰杂峰。PEG6000、FFAP、DNP 和有机皂土-34，均为色谱固定液。6201 红色担体和 Shimalite 担体，60~80 目。

（4）标准溶液。

加约 5mL 二硫化碳于 10mL 容量瓶中，用微量注射器准确加入 10μL 苯、甲苯、二甲苯、乙苯或苯乙烯，用二硫化碳稀释至刻度，作为标准溶液；或用国家认可的标准溶液配制。

（5）样品的采集、运输和保存。

现场采样按照《工作场所空气中有害物质监测的采样规范》（GBZ 159—2004）执

行。短时间采样：在采样点，打开活性炭管两端，以 100mL/min 流量采集 15min 空气样品。长时间采样：在采样点，打开活性炭管两端，以 50mL/min 流量采集 2~8h 空气样品。个体采样：在采样点，打开活性炭管两端，佩戴在采样对象的前胸上部，尽量接近呼吸带，以 50mL/min 流量采集 2~8h 空气。样品空白：将活性炭管带至采样地点，除不连接采样器采集空气样品外，其余操作同样品。采样后，立即封闭活性炭管两端，置清洁容器内运输和保存。样品置冰箱内至少可保存 14d。

（6）样品测定分析步骤。

样品处理：将采过样的前后段活性炭分别放入溶剂解吸瓶中，各加入 1.0mL 二硫化碳，塞紧管塞，振摇 1min，解吸 30min。解吸液供测定。若浓度超过测定范围，用二硫化碳稀释后测定，计算时乘以稀释倍数。

标准曲线的绘制：用二硫化碳稀释标准溶液成表 13-11 所列标准系列。

表 13-11　　　　　　　　　　　标 准 系 列

溶　液	管　号				
	0	1	2	3	4
苯浓度	0.0	13.7	54.9	219.7	878.7
甲苯浓度	0.0	13.6	54.2	216.7	866.9
邻二甲苯浓度	0.0	13.8	55.0	220.0	880.2
对二甲苯浓度	0.0	13.4	53.8	215.3	861.1
乙苯浓度	0.0	13.5	54.2	216.8	867.0
苯乙烯浓度	0.0	14.2	56.6	226.6	906.0

参照仪器操作条件，将气相色谱仪调节至最佳测定状态，分别进样 1.0μL，测定各标准系列。每个浓度重复测定 3 次。以测得的峰高或峰面积均值分别对苯、甲苯、二甲苯、乙苯或苯乙烯浓度绘制标准曲线。

样品测定：用测定标准系列的操作条件测定样品和样品空白的解吸液；测得峰高或峰面积值后，由标准曲线得苯、甲苯、二甲苯、乙苯或苯乙烯的浓度。采样体积换算成标准采样体积公式为：

$$V_0 = V \times 293 / (273+t) \times (p/103) \tag{13-23}$$

式中：V_0——标准采样体积，L；

　　　　V——采样体积，L；

　　　　t——采样点温度，℃；

　　　　p——采样点的大气压，kPa。

空气中苯、甲苯、二甲苯、乙苯、或苯乙烯的浓度计算公式为：

$$C = (C_1+C_2) \times V/V_0 D \tag{13-24}$$

式中：C——空气中苯、甲苯、二甲苯、乙苯或苯乙烯的浓度，mg/m^3；

C_1、C_2——测得前后段解吸液中苯、甲苯、二甲苯、乙苯或苯乙烯的浓度（减去样品空白），g/mL；

V——解吸液的体积，mL；

V_0——标准采样体积，L；

D——解吸效率，%。

三、高温作业的测量

（一）高温作业危害与分级标准

1. 高温作业的类型

高温作业按其气象条件的特点可分为高温强辐射作业、高温高湿作业、夏季露天作业 3 个基本类型。

（1）高温强辐射作业。

例如，冶金工业的炼焦、炼铁、炼钢、轧钢间；机械制造工业的铸造、锻造、热处理等班组；陶瓷、砖瓦等工业的炉窑班组；火力发电厂和轮船上的锅炉这类生产场所具有各种不同的热源，如冶炼炉、加热炉、窑炉、锅炉、被加热的物体（铁水、钢水、钢锭）等，能通过传导、对流、辐射散热，使周围物体和空气温度升高；周围物体被加热后，又可成为二次热辐射源，且由于热辐射面扩大，使气温更高，在这类作业环境中，同时存在两种不同性质的热，即对流热（加热了的空气）和辐射热（热源及二次热源）。对流热只作用于人的体表，但通过血液循环使全身加热；辐射热除作用于人的体表外，还作用于深部组织，因而加热作用更快更强。这类作业的气象特点是气温高、热辐射强度大，而相对湿度较低，形成干热环境，人在此环境下劳动时会大量出汗，如通风不良，则汗液难以蒸发，就可能因蒸发散热困难而发生蓄热和过热。

（2）高温高湿作业。

其气象特点是气温、湿度均高，而辐射强度不大。高湿度的形成，主要是生产过程中产生大量水蒸气，生产工艺上要求班组内保持较高的相对湿度所致。例如，印染、造纸等工业中液体加热或蒸煮时，环境气温可达 35℃ 以上，相对湿度常高达 90% 以上；潮湿的探矿井内气温可达 30℃ 以上，相对湿度可达 95% 以上，如通风不良就形成高温、高湿和低气流的不良气象条件，即湿热环境。人在此环境下作业，即使温度不很高，但由于蒸发散热极为困难，虽大量出汗也不能发挥有效散热作用，易导致体内热蓄积或水、电解质平衡失调，从而引发中暑。

（3）夏季露天作业。

建筑、搬运等作业的高温和热辐射主要来源是太阳辐射。夏季露天作业时还受地表和周围物体二次辐射源的附加热作用。露天作业中的热辐射强度虽较高温班组低，但其作用的持续时间较长，且头颅常受到阳光直接照射，加之中午前后气温升高，此时如劳动强度过大，人体极易因过度蓄热而中暑。

2. 高温对人体的危害

高温可使作业人员感到热、头晕、心慌、烦、渴、无力、疲倦等，可出现一系列生理功能的改变，主要表现如下：体温调节障碍，由于体内蓄热，体温升高；大量水盐丧失，可引起水盐代谢平衡紊乱，导致体内酸碱平衡和渗透压失调；心律脉搏加快，皮肤血管扩张及血管紧张度增加，加重心脏负担，血压下降，但重体力劳动时，血压也可能增加；消化道贫血，唾液、胃液分泌减少，胃液酸度减低，淀粉活性下降，胃肠蠕动减慢，造成消化不良和其他胃肠道疾病；高温条件下若水盐供应不足可使尿浓缩，增加肾脏负担，有时可导致肾功能不全，尿中出现蛋白、红细胞等；神经系统可出现中枢神经系统抑制，注意力和肌肉的工作能力、动作的准确性和协调性及反应速度降低等。

高温环境下发生的急性疾病是中暑，按发病机理可分为热射病、日射病、热衰竭和热痉挛。为使企业在职业病登记和报告中易于识别，在《防暑降温措施暂行办法》中将中暑分为如下3种：

①先兆中暑。在高温作业过程中出现头晕、头痛、眼花、耳鸣、心悸、恶心、四肢无力、注意力不集中、动作不协调等症状，体温正常或略有升高，但尚能坚持工作。

②轻症中暑。具有先兆中暑症状，而一度被迫停止工作，但经短时休息，症状消失，并能恢复工作。

③重症中暑。具有前述中暑症状，被迫停止工作，或在工作中突然晕倒，皮肤干燥无汗，体温在40℃以上或发生热痉挛。

3. 高温作业分级标准

《高温作业分级》（GB/T 4200—2008）由国家质量监督检验检疫总局国家标准化管理委员会编制，于2008年10月30日发布，自2009年6月1日起实施。该标准适用于评价与划分高温作业环境热强度及其等级。

（1）高温作业分级。

按照工作地点WBGT指数和接触高温作业的时间将高温作业分为4级，级别越高表示热强度越大，见表13-12。

表13-12　　　　高温作业分级

接触高温作业时间/h	WBGT指数/℃									
	25~26	27~28	29~30	31~32	33~34	35~36	37~38	39~40	41~42	≥43
≤120	I	I	I	I	II	II	II	III	III	III
121~240	I	I	II	II	III	III	IV	IV		
241~360	II	II	III	III	IV	IV				
≥361	III	III	IV	IV						

WBGT 指数按照《数值修约规则与极限数值的表示和判定》GB/T 8170—2008）数值修约规则保留到个位。

（2）卫生要求。

接触时间率 100%，体力劳动强度为Ⅳ级，WBGT 指数限值为 25℃；劳动强度分级每下降一级，WBGT 指数限值增加 1~2℃；接触时间率每减少 25%，WBGT 限值指数增加 1~2℃，见表 13-13。该地区室外通风设计温度不小于 30℃的地区，表 13-13 中规定的 WBGT 指数相应增加 1℃。

表 13-13　　　　　　　　　工作场所不同体力劳动强度 WBGT 限值℃

接触时间率	体力劳动强度			
	Ⅰ	Ⅱ	Ⅲ	Ⅳ
100%	30	28	26	25
75%	31	29	28	26
50%	32	30	29	28
25%	33	32	31	30

（二）高温测量方法

高温测量的方法按《工作场所物理因素测量第 7 部分点温》规定执行，采用工作场所高温作业 WBGT 指数测量方法。

1. 测量仪器

①WBGT 指数测定仪，WBGT 指数测量范围为 21~49℃，可用于直接测量。

②干球温度计（测量范围为 10~60℃）、自然湿球温度计（测量范围为 5~40℃）、黑球温度计（直径为 150mm 或 50mm 的黑球，测量范围为 20~120℃）。上述 3 种温度计分别测量 3 种温度，通过下列公式计算得到 WBGT 指数。室外：WBGT = 湿球温度×0.7+黑球温度×0.2+干球温度（℃）×0.1。室内：WBGT = 湿球温度×0.7+黑球温度×0.3。

③辅助设备，包括三脚架、线缆、校正模块。

2. 测量方法

（1）现场调查。

了解每年或工期内最热月份工作环境温度变化幅度和规律；工作场所的面积、空间、作业和休息区域划分以及隔热设施、热源分布、作业方式等一般情况；工作流程，包括生产工艺、加热温度和时间、生产方式等；工作人员的数量、工作路线、在工作地点停留时间、频度及持续时间等。

（2）测量。

测量前应对测量仪器使用说明书进行校正；确定湿球温度计的储水槽注入蒸馏

水，确保棉芯干净并且充分浸湿，注意不能添加自来水；在开机的过程中，如果显示的电池电压低，则应更换电池或者给电池充电；测定前或者加水后，需要 10min 的稳定时间。

3. 测点选择

（1）测点数量工作场所无生产性热源，选择 3 个测点，取平均值；存在生产性热源，选择 3~5 个测点，取平均值；工作场所被隔离为不同热环境或通风环境，每个区域内设置 2 个测点，取平均值。

（2）测点位置测点应包括温度最高和通风最差的工作地点；劳动者工作是流动的，在流动范围内，相对固定工作地点分别进行测定，计算时间加权 WBGT 指数；测量高度，立姿作业为 1.5m 高，坐姿作业为 1.1m 高；作业人员实际受热不均匀时，应分别测量头部、腹部和踝部，立姿作业为 1.7m、1.1m 和 0.1m，坐姿作业为 1.1m、0.6m 和 0.1m。

WBGT 指数的平均值按式（13-25）计算：

$$WBGT=\frac{WBGT_{头}+2\times WBGT_{腹}+WBGT_{踝}}{4} \tag{13-25}$$

式中：WBGT——WBGT 指数平均值；

WBGT$_{头}$——测得头部的 WBGT 指数；

WBGT$_{腹}$——测得腹部的 WBGT 指数；

WBGT$_{踝}$——测得踝部的 WBGT 指数。

4. 测量时间

常年从事接触高温作业，在夏季最热月测量。不定期接触高温作业，在工期内最热月测量。从事室外作业，在最热月晴天有太阳辐射时测量。作业环境热源稳定时，每天测 3 次，工作开始后及结束前 0.5h 分别测 1 次，工作中测 1 次，取平均值，如在规定时间内停产，测定时间可提前或推后；作业环境热源不稳定，生产工艺周期性变化较大时分别测量并计算时间加权平均 WBGT 指数。测量持续时间取决于测量仪器的反应时间。

5. 测量条件

测量应在正常生产情况下进行；测量期间避免受到人为气流影响；WBGT 指数测定仪应固定在三脚架上，同时避免物体阻挡辐射热或者人为气流，测量时不要站立在靠近设备的地方；环境温度超过 60℃，可使用遥测方式，将主机与温度传感器分离。

6. 时间加权平均 WBGT 指数计算

在热强度变化较大的工作场所，应计算时间加权平均 WBGT 指数：

$$\overline{WBGT}=\frac{WBGT_1\times t_1+WBGT_2\times t_2+\cdots+WBGT_n\times t_n}{t_1+t_2+\cdots+t_n} \tag{13-26}$$

式中：$\overline{WBGT}$——时间加权平均 WBGT 指数；

$t_1+t_2+\cdots+t_n$——劳动者在第 1，2，…，n 个工作地点实际停留的时间；

WBGT$_1$、WBGT$_2$、…、WBGT$_n$——时间 t_1, t_2, …, t_n 时的测量值。

7. 测量记录

测量记录应该包括以下内容：测量日期、测量时间、气象条件（温度、相对湿度）、测量地点、（单位、厂矿名称：车间可和具体测量位置）、被测仪器设备型号和参数、测量仪器型号、测量数据、测量人员等。测量记录见表13-14和表13-15。

8. 注意事项

在进行现场测量时，测量人员应注意个体防护。

表 13-14　　　　　　　　　　　**高温（热源稳定）测量记录**

用人单位：　　　　　　　　测量依据：　　　　　　检测任务编号：

仪器名称/型号/编号：室外温度：　℃　相对湿度：　　　%RH　　　第　页/共　页

测量编号	测量时间	测量位置	WBGT 指数 /℃	WBGT 指数平均值 /℃	接触时间 t/min	WBGT /℃	备注
			WBGT$_{腹}$				
			WBGT$_{踝}$				
			WBGT$_{头}$				
			WBGT$_{腹}$				
			WBGT$_{踝}$				
备注		WBGT 指数平均数值：WBGT $= \dfrac{\text{WBGT}_{头} + 2\times \text{WBGT}_{腹} + \text{WBGT}_{踝}}{4}$					

测量人：　　　复核人：　　　　　陪同人：　　　　年　月　日

四、噪声的测量

1. 测量仪器

声级计：2型或以上，具有 A 计权，"S（慢）"挡。积分声级计或个人噪声剂量计：2型或以上，具有 A 计权，"S（慢）"挡和"Peak（峰值）"挡。

2. 测量方法

为正确选择测量点、测量方法和测量时间等，必须在测量前对工作场所进行现场调查。调查内容主要包括：工作场所的面积、空间、工艺区划、噪声设备布局等，绘制略图；工作流程的划分、各生产程序的噪声特征、噪声变化规律等预测量，判定噪声是否稳态、分布是否均匀；工作人员的数量、工作路线、工作方式、停留时间等。

表 13-15 　　　　　　　　　　高温（热源稳定）测量记录

用人单位：　　　　　　　测量依据：　　　　　　　　检测任务编号：

仪器名称/型号/编号：　　室外温度：　　℃ 相对湿度：　　%RH 　第 页/共 页

测量编号	测量时间	测量位置	WBGT 指数 /℃	WBGT 指数 平均值/℃	接触时间 t/min	WBGT /℃	备注
			WBGT$_{腹}$				
			WBGT$_{踝}$				
			WBGT$_{腹}$				
			WBGT$_{踝}$				

备注

1. WBGT 指数平均数值：$WBGT = \dfrac{WBGT_{头} + 2 \times WBGT_{腹} + WBGT_{踝}}{4}$

2. 时间加权平均 WBGT 指数：$\overline{WBGT} = \dfrac{WBGT_1 \times t_1 + WBGT_2 \times t_2 + \cdots + WBGT_n \times t_n}{t_1 + t_2 + \cdots + t_n}$

测量人：　　　　　复核人：　　　　　　陪同人：　　　　年 月 日

3. 测量仪器选择

固定的工作岗位选用声级计；流动的工作岗位优先选用个体噪声剂量计，或对不同的工作地点使用声级计分别测量，并计算等效声级。测量前应根据仪器校正要求对测量仪器校正；积分声级计或个人噪声剂量计设置为 A 计权、"S（慢）"挡，取值为声级 LpA 或等效声级 LAeq；测量脉冲噪声时使用"Peak（峰值）"挡。

4. 测点选择

工作场所声场分布均匀［测量范围内 A 声级差别小于 3dB（A），选择 3 个测点，取平均值；工作场所声场分布不均匀］时，应将其划分为若干声级区，同一声级区内声级差小于 3dB（A）。每个区域内，选择 2 个测点，取平均值；劳动者工作是流动的，在流动范围内，对工作地点分别进行测量，计算等效声级。

5. 测量

传声器应放置在劳动者工作时耳部的高度，站姿为 1.50m，坐姿为 1.10m。传声器的指向为声源的方向。测量仪器固定在三脚架上，置于测点；若现场不适于放置三脚架，可手持声级计，但应保持测试者与传声器的间距大于 0.5m。稳态噪声的工作场所，每个测点测量 3 次，取平均值；非稳态噪声的工作场所，根据声级变化（声级波动≥3dB）确定时间段，测量各时间段的等效声级，并记录各时间段的持续时间。脉冲噪声测量时，应测量脉冲噪声的峰值和工作日内脉冲次数。测量应在正常生产情况下进行。工作场所风速超过 3m/s 时，传声器应戴风罩。应尽量避免电磁场的干扰。

6. 测量声级的计算

非稳态噪声的工作场所，按声级相近的原则把一天的工作时间分为 n 个时间段，用积分声级计测量每个时间段的等效声级 $L_{\text{Aeq},T}$，按照公式计算全天的等效声级：

$$L_{\text{Aeq},T} = 10\lg\left(\frac{1}{T}\sum_{i=1}^{n} T_i 10^{0.1L_{\text{Aeq},T}}\right) \tag{13-27}$$

式中：$L_{\text{Aeq},T}$——全天的等效声级；

L_{Aeq,T_1}——时间段 T，内等效声级；

T——这些时间段的总时间；

T_i——i 时间段的时间；

n——总的时间段的个数。

8h 等效声级（$L_{\text{EX},8h}$）的计算。根据等能量原理将一天实际工作时间内接触噪声强度规格化到工作 8h 的等效声级：

$$L_{\text{EX},8h} = L_{\text{Aeq},T_e} + 10\lg\frac{T_e}{T_0} \tag{13-28}$$

式中：$L_{\text{EX},8h}$——一天实际工作时间内接触噪声强度规格化到工作 8h 的等效声级；

T_e——实际工作日的工作时间；

L_{Aeq,T_e}——实际工作日的等效声级；

T_0——标准工作日时间，8h。

每周 40h 的等效声级通过 $L_{\text{EX},8h}$ 计算，规格化每周工作 5d（40h）接触的噪声强度的等效连续 A 计权声级：

$$L_{\text{EX},W} = 10\lg\left(\frac{1}{5}\sum_{i=1}^{n} T_i 10^{0.1L_{\text{EX},8h}}\right) \tag{13-29}$$

式中：$L_{\text{EX},W}$——每周平均接触值；

$L_{\text{EX},8h}$——一天实际工作时间内接触噪声强度规格化到工作 8h 的等效声级；

n——每周实际工作天数。

脉冲噪声：使用积分声级计，"Peak（峰值）"挡，可直接读声级峰值 L_{peak}。

7. 测量记录

测量记录应该包括以下内容：测量日期、测量时间、气象条件（温度、相对湿度）、测量地点（单位、厂矿名称、车间和具体测量位置）、被测仪器设备型号和参数、测量仪器型号、测量数据、测量人员及工时记录等。

五、紫外、激光、射频、微波辐射及工频电场的测量方法

（一）紫外辐射的测量

紫外辐射的测量根据《工作场所物理因素测量第 6 部分：紫外辐射》（GBZ/T 189.6—2007）进行。

（1）测量仪器：紫外照度计。

（2）测量对象：应测量操作人员面、眼、肢体及其他暴露部位的辐照度或照射量；当使用防护用品（如防护面罩）时，应测量罩内辐射度或照射量。

（3）测量方法：测量前应按照仪器使用说明书进行校准；为保护仪器不受损害，应从最大量程开始测量，测量值不应超过仪器的测量范围。

计算混合光源（如电焊弧光）的有效辐照度方法：混合光源需分别测量长波紫外线、中波紫外线、短波紫外线的辐照度，然后将测量结果加以计算。

示例：电焊弧光的主频率分别为 365nm、290nm 以及 254nm，其相应的加权因子分别为 0.00011、0.64 以及 0.5，计算

$$E_{eff} = 0.00011 \times E_A + 0.64 \times E_B + 0.5 \times E_C \qquad (13-30)$$

式中：E_{eff}——有效辐照度，W/cm^2；

E_A——所测长波紫外线（UVA）辐照度，W/cm^2；

E_B——所测中波紫外线（UVB）辐照度，W/cm^2；

E_C——所测短波紫外线（UVC）辐照度，W/cm^2。

（4）测量记录及注意事项：测量记录应该包括以下内容：测量日期、测量时间、气象条件（温度、相对湿度）、测量地点（单位、厂矿名称、车间和具体测量位置）、被测仪器设备型号和参数、测量仪器型号、测量数据、测量人员等。

（5）注意事项：在进行现场测量时，测量人员应注意个体防护。

（二）激光辐射的测量

激光辐射的测量根据《工作场所物理因素测量第 4 部分：激光辐射》（GBZ/T 189.4—2007）进行。

1. 测量仪器

根据激光的输出波长和输出功率选择适当的测量仪器。用 1mm 极限孔径测量辐射水平时，测量仪器接收头的灵敏度必须均匀，测量误差不得超过±10%。测量时，中小功率的激光器选用锤形腔热电式的功率计，小功率的激光器选用光电型的能量计，大功率的激光器选用流水量热式功率计。

2. 测量方法

测量时将激光器调至最高输出水平，并消除非测量波长杂散光的影响。测量激光器和激光器系统对眼和皮肤的最大容许照射时，应在激光工作人员工作区进行。激光辐射测量仪器的接收头应置于光束中，以光束截面中最强的辐射水平为准，测量最大容许照射量的最大圆面积直径为极限孔径。测量眼最大容许照射量时，波长为 200~400nm 与 1400~1×10^6 nm 用 1mm 孔径，波长为 400~1400nm 用 7mm 孔径。测量皮肤最大容许照射量时，用 1mm 孔径。

3. 测重记录及注意事项

测量记录应该包括以下内容：测量日期、测量时间、气象条件（温度、相对湿度）、测量地点、（单位、厂矿名称、车间和具体测量位置）、激光器型号和参数、测量仪器型号、测量数据、测量人员等。在进行现场测量时，测量人员应注意个体防护。

（三）射频辐射的测量

射频辐射的测量分为超高频辐射测量、高频电磁场测量和微波辐射测量，测量根据《工作场所物理因素测量第 1 部分：超高频辐射》（GBZ/T 189.1—2007）、《工作场所物理因素测量第 2 部分：高频电磁场》（GBZ/T 189.2—2007）、《工作场所物理因素测量

第 5 部分：微波辐射》（GBZ/T 189.5—2007）进行。

1. 超高频辐射测量

（1）测量仪器，选择量程和频率适合于所检测对象的仪器。

（2）测量对象，相同型号、相同防护的超高频设备，选择有代表性的设备及其接触人员进行测量；不同型号或相同型号不同防护的超高频设备及其接触人员应分别测量；接触人员的各操作位应分别进行测量。

（3）测量方法，测量前应按照仪器使用说明书进行校准；测量操作者接触强度时，应分别测量头、胸、腹各部位。立姿操作，测量点高度可分别取 15~1.7m、11~13m、0.7~0.9m；坐姿操作，测量点高度可分别取 1.1~1.3m、0.8~1m、0.5~0.7m；测量超高频设备场时，将仪器天线探头置于距设备 5cm 处，测量时将偶极子天线对准电场矢量，旋转探头，读出最大值。测量时手握探头下部，手臂尽量伸直，测量者身体应避开天线杆的延伸线方向，探头 1m 内不应站人或放置其他物品，探头与发射源设备及馈线应保持一定距离（至少 0.3m）。每个测点应重复测量 3 次，取平均值。

（4）测量记录，测量记录应该包括以下内容：测量日期、测量时间、气象条件（温度、相对湿度）、测量地点（单位、厂矿名称、车间和具体测量位置）、超高频设备型号和参数、测量仪器型号、测量数据、测量人员等。

（5）测量结果，处理测量结果用功率密度或电场强度表示。在远区场，功率密度与电场强度 E 按下式换算：

$$P = E^2/3770 \tag{13-31}$$

式中：P——功率密度；

E——电场强度。

不同操作岗位的测量结果应分别计算和评价。接触时间不足 4h 的，按 4h 计；接触时间超过 4h、不足 8h 的，按 8h 计。

（6）注意事项，在进行现场测量时，测量人员应注意个体防护。

2. 高频电磁场测量

（1）测量仪器，选择量程和频率适合于所测量对象的测量仪器，即量程范围能够覆盖 10~1000V/m 和 0.5~50A/m，频率能够覆盖 0.1~30MHz 的高频场强仪。

（2）测量对象，相同型号、相同防护的高频设备，选择有代表性的设备及其接触人员进行测量，不同型号或相同型号不同防护的超高频设备及其接触人员应分别测量；接触人员的各操作位应分别进行测量。

（3）测量方法，测量前应按照仪器使用说明书进行校准；测量操作位场强时，一般测定头部和胸部位置，当操作中其他部位可能受更强烈照射时，应在该位置予以加测；测量高频设备场强时，由远及近，仪器天线探头距高设备不得小于5cm，当发现场强接近最大量程或仪器报警时，应立刻停止前进；手持测量仪器，将检测探头置于所要测量的位置，并旋转探头至读数最大值方向，探头周围 1m 以内不应有人或临时性地放置其他金属物件，磁场测量不受此限制。每个测点连续测量 3 次，每次测量时间不应小于 15s，并读取稳定状态的最大值。若测量读数起伏较大时，应适当延长测量时间，取

3次值的平均数作为该点的场强值。

（4）测量记录，测量记录应该包括以下内容：测量日期、测量时间、气象条件（温度、相对湿度）、测量地点（单位、厂矿名称、车间和具体测量位置）、高频设备型号和参数、测量仪器型号、测量数据、测量人员等。

（5）测量结果，处理不同操作岗位的测量结果应分别计算和评价。

（6）注意事项，在进行现场测量时，测量人员应注意个体防护。

3. 微波辐射测量

（1）测量仪器，选择量程和频率适合于所测量对象的测量仪器。

（2）测量对象，应在各操作位分别予以测量。一般测量头部和胸部位置；当操作中某些部位可能受更强辐射时，应予以加测；如需眼睛观察波导口或天线向下腹部辐射时，应分别加测眼部或下腹部；当需要查找主要辐射源、了解设备泄漏情况时，可紧靠设备测量，所测值可供防护时参考。

（3）测量方法，测量前应按照仪器使用说明书进行校准；应在微波设备处于正常工作状态时进行测量，测量中仪器探头应避免红外线及阳光的直接照射及其他干扰；在目前使用非各向同性探头的仪器测量时，将探头对着辐射方向，旋转探头至最大值。各测量点均需重复测量3次，取其平均值。测量值的取舍：全身辐射取头、胸、腹等处的最高值；肢体局部辐射取肢体某点的最高值；既有全身，又有局部的辐射，则取除肢体外所测的最高值。

（4）测量记录，测量记录应该包括以下内容：测量日期、测量时间、气象条件（温度、相对湿度）、测量地点（单位、厂矿名称、车间和具体测量位置）、微波设备型号和参数、测量仪器型号、测量数据、测量人员等。

（5）注意事项，在进行现场测量时，测量人员应注意个体防护。

（四）工频电场的测量

1. 测量仪器

采用高灵敏度球型（球直径为12cm）偶极子场强仪进行测试，场强仪测量范围为0.003~100kV/m。其他类型场强仪的最低检测限应低于0.05kV/m。

2. 测量对象

相同型号、相同防护的工频设备选择有代表性的设备及其接触人员进行测量；不同型号或相同型号、不同防护的工频设备及其接触人员应分别测量。

3. 测量方法

场强仪在直径3m、极间距离1m的平行平板电极产生的均匀电场中校准定标，测量时应包括作业场所地面场强的分布、工作方式、工作地点，进行有代表性的选点测量。地面场强是测定距地面高1.5m的电场强度，测量地点应比较平坦，且无多余的物体。对不能移开的物体应记录其尺寸及其与线路的相对位置，并应补充测量离物体不同距离处的场强，变电站内进行测量时应遵守高压设备附近工作的安全规程，环境条件：温度0~40℃，相对湿度小于60%。

4. 测量记录

测量记录应该包括以下内容：测量日期、测量时间、气象条件（温度、相对湿度）、测量地点（单位、厂矿名称、车间和具体测量位置）、设备型号和参数、测量仪器型号、测量数据、测量人员等。

5. 注意事项

在进行现场测量时，测量人员应注意个体防护。

六、手传振动的测量

手传振动的测量根据《工作场所物理因素测量第 9 部分：手传振动》（GBZ/T 189.9—2007）进行。

1. 测量仪器

振动测量仪器采用设有计权网络的手传振动专用测量仪，直接读取计权加速度或计权加速度级。测量仪器覆盖的频率范围至少为 5~1500Hz，其频率响应特性允许误差在 10~800Hz 范围内为 ±1dB；4~10Hz 及 800~2000Hz 范围内为 ±2dB。

振动传感器选用压电式或电荷式加速度计，其横向灵敏度应小于 10%。指示器应能读取振动加速度或加速度级的均方根值。对振动信号进行 1/1 或 1/3 倍频程频谱分析时，其滤波特性应符合相关规定。测量前应按照仪器使用说明进行校准。

2. 测量方法

按照生物力学坐标系，分别测量 3 个轴向振动的频率计权加速度，取 3 个轴向中的最大值作为被测工具或工件的手传振动值，如图 13-26 所示。

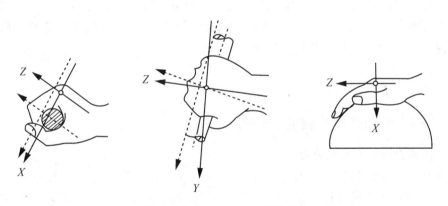

—— 生物动力学坐标系；……基本中心坐标系

图 13-26　手传振动力学坐标系的轴向

（手以标准握法握住半径为 2cm 的圆棒）

3. 取值方法

使用手传振动专用测量仪时，可直接读取计权加速度值；若测量仪器以计权加速度级表示振动幅值，则可通过式（13-32）换算成计权加速度。

$$L_{h} = 20\lg\left(\frac{a}{a_0}\right) \quad \text{或} \quad a = 10^{(L_h/20)}a_0 \tag{13-32}$$

式中：L_h——加速度级，dB；

a——振动加速度有效级，m/s²；

a_0——振动加速度基准值，取 10^{-6}m/s²。

如果只获得 1/1 或 1/3 倍频程各中心频带加速度均方根值时，可采用式（13-33）换算成频率计权振动加速度。当各中心频带为加速度级均方根值时，先用式（13-34）换算为频率计权加速度级，然后再利用公式换算成频率计权加速度。

$$a_{h,w} = \sqrt{\sum_{i=1}^{n}(K_i a_{h,i})^2} \tag{13-33}$$

式中：$a_{h,w}$——频率计权振动加速度，m/s²；

$A_{h,i}$——1/1 或 1/3 倍频程第 i 频段实测的加速度均方根值，m/s²；

K_i——1/1 或 1/3 倍频程第 i 频段相应的计权系数；

n——1/1 或 1/3 倍频程总频段数。

$$L_{h,w} = 20\lg\sqrt{\sum_{i=1}^{n}(K_i 10^{L_{h,i}/20})^2} \tag{13-34}$$

式中：$L_{h,w}$——频率计权加速度级；

$L_{h,i}$——1/1 或 1/3 倍频程第 i 频段实测的加速度级均方根值。

4. 测量记录

测量记录应该包括以下内容：测量日期、测量时间、气象条件（温度、相对湿度）、测量地点（单位、厂矿名称、车间和具体测量位置）、被测仪器设备型号和参数、测量仪器型号、测量数据、测量人员等。

5. 注意事项

在进行现场测量时，测量人员应注意个体防护。

七、体力劳动强度的测定与分级

（一）体力劳动强度的分级

《体力劳动强度分级》是中国制定的劳动保护工作科学管理的一项基础标准，是确定体力劳动强度大小的根据。应用这一标准，可以明确工人体力劳动强度的重点工种或工序，以便有重点、有计划地减轻工人的体力劳动强度，提高劳动生产率。《体力劳动强度分级》中对劳动强度指数的规定：Ⅰ级小于 15，Ⅱ级为 15~20，Ⅲ级为 20~25，Ⅳ级大于 25；Ⅰ级体力劳动，8h 工作日平均耗能值为 3558.8kJ/人，劳动时间率为 61%，即净劳动时间为 293min（4.8h），相当于轻劳动。Ⅱ级体力劳动，8h 工作日平均耗能值为 5560.1kJ/人，劳动时间率为 67%，即净劳动时间为 320min（5.3h），相当于中等强度劳动。Ⅲ级体力劳动，8h 工作日平均耗能值为 7310.2kJ/人，劳动时间率为 73%，即净劳动时间为 350min<5.8h），相当于重强度劳动。Ⅳ级体力劳动，8h 工作日平均耗能值为 11304.4kJ/人，劳动时间率为 77%，即净劳动时间为 370min（6.1h），相

当于极重强度劳动。常见职业体力劳动强度分级见表 13-16。

表 13-16 常见职业体力劳动强度分级表

体力劳动强度分级	职 业 描 述
Ⅰ（轻劳动）	坐姿：手工作业或腿的轻度活动（如打字、缝纫、脚踏开关等）；立姿：操作仪器，控制、查看设备，以用力为主的装配工作
Ⅱ（中等劳动）	手和臂持续动作（如锯木头等）；臂和腿的工作（如卡车、拖拉机或建筑设备等非运输操作等）；臂和躯干的工作（如锻造、风动工具操作、粉刷、间断搬运中等重物、除草、锄田、摘水果和蔬菜等）
Ⅲ（重劳动）	臂和躯干负荷工作（如搬重物、铲、锤锻、锯刨或凿硬木、割草、挖掘等）
Ⅳ（极重劳动）	大强度的挖掘、搬运，快到极限节律的极强活动

（二）体力劳动强度的测量方法

1. 平均能量代谢率 M 计算方法

根据工时记录，将各种劳动与休息加以归类（近似的活动归为一类），按表 13-16 的内容及计算公式求出各单项劳动与休息时的能量代谢率，分别乘以相应的累计时间，最后得出一个工作日各种劳动休息时的能量消耗值，再把各项能量消耗值总计，除以工作日总时间，即得出工作日平均能量代谢率，计算方法如下：

$$M = \frac{\sum E_{si}T_{si} + \sum E_{rk}T_{rk}}{T}$$ （13-35）

式中：M——工作日平均能量代谢率，kJ/（min·m²）；

E_{si}——单项劳动能量代谢率，kJ/（min·m²）；

T_{si}——单项劳动占用时间，min；

E_{rk}——休息时的能量代谢率，kJ/（min·m²）；

T_{rk}——休息时占用时间，min；

T——工作日总时间，min。

单项劳动能量代谢率测定见表 13-17。

每分钟肺通气量为 3.0~7.0L 时，采用式（13-36）计算：

$$\log M = 0.0945X - 0.53794$$ （13-36）

式中：M——能量代谢率，kJ/（min·m²）。

每分钟肺通气量为 8.0~30.9L 时，采用式（13-37）计算：

$$\log (13.26 - M) = 1.1648 - 0.0125X$$ （13-37）

式中：M——能量代谢率，kJ/（min·m²）；

X——单位体表面积气体体积，L/（min·m²）。

每分钟肺通气量为 7.3~8.0L 时，采用式（13-36）和（13-37）的平均值。

表 13-17   **能量代谢率测定表**

工种_____ 动作项目_____

姓名_____ 年龄_____ 工龄_____

身高_____ 体重_____ 体表面积_____

采气时间_____

采气量_____

气量计的初读数_____

气量计的终读数_____

采气量（气量计的终读数减去气量计的初读数）_____

通气时气温气压_____

标准状态下干燥气体换算系数（查标准状态下干燥气体换算系数表）_____

标准状态下气体体积（采气量乘标准状态下干燥气体换算系数）_____

每分钟标准状态气体体积/采气时间 = _____

换算单位体表面积气体体积×每分钟气体体积/体表面积 = _____

能量代谢率_____

调查人签名：   年 月 日

2. 劳动时间率 R_t 计算方法

每天选择接受测定的工人 2~3 名，按表 13-18 的格式记录自上班开始至下班整个工作日从事各种劳动与休息（包括工作中间暂停）的时间。每个测定对象应连续记录 3d（如遇生产不正常或发生事故时不作正式记录，应另选正常生产日，重新测定记录），取平均值，求出劳动时间率 R_t：

$$R_t = \frac{\sum T_{si}}{T} \times 100\% \tag{13-38}$$

式中：R_t——劳动时间率；

$\sum T_{si}$——工作日内净劳动时间；

T_{si}——单项劳动占用时间；

T——工作日净劳动时间。

表 13-18   **工作记录表**

动作名称	开始时间	耗费工时/min	主要内容（如物体重量、动作频率、行走距离、劳动体位）

调查人签名：   年 月 日

3. 体力劳动强度指数计算方法

体力劳动强度指数计算公式如下：

$$I = 10R_t \cdot M \cdot S \cdot W \tag{13-39}$$

式中：I——体力劳动强度系数；

R_t——劳动时间率,%；

M——8h 工作日平均能量代谢率，kJ/（min）；

S——性别系数，男性取 1，女性取 1.3；

W——体力劳动方式系数，搬取 1，扛取 0.40，推/拉取 0.05。

4. 肺通气量的测量

肺通气量的测量使用肺通气量计测量，按式（13-40）换算肺通气量值：

$$Q = NA + B \tag{13-40}$$

式中：Q——肺通气量；

N——仪器显示数值；

A——仪器常数；

B——仪器常数。

（三）体力劳动时心率的测量

心率是指正常人安静状态下每分钟心跳的次数，也叫安静心率，一般为 60～100 次/min，可因年龄、性别或其他生理因素产生个体差异。一般来说，年龄越小心率越快，老年人心率比年轻人慢，女性的心率比同龄男性快，这些都是正常的生理现象。安静状态下，成人正常心率为 60～100 次/min，理想心率应为 55～70 次/min（运动员的心率较普通成人偏慢，一般为 50 次/min 左右）。在一定限度内，体力活动强度越大，心率越快，因此测量体力劳动时的心率也可以反映人体的劳动强度、人体劳动负荷情况。

（1）测量仪器心率遥测计。

（2）测量方法作业前先将测定心率的传感器固定在检测部位（按仪器使用要求而定），待受检者从事该项作业 10min 以上时进行测定。一次持续时间不足 5min 的作业，在作业停止前 1min 测定心率值。

习 题

1. 工作场所空气中有害物质监测分为哪几类？各适用于什么范围？

2. 什么是个体采样？个体采样对象的选定原则是什么？

3. 个体采样中采样对象的人数如何确定？

4. 所有仪器在采集样品前要进行气密性检查，其目的是什么？针对不同类型的收集器应如何进行操作？

5. 试述有害物质最高允许浓度的采样计算方法。

6. 试述有害物质短时间接触允许浓度的采样计算方法。

7. 试述有害物质时间加权平均允许浓度的采样计算方法。

8. 试述气态检测物的采样方法。

9. 试述气溶胶检测物的采样方法。

10. 试述作业场所空气中有害化学物质的检测方法。

第十四章 职业卫生个体防护

第一节 个人防护用品的概念和作用

一、个人防护用品的概念

个人防护用品是指为使劳动者在生产过程中免遭或减轻职业病危害事故而提供的个人随身穿（佩）戴的用品，简称防护用品。其通过使用一定的屏障体，采用阻隔、封闭、吸收和分散等手段，保护人体的局部或全身免受职业病危害因素的损害。在个人防护用品中呼吸道的防护最为关键，有关呼吸防护用品性能见表 14-1。

表 14-1　　　　　　　　　　呼吸防护用品性能

序号	中文名称	英文名称	性　能
1	呼吸防护用品	Respiratory protective equipment	防御缺氧空气和空气污染物进入呼吸道的防护用品
2	过滤式呼吸防护用品	air-purifying respiratory protective equipment	能把吸入的作业环境空气通过净化部件的吸附、吸收、催化或过滤等作用，除去其中有害物质后作为气源的呼吸防护用品
3	自吸过滤式呼吸防护用品	self-inhalation air-purifying respiratory protective equipment	靠佩戴者呼吸克服部件阻力的过滤式呼吸防护用品
4	送风过滤式呼吸防护用品	Powered air-purifying Respiratory protective equipment	靠动力（如电动风机或手动风机）克服部件阻力的过滤式呼吸防护用品
5	隔绝式呼吸防护用品	atmosphere-supplying respiratory protective equipment	能使佩戴者呼吸器官与作业环境隔绝，靠本身携带的气源或者依靠导气管引入作业环境以外的洁净气源的呼吸防护用品
6	供气式呼吸防护用品	supplied air respiratory protective equipment	佩戴者靠呼吸或借助机械力通过导气管引入清洁空气的隔绝式呼吸防护用品

序号	中文名称	英文名称	性　　能
7	携气式 呼吸防护用品	self-contained breathing apparatus	佩戴者携带空气瓶、氧气瓶或生氧器等作为气源的隔绝式呼吸防护用品
8	负压式 呼吸防护用品	negative-pressure respiratory protective equipment	一种呼吸防护用品，使用者任一呼吸循环过程面罩内压力在吸气阶段均小于环境压力
9	正压式 呼吸防护用品	positive-pressure respiratory protective equipment	一种呼吸防护用品，使用者任一呼吸循环过程面罩内压力均大于环境压力
10	逃生型 呼吸防护用品	Escape type respiratory protective equipment	只用于在紧急情况下从有害环境逃生的呼吸防护用品
11	自给开路式 压缩空气呼吸器	self-contained open-circuit compressed air breathing apparatus	利用面罩与佩戴人员面部周边密合，使人员呼吸器官、眼睛和面部与外界染毒空气或缺氧环境完全隔离，具有自带压缩空气源供给人员呼吸所用的洁净空气，呼出的气体直接排入大气中的一种呼吸器
12	正压 空气呼吸器	Positive pressure self-contained open-circuit compressedair breathing apparatus	在任一呼吸循环过程，面罩与人员面部之间形成的腔体内压力不低于环境压力的一种空气呼吸器
13	消防和应急 空气呼吸器	Air breathing apparatus For fire-fighting and emergency services	消防人员，承担核生化突发事件应急处置任务的人员使用的一种空气呼吸器
14	隔绝式 正压氧呼吸器	self-contained positive pressure compressed oxygen respiratory	一种使佩戴人员呼吸器官、眼睛和面部与外界染毒空气或缺氧环境完全隔离，具有自带压缩氧气源，在任一呼吸循环过程，面罩内压力均大于环境压力的一种氧气呼吸器
15	密合型面罩	tight-fitting face piece	能罩住鼻、口的与面部密合的面罩，或能罩住眼、鼻和口的与头面部密合的面罩。密合型面罩分半面罩和全面罩
16	半面罩	half face piece	能覆盖口和鼻，或覆盖口、鼻和下颌的密合型面罩
17	全面罩	full face piece	能覆盖口、鼻、眼睛和下颌的密合型面罩
18	开放型面罩	loose-fitting facepiece	应用于正压式呼吸防护用品的送气导入装置，只罩住眼、鼻和口，与脸形成部分密合
19	送气头罩	hood	应用于正压式呼吸防护用品的送气导入装置，能完全罩住头、眼、鼻、口至颈部，也可罩住部分肩或与防护服连用

续表

序号	中文名称	英文名称	性　能
20	随弃式面罩	disposable face piece	主要由滤料构成面罩主体的不可拆卸的半面罩，有或无呼气阀，一般不能清洗再用，任何部件失效时即应废弃
21	可更换式面罩	repiceable face piece	有单个或多个可更换过滤元件的密型面罩，有或无呼气阀，有或无呼吸导管
22	吸气阀	inhalation valve	呼吸防护用品上的止回阀，只允许可吸入气体进入面罩，防止呼气通过它排出
23	呼气阀	exhalation valve	呼吸防护用品上的止回阀，只允许呼出气体通过它排出面罩，防止吸入气体通过它进入面罩
24	呼吸导管	breathing hose	用于连接面罩与过滤元件的柔软、气密的导管
25	过滤元件	filter element	过滤式呼吸防护用品使用的、可滤除吸入空气中有害物质的过滤材料或过滤组件，如滤毒罐、滤生盒、滤料等
26	过滤效率	filter efficiency	在规定检测条件下，过滤元件滤除颗粒物的百分比
27	总泄漏率	total inward leaking（TIL）	在实验室规定检测条件下，受试者吸气时从包括过滤元件在内的所有面罩部件泄漏入面罩内的模拟剂的浓度与吸入空气中模拟剂浓度的比值，用百分比表示
28	泄漏率	Inward leaking（IL）	在实验室规定检测条件下，受试者吸气时从除过滤元件以外的面罩所有其他部件泄漏入面罩内的模拟剂浓度与吸入空气中模拟剂浓度的比值，用百分比表示
29	死腔	dead space	从前一次呼气中被重新吸入的气体的体积，用吸入气中二氧化碳体积分数表示
30	头带	head harness	用于将面罩固定在头部的部件
31	进入和逃离的呼吸器	respirators for entry into and escape from	保证在防护期间能进入和从有害的环境中逃离的一种呼吸器
32	只逃离呼吸器	respirators for escape only	只保证在防护期内从有害环境中逃离的呼吸器
33	电动净气式呼吸器	powered air-purifying respirator	一种由面部件、头罩或头盔、供气管、滤毒盒、滤毒罐、滤料、滤毒罐与滤料或滤毒盒与滤料和风机连接的呼吸防护用品

序号	中文名称	英文名称	性　能
34	一次性使用的呼吸器	single-use respirator	一种在阻力超过、吸附剂耗尽失效后被完全抛弃，或身体出现损害征兆，不适宜再使用的呼吸用品
35	失效指示器	End-of-service-life indicator	警告使用者呼吸防护接近失效的系统
36	佩戴气密性检查	face-seal check	由呼吸防护用品使用者自己进行的一种简便密合性检查方法，用以确保密合型面罩佩戴位置正确
37	适合性检验	fit test	检验某类密合型面罩对具体使用者适合程度的方法。适合性检验分定性适合性检验和定量适合性检验
38	定性适合性检验	qualitative fit test	根据受检者对检验剂的感觉，得出合格或不合格结果的适合性检验
39	定量适合性检验	quantitative fit test	不依赖受检者对检验剂的感觉，得出量化的适合因素检验结果的适合性检验
40	适合因数	fit factor	呼吸防护用品定量适合性检验的直接结果，即在人佩戴呼吸防护用品模拟作业活动过程中，定量测量呼吸防护用品外部检验剂浓度与漏入内部的浓度的比值
41	指定防护因数	assigned protection factor（APF）	一种或一类适宜功能的呼吸防护用品，在适合使用者佩戴且正确使用的前提下，预期能将空气污染物浓度降低的倍数
42	危害因数	hazard factor	空气污染物浓度与国家职业卫生标准规定的浓度限值的比值，取整数
43	余压报警	warning forthe remainder pressure inside cylinder	气瓶气压降低到规定值时，报警器的报警
44	提示报警	notice warning	打开气瓶时，报警器的报警；使用者忘记打开气瓶或瓶内无氧气进入呼吸时，报警器的报警
45	静态压力	static pressure	在供气阀正压装置开启后，空气呼吸器气路平衡时面罩腔体内的压力

二、个体防护用品的作用

劳动者所工作的环境中往往存在各种职业病危害因素，这些危害作用于人体可造成职业病危害事故，严重的甚至危害工人的生命。为了保护劳动者的健康，首先要积极改善劳动条件，创造符合职业卫生标准要求的作业环境。但由于经济和技术水平的限制，在不能达到控制职业病危害源头的情况下，使用个人防护用品是保障劳动者健康的有效措施。个人防护用品在预防职业性有害因素的综合措施中，属于第一级防护。即使在生产技术高度发展、机械设备高度完善的条件下，个人防护用品也是预防性的必备物品。

个人防护用品是职业卫生防护的辅助性措施，关键的问题还是要改善劳动条件，采取有效的职业卫生防控技术措施。不能因为使用和配备了有效的个人防护用品就忽视了劳动条件的改善和职业卫生防控技术措施的实施。一般而言，对于大多数作业，大部分对人体的职业病危害可包含在个人防护用品的安全限度以内，各种防护用品具有消除或减轻职业病危害事故的作用。但个人防护用品对人的保护是有限度的，当职业病危害超过允许的防护范围时，防护用品就会失去其作用。

第二节　个人防护用品的分类

个人防护用品按照防护部位分为头部防护用品、呼吸防护用品、眼面部防护用品、听觉器官防护用品、手部防护用品、足部防护用品、躯干防护用品、护肤用品和防坠落用品等9大类。

一、头部防护用品

头部防护用品是为防御头部不受外来物体打击和其他因素危害而采取的个人防护用品。根据头部防护用品的防护作用可分为安全帽、防护头罩和工作帽三类。

1. 安全帽

安全帽又称为安全头盔，是防御冲击、刺穿、挤压等伤害的头部防护用品。

2. 防护头罩

防护头罩是使头部免受火焰、腐蚀性烟雾、粉尘以及恶劣气候条件伤害头部的个体防护用品。

3. 工作帽

工作帽能避免使头部脏污、擦伤或长发被绞碾等伤害的头部防护用品。

二、呼吸防护用品

呼吸防护用品是为防止有害气体、蒸气、粉尘、烟、雾经呼吸道吸入或直接向配用者供氧或清净空气，保证在尘、毒污染或缺氧环境中作业人员正常呼吸的防护用具。呼吸防护用品是保护劳动者健康最为重要的个人防护用品，其按防护方法可分为过滤式和隔绝式两类，见表14-2。

表 14-2　　　　　　　　　　　　　呼吸防护用品的分类

过滤式			隔绝式			
自吸过滤式		送风过滤式	供气式		携气式	
半面罩	全面罩		正压式	负压式	正压式	负压式

(一) 过滤式呼吸器

过滤式呼吸器采用净化法原理，通过滤料净化吸入气体中的有毒有害物质，从而使佩戴者获得较清洁的空气。过滤式呼吸器具不能用于缺氧环境，也不能对所有的有毒有害物质起防护作用，如有些气体和蒸气目前尚无法被任何现有的滤料清除。

过滤式呼吸器依据动力的来源可分为自吸过滤式呼吸器和送风过滤式呼吸器。自吸过滤式呼吸器依靠自身的呼吸使作业环境中含有毒有害物质的空气通过过滤器，送风过滤式呼吸器借助电动或手动风机使作业环境中含有毒有害物质的空气通过过滤器。

过滤式呼吸器根据过滤物的有毒有害成分和物理状态分为颗粒物（粉尘、烟、雾）过滤器和气体（有害气体、蒸气）过滤器两种。颗粒物过滤器依据其对颗粒物的清除能力划分为低效过滤器和高效过滤器；气体过滤器依据其对有害气体、蒸气的清除容量划分为低容量过滤器、中容量过滤器和高容量过滤器。

(二) 隔绝式呼吸器

隔绝式呼吸器采用供气法的原理，提供一个独立于作业环境的呼吸气源，并通过空气导管、软管或佩戴者自身携带的供气（空气或氧气）装置向佩戴者输送呼吸气体的呼吸器。

隔绝式呼吸器依据呼吸气源供应方式的不同分为供气式和携气式呼吸器。供气式呼吸器通过空气导管、软管输送清洁空气，使佩戴者的呼吸器官与周围空气隔绝；携气式呼吸器通过佩戴者自身携带供气装置，使佩戴者的呼吸器官与周围空气隔绝，其根据气源性质，又分为空气呼吸器和氧气呼吸器。

三、眼面部防护用品

眼面部防护用品用于预防烟雾、尘粒、金属火花和飞屑、热、电磁辐射、激光、化学飞溅等伤害眼睛或面部的个人防护用品，其根据防护部位分为防护眼镜和防护面罩。

(一) 防护眼镜

防护眼镜根据防护功能分为防异物的安全护目镜和防光辐射的遮光护目镜。

1. 安全护目镜

安全护目镜是防御有害物质伤害眼睛的产品，如防冲击眼护具和防化学药剂眼护具等。

2. 遮光护目镜

遮光护目镜是防御有害辐射线伤害的产品，如焊接护目镜、炉窑护目镜、防激光护目镜和防微波护目镜等。

(二) 防护面罩

防护面罩根据防护功能也分为安全型防护面罩和遮光型防护面罩。

1. 安全型防护面罩

安全型防护面罩是防御有害物体伤害眼面的产品，如钢化玻璃面罩、有机玻璃面罩和金属丝网面罩等。

2. 遮光型防护面罩

遮光型防护面罩是防御有害辐射线伤害眼面的产品，如电焊面罩、炉窑面罩等。

四、听觉器官防护用品

听觉器官防护用品能够防止过量的声能侵入外耳道，使人耳避免噪声的过度刺激，减少听力损伤，预防噪声对人身引起的不良影响的个体防护用品。听觉器官防护用品主要有耳塞、耳罩和防噪声帽盔三大类。

（一）耳塞

耳塞是插入外耳道内或置于外耳道口处的护耳器，其特点是结构简单，体积小，重量轻，价廉，使用方便，对中、高频噪声有较好的隔声效果。但佩戴时间长或耳塞选用不当，易引起不适或耳道疼痛。常见的有慢回弹耳塞、松树形耳塞、蘑菇形耳塞和硅橡胶耳塞。

1. 慢回弹耳塞

慢回弹耳塞呈圆柱状，用慢回弹塑料制成，通过耳塞回弹膨胀与外耳道壁贴合，达到降低噪声危害的目的。其优点是价格低，阻断噪声的效果好；缺点是使用寿命较短（最长不超过2周），需经过专门训练才能掌握正确的佩戴方法。

2. 松树形耳塞

松树形耳塞采用硅橡胶制成，有3层柔软的伞状边缘。其优点是对语言交流的影响较小，使用寿命长，佩戴比较方便；缺点是对低频噪声的阻断效果很差，只适用于高频噪声的个体防护，同时价格较高。

3. 蘑菇形耳塞

蘑菇形耳塞前部采用新型慢回弹硅橡胶材料制成，可以适应不同个体外耳道入口的形状，耳塞后部有一个软塑料手柄，便于佩戴。其优点是佩戴方便，对低频噪声有较好的阻断作用，舒适性好，使用寿命较长，价格适中，适用于各种类型的生产性噪声（尤其是工业脉冲噪声）。

4. 硅橡胶耳塞

硅橡胶耳塞借用助听器耳膜技术，按照个体使用者的外耳道形状定制硅橡胶耳塞。其优点是耳塞与外耳道壁轻柔贴合，隔声性能好，且佩戴容易和不易滑脱，属于优先选用的防噪声用品。

（二）耳罩

耳罩是压紧在耳郭或围住耳郭四周而遮住耳道的一种护耳器。耳罩由耳罩壳、软垫和腔体吸声材料及弓架三部分所组成。一般来讲耳罩比耳塞的隔声效果好，其缺点是体积和重量较大，对耳郭有压力，长时间使用易感不适，闷热和出汗。

（三）防噪声帽盔

帽盔是一种将整个头部罩起来的护耳器。帽盔内衬有吸声材料，两侧耳部可装耳罩或镶有软橡皮垫增加声密闭。其优点是在个体护耳器中防噪效果最佳，它不但能隔绝气传导的噪声，还能减轻骨传导噪声的影响，对头部有防振的保护作用；缺点是体积大、重、造价高、使用不方便。

五、手部防护用品

手部防护用品具有保护手和手臂的功能，供作业者劳动时戴的手套称为手部防护用品，其按防护部位可分为防护套袖和防护手套。

（一）防护套袖
防护套袖是以保护前臂或全臂免遭伤害的个人防护用品，如防辐射热套袖、防酸碱套袖。

（二）防护手套
防护手套是用于保护肘以下（主要是腕部以下）手部免受伤害的个人防护用品，包括带电作业用绝缘手套、耐酸碱手套、焊工手套、橡胶耐油手套、防 X 射线手套、防水手套、防毒手套、防机械伤害手套、防静电手套、防振手套、防寒手套、防辐射热手套、耐火阻燃手套、电热手套、防微波手套、防切割手套和医用防护手套等。

除带电作业用绝缘和医用防护手套以外，防护手套的技术要求、试验方法、标志标识和使用说明须符合《劳动防护手套通用技术条件》（GB/T 12624—2009）的规定。

六、足部防护用品

足部防护用品是防止生产过程中有害物质或其他有害因素损伤劳动者足部的护品。

足部防护用品根据防护部位可分为护膝、护腿和护趾等防护用品；根据防护功能可分为安全鞋、防护鞋、职业鞋、电绝缘鞋、防静电鞋、导电鞋、耐化学品工业用橡胶靴、耐化学品工业用模制塑料靴、消防用鞋、高温防护鞋、焊接防护鞋、防振鞋、耐油防护鞋和低温环境作业保护靴等。

七、躯干防护用品

躯干防护用品是替代或穿在个人衣服外，用于防止一种或多种危害因素的衣服。躯干防护用品根据结构和防护功能及防护部位可分为防护背甲、防护围裙和防护服，其中防护服包括阻燃防护服、防静电防护服、防酸防护服、焊接防护服、抗油拒水防护服、防水服、浸水保温服、带电作业屏蔽服、高压静电防护服、X 射线防护服、中子辐射防护服、100kev 以下辐射防护服、微波防护服和防尘工作服。防护服的人类工效学、老化、尺寸、标识以及生产厂商需提供的信息须符合《防护服一般要求》（GB/T 20097—2006）的规定和建议。

八、护肤用品

护肤用品用于防止皮肤（主要是面、手等外露部分）免受化学、物理等有害因素危害的个人防护用品，其性能须符合《劳动护肤剂通用技术条件》（GB/T 13641—2006）的规定和要求。

劳动护肤剂可分为防水型护肤剂、防油型护肤剂、遮光型护肤剂、洁肤型护肤剂（清除皮肤上的油、尘、毒等沾污）、驱避型护肤剂（驱避蚊、螨等刺叮骚扰性害虫）和其他用途型护肤剂等六种类型。

九、防坠落用品

防坠落用品是防止人体从高处坠落，通过绳带，将高处作业者的身体系接于固定物体、或在作业场所的边沿下方张网，以防不慎坠落，这类用品主要有安全带和安全网两种。

（一）安全带

安全带是防止高处作业人员发生坠落或发生坠落后将作业人员安全悬挂的个体防护装备，其性能须符合《安全带》（GB 6095—2009）的规定。安全带按作业类别分为围杆作业安全带、区域限制安全带、坠落悬挂安全带。

1. 围杆作业安全带

通过围绕在固定构造物上的绳或带将人体绑定在固定构造物附近，使作业人员的双手可以进行其他操作的安全带。

2. 区域限制安全带

用以限制作业人员的活动范围，避免其到达可能发生坠落区域的安全带。

3. 坠落悬挂安全带

高处作业或登高人员发生坠落时，将作业人员安全悬挂的安全带。

（二）安全网

安全网是用来防止人、物坠落，或用来避免、减轻坠落及物击伤害的网具，其性能须符合《安全网》（GB 5725—2009）的规定。安全网一般由网体、边绳、系绳等组成，其按功能分为安全平网、安全立网及密目式安全立网。

1. 安全平网

安全平网安装平面不垂直于水平面，用来防止人、物坠落，或用来避免、减轻坠落及物击伤害的安全网，简称为平网。

2. 安全立网

安装平面垂直于水平面，用来防止人、物坠落，或用来遮免、减轻坠落及物击伤害的安全网，简称为立网。

3. 密目式安全网

网眼孔径不大于 12mm，垂直于水平面安装，用于阻挡人员、视线、自然风、飞溅及失控小物体的网，简称为密目网（密目网一般由网体、开眼环扣、边绳和附加系绳组成）。

（1）A 级密目式安全立网。在有坠落风险的场所使用的密目式安全立网，简称为 A 级密目网。

（2）B 级密目式安全立网。在没有坠落风险或配合安全立网（护栏）完成坠落保护功能的密目式安全立网，简称为 B 级密目网。

第三节　个人防护用品的选择与维护

正确选择、使用和维护个人防护用品是保证劳动者职业健康的前提。个人防护用品的选用、使用和维护要求如下：

一、个人防护用品的选择

（一）根据工作环境和作业类别选用

根据不同的使用场所及工作岗位的不同防护要求，正确选择性能符合要求的防护用品，《个体防护装备选用规范》（GB/T 11651—2008）为选用个人防护用品提供了技术依据，个人防护用品（PPE）的选用程序见图14-1。

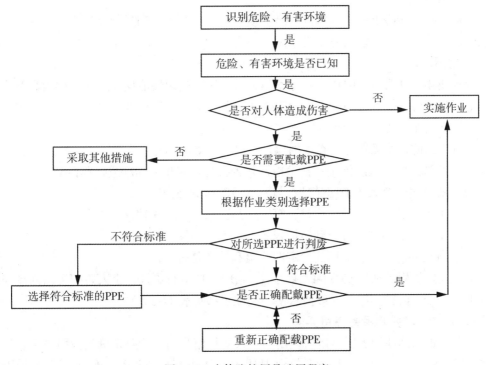

图 14-1　个体防护用品选用程序

（二）根据国家有关规定选用

为了保证个人防护用品质量，我国特种个人防护用品的生产实行生产许可证、安全鉴定证和产品合格证"三证"制度。生产特种个人防护用品的企业除了应具有生产许可证外，还应按照产品所依据的标准对产品进行自检，并出具产品合格证。特种个人防护用品在出厂前应接受质量监督检验机构的抽检，合格者由检验机构按批量配给安全鉴定证。

目前，我国已对安全帽、过滤防毒面具面罩、过滤式防毒面具滤毒罐、安全带、电焊面罩、电焊护目镜、防静电导电安全鞋、防尘口罩、护足趾安全鞋（靴）、阻燃防护服、安全网、防冲击眼护具、胶面防砸安全靴、防酸服、防静电服、耐酸碱鞋、防刺穿鞋、绝缘皮鞋、低压绝缘胶鞋等 19 种特种个人防护用品实行生产许可证。

二、个人防护用品的使用

（一）个人防护用品的使用期限

个人防护用品的使用期限与作业场所环境、个人防护用品使用频率和个人防护用品质量等多方面因素有关。一般来说，使用期限应考虑以下原则：

1. 腐蚀程度

根据不同作业对个人防护用品的磨损可划分为重腐蚀作业、中腐蚀作业和轻腐蚀作业，腐蚀程度与作业环境和工种使用状况相关。

2. 损耗情况

根据防护功能降低的程度可分为易受损耗、中等受损耗和强制性报废。受损耗情况反映防护用品的防护性能情况。

3. 耐用性能

根据使用周期可分为耐用、中等耐用和不耐用。耐用性能反映个人防护用品材质状况，如用耐高温阻燃纤维织物制成的阻燃防护服，要比用阻燃剂处理的阻燃织物制成的阻燃防护服耐用。耐用性能反映防护用品的综合质量。

在对个人防护用品进行检查或抽检时，要注意如下问题：

（1）所选用的个人防护用品技术指标是否符合国家相关标准或行业标准；

（2）所选用的个人防护用品是否与所从事的作业类型匹配；

（3）个人防护用品产品标识是否符合产品要求或国家法律法规的要求；

（4）个人防护用品是否遭到破损或超过有效使用期；

（5）所选用的个人防护用品的定期检验和抽查是否合格。

当个人防护用品抽检或检查结果为不合格时，应进行更换。个人防护用品判废程序见图 14-2，个人防护用品的一般要求使用期限可参见表 14-3。

（二）个人防护用品的使用要求

个人防护用品使用者要了解所使用的个人防护用品的性能及正确的使用方法。对结构和使用方法较为复杂的防护用品（如呼吸器）需进行反复训练。使用个人防护用品前，必须严格检查，如发现损坏或磨损严重的应及时更换。尤其对于急救呼吸器，更要定期检查，防止急救时无法正常工作。

三、个人防护用品的维护

个人防护用品使用者必须仔细阅读个人防护用品的使用维护说明书，按要求正确维护防护用品，从而确保个人防护用品的防护效果。

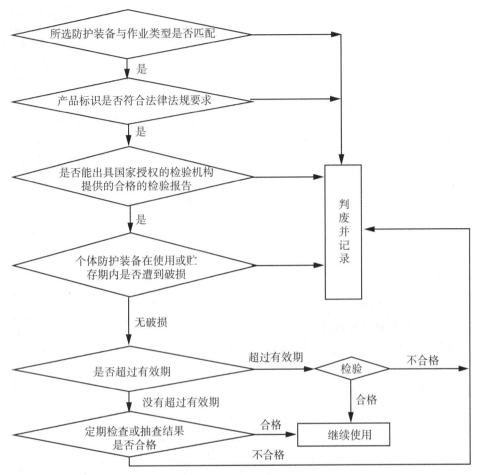

图 14-2　个体防护装备判废程序

表 14-3　　　　　　　　　　　个人防护用品的一般要求使用期限

受损情况	腐蚀作业程度	耐用性能	使用期限/月
易受损耗	重腐蚀	中等耐用	0.5~3
	中腐蚀	耐用	
	轻腐蚀	不耐用	
中等受损耗	重腐蚀	耐用	18~24
	中腐蚀	耐用	24~36
	轻腐蚀	耐用	36~48
	重腐蚀	中等耐用	12~18
	中腐蚀	中等耐用	18~24
	轻腐蚀	中等耐用	24~36
	重腐蚀	不耐用	6~9
	中腐蚀	不耐用	9~12
	轻腐蚀	不耐用	12~24

续表

受损情况	腐蚀作业程度	耐用性能	使用期限/月
强制性报废	重腐蚀	耐用	24~36
	中腐蚀	耐用	36~48
	轻腐蚀	耐用	48~60
	重腐蚀	中等耐用	18~20
	中腐蚀	中等耐用	24~36
	轻腐蚀	中等耐用	36~48
	重腐蚀	不耐用	12~18
	中腐蚀	不耐用	18~24
	轻腐蚀	不耐用	24~36

习　题

1. 试述个人防护用品的作用。
2. 试述个人防护用品的分类。
3. 试述呼吸防护用品类型及原理。
4. 试述个人防护用品的选择程序。
5. 试述个人防护用品的使用要求。

第十五章　职业病防治法修订的内容

　　为了体现以人为本的发展理念；预防、控制和消除职业病危害；保护劳动者健康及其相关权益，《中华人民共和国职业病防治法》进行了三次主要的修订，以更好地适应经济社会的发展。通过修订，使工作场所职业卫生监督管理部门得以确定、职业病诊断程序得到改进、用人单位及其负责人的义务进一步明确、违法成本增加、工会在职业病防治工作中的地位进一步加强、监管机构的法律责任进一步明确、无法确认劳动关系的职业病劳动者将获得民政救济。

　　《中华人民共和国职业病防治法》修订历程：

　　2011 年 12 月 31 日，第十一届全国人民代表大会常务委员会第二十四次会议审议通过了《关于修改〈中华人民共和国职业病防治法〉的决定》。

　　2016 年 7 月 2 日，第十二届全国人民代表大会常务委员会第二十一次会议通过了《全国人民代表大会常务委员会关于修改〈中华人民共和国职业病防治法〉的决定》。并予公布，自公布之日起施行。

　　2017 年 11 月 4 日，第十二届全国人民代表大会常务委员会第三十次会议通过了《全国人民代表大会常务委员会关于修改〈中华人民共和国职业病防治法〉的决定》。并于 2017 年 11 月 5 日起施行。

　　现将主要的修订情况对比分析：

2016 年修订版	2012 年修订版
第十七条 　　新建、扩建、改建建设项目和技术改造、技术引进项目（以下统称建设项目）可能产生职业病危害的，建设单位在可行性论证阶段应当进行职业病危害预评价。 　　医疗机构建设项目可能产生放射性职业病危害的，建设单位应当向卫生行政部门提交放射性职业病危害预评价报告。卫生行政部门应当自收到预评价报告之日起三十日内，作出审核决定并书面通知建设单位。未提交预评价报告或者预评价报告未经卫生行政部门审核同意的，不得开工建设。 　　职业病危害预评价报告应当对建设项目可能产生的职业病危害因素及其对工作场所和劳动者健康的影响作出评价，确定危害类别和职业病防护措施。 　　建设项目职业病危害分类管理办法由国务院安全生产监督管理部门制定。	第十七条 　　新建、扩建、改建建设项目和技术改造、技术引进项目（以下统称建设项目）可能产生职业病危害的，建设单位在可行性论证阶段应当向安全生产监督管理部门提交职业病危害预评价报告。安全生产监督管理部门应当自收到职业病危害预评价报告之日起三十日内，作出审核决定并书面通知建设单位。未提交预评价报告或者预评价报告未经安全生产监督管理部门审核同意的，有关部门不得批准该建设项目。 　　职业病危害预评价报告应当对建设项目可能产生的职业病危害因素及其对工作场所和劳动者健康的影响作出评价，确定危害类别和职业病防护措施。 　　建设项目职业病危害分类管理办法由国务院安全生产监督管理部门制定。

2016 年修订版	2012 年修订版
第十八条 建设项目的职业病防护设施所需费用应当纳入建设项目工程预算，并与主体工程同时设计，同时施工，同时投入生产和使用。 建设项目的职业病防护设施设计应当符合国家职业卫生标准和卫生要求；其中，医疗机构放射性职业病危害严重的建设项目的防护设施设计，应当经卫生行政部门审查同意后，方可施工。 建设项目在竣工验收前，建设单位应当进行职业病危害控制效果评价。 医疗机构可能产生放射性职业病危害的建设项目竣工验收时，其放射性职业病防护设施经卫生行政部门验收合格后，方可投入使用；其他建设项目的职业病防护设施应当由建设单位负责依法组织验收，验收合格后，方可投入生产和使用。安全生产监督管理部门应当加强对建设单位组织的验收活动和验收结果的监督核查。	第十八条 建设项目的职业病防护设施所需费用应当纳入建设项目工程预算，并与主体工程同时设计，同时施工，同时投入生产和使用。 职业病危害严重的建设项目的防护设施设计，应当经安全生产监督管理部门审查，符合国家职业卫生标准和卫生要求的，方可施工。 建设项目在竣工验收前，建设单位应当进行职业病危害控制效果评价。建设项目竣工验收时，其职业病防护设施经安全生产监督管理部门验收合格后，方可投入正式生产和使用。
删除原第十九条	第十九条 职业病危害预评价、职业病危害控制效果评价由依法设立的取得国务院安全生产监督管理部门或者设区的市级以上地方人民政府安全生产监督管理部门按照职责分工给予资质认可的职业卫生技术服务机构进行。职业卫生技术服务机构所作评价应当客观、真实。
第六十七条 卫生行政部门、安全生产监督管理部门及其职业卫生监督执法人员履行职责时，不得有下列行为： （一）对不符合法定条件的，发给建设项目有关证明文件、资质证明文件或者予以批准； （二）对已经取得有关证明文件的，不履行监督检查职责； （三）发现用人单位存在职业病危害的，可能造成职业病危害事故，不及时依法采取控制措施； （四）其他违反本法的行为。	第六十八条 安全生产监督管理部门及其职业卫生监督执法人员履行职责时，不得有下列行为： （一）对不符合法定条件的，发给建设项目有关证明文件、资质证明文件或者予以批准； （二）对已经取得有关证明文件的，不履行监督检查职责； （三）发现用人单位存在职业病危害的，可能造成职业病危害事故，不及时依法采取控制措施； （四）其他违反本法的行为。

2016 年修订版	2012 年修订版
第六十九条 　　建设单位违反本法规定，有下列行为之一的，由安全生产监督管理部门<u>和卫生行政部门</u>依据职责分工给予警告，责令限期改正；逾期不改正的，处十万元以上五十万元以下的罚款；情节严重的，责令停止产生职业病危害的作业，或者提请有关人民政府按照国务院规定的权限责令停建、关闭： 　　（一）<u>未按照规定进行职业病危害预评价的；</u> 　　（二）<u>医疗机构可能产生放射性职业病危害的建设项目未按照规定提交放射性职业病危害预评价报告，或者放射性职业病危害预评价报告未经卫生行政部门审核同意，开工建设的；</u> 　　（三）建设项目的职业病防护设施未按照规定与主体工程同时设计、同时施工、同时投入生产和使用的； 　　（四）<u>建设项目的职业病防护设施设计不符合国家职业卫生标准和卫生要求，或者医疗机构放射性职业病危害严重的建设项目的防护设施设计未经卫生行政部门审查同意擅自施工的；</u> 　　（五）<u>未按照规定对职业病防护设施进行职业病危害控制效果评价的；</u> 　　（六）建设项目竣工投入生产和使用前，职业病防护设施未按照规定验收合格的。	**第七十条** 　　建设单位违反本法规定，有下列行为之一的，由安全生产监督管理部门给予警告，责令限期改正；逾期不改正的，处十万元以上五十万元以下的罚款；情节严重的，责令停止产生职业病危害的作业，或者提请有关人民政府按照国务院规定的权限责令停建、关闭： 　　（一）未按照规定进行职业病危害预评价或者未提交职业病危害预评价报告，或者职业病危害预评价报告未经负责工作场所职业卫生监督管理的部门审核同意，擅自开工的； 　　（二）建设项目的职业病防护设施未按照规定与主体工程同时投入生产和使用的； 　　（三）职业病危害严重的建设项目，其职业病防护设施设计未经安全生产监督管理部门审查，或者不符合国家职业卫生标准和卫生要求施工的； 　　（四）未按照规定对职业病防护设施进行职业病危害控制效果评价、未经安全生产监督管理部门验收或者验收不合格，擅自投入使用的。
删除原第八十四条	**第八十四条** 　　违反本法第十七条、第十八条规定，有关部门擅自批准建设项目或者发放施工许可的，对该部门直接负责的主管人员和其他直接责任人员，由监察机关或者上级机关依法给予记过直至开除的处分。

2017 年修订版	2016 年修订版
第三十五条 对从事接触职业病危害的作业的劳动者，用人单位应当按照国务院安全生产监督管理部门、卫生行政部门的规定组织上岗前、在岗期间和离岗时的职业健康检查，并将检查结果书面告知劳动者。职业健康检查费用由用人单位承担。 用人单位不得安排未经上岗前职业健康检查的劳动者从事接触职业病危害的作业；不得安排有职业禁忌的劳动者从事其所禁忌的作业；对在职业健康检查中发现有与所从事的职业相关的健康损害的劳动者，应当调离原工作岗位，并妥善安置；对未进行离岗前职业健康检查的劳动者不得解除或者终止与其订立的劳动合同。 <u>职业健康检查应当由取得《医疗机构执业许可证》的医疗卫生机构承担。卫生行政部门应当加强对职业健康检查工作的规范管理，具体管理办法由国务院卫生行政部门制定。</u>	第三十五条 对从事接触职业病危害的作业的劳动者，用人单位应当按照国务院安全生产监督管理部门、卫生行政部门的规定组织上岗前、在岗期间和离岗时的职业健康检查，并将检查结果书面告知劳动者。职业健康检查费用由用人单位承担。 用人单位不得安排未经上岗前职业健康检查的劳动者从事接触职业病危害的作业；不得安排有职业禁忌的劳动者从事其所禁忌的作业；对在职业健康检查中发现有与所从事的职业相关的健康损害的劳动者，应当调离原工作岗位，并妥善安置；对未进行离岗前职业健康检查的劳动者不得解除或者终止与其订立的劳动合同。 职业健康检查应当由省级以上人民政府卫生行政部门批准的医疗卫生机构承担。
第四十六条 职业病诊断，应当综合分析下列因素： （1）病人的职业史； （2）职业病危害接触史和工作场所职业病危害因素情况； （3）临床表现以及辅助检查结果等。 没有证据否定职业病危害因素与病人临床表现之间的必然联系的，应当诊断为职业病。 <u>职业病诊断证明书应当由参与诊断的取得职业病诊断资格的执业医师签署，并经承担职业病诊断的医疗卫生机构审核盖章。</u>	第四十六条 职业病诊断，应当综合分析下列因素： （1）病人的职业史； （2）职业病危害接触史和工作场所职业病危害因素情况； （3）临床表现以及辅助检查结果等。 没有证据否定职业病危害因素与病人临床表现之间的必然联系的，应当诊断为职业病。 承担职业病诊断的医疗卫生机构在进行职业病诊断时，应当组织三名以上取得职业病诊断资格的执业医师集体诊断。 职业病诊断证明书应当由参与诊断的医师共同签署，并经承担职业病诊断的医疗卫生机构审核盖章。

续表

2017 年修订版	2016 年修订版
第七十九条 　　未取得职业卫生技术服务资质认可擅自从事职业卫生技术服务的，或者医疗卫生机构未经批准擅自从事职业病诊断的，由安全生产监督管理部门和卫生行政部门依据职责分工责令立即停止违法行为，没收违法所得；违法所得五千元以上的，并处违法所得二倍以上十倍以下的罚款；没有违法所得或者违法所得不足五千元的，并处五千元以上五万元以下的罚款；情节严重的，对直接负责的主管人员和其他直接责任人员，依法给予降级、撤职或者开除的处分。	第七十九条 　　未取得职业卫生技术服务资质认可擅自从事职业卫生技术服务的，或者医疗卫生机构未经批准擅自从事职业健康检查、职业病诊断的，由安全生产监督管理部门和卫生行政部门依据职责分工责令立即停止违法行为，没收违法所得；违法所得五千元以上的，并处违法所得二倍以上十倍以下的罚款；没有违法所得或者违法所得不足五千元的，并处五千元以上五万元以下的罚款；情节严重的，对直接负责的主管人员和其他直接责任人员，依法给予降级、撤职或者开除的处分。
第八十条 　　从事职业卫生技术服务的机构和承担职业病诊断的医疗卫生机构违反本法规定，有下列行为之一的，由安全生产监督管理部门和卫生行政部门依据职责分工责令立即停止违法行为，给予警告，没收违法所得；违法所得五千元以上的，并处违法所得二倍以上五倍以下的罚款；没有违法所得或者违法所得不足五千元的，并处五千元以上二万元以下的罚款；情节严重的，由原认可或者批准机关取消其相应的资格；对直接负责的主管人员和其他直接责任人员，依法给予降级、撤职或者开除的处分；构成犯罪的，依法追究刑事责任： 　　（1）超出资质认可或者批准范围从事职业卫生技术服务或者职业病诊断的； 　　（2）不按照本法规定履行法定职责的； 　　（3）出具虚假证明文件的。	第八十条 　　从事职业卫生技术服务的机构和承担职业健康检查、职业病诊断的医疗卫生机构违反本法规定，有下列行为之一的，由安全生产监督管理部门和卫生行政部门依据职责分工责令立即停止违法行为，给予警告，没收违法所得；违法所得五千元以上的，并处违法所得二倍以上五倍以下的罚款；没有违法所得或者违法所得不足五千元的，并处五千元以上二万元以下的罚款；情节严重的，由原认可或者批准机关取消其相应的资格；对直接负责的主管人员和其他直接责任人员，依法给予降级、撤职或者开除的处分；构成犯罪的，依法追究刑事责任： 　　（1）超出资质认可或者批准范围从事职业卫生技术服务或者职业健康检查、职业病诊断的； 　　（2）不按照本法规定履行法定职责的； 　　（3）出具虚假证明文件的。

习　题

1. 试述职业病防治法的修订过程。
2. 试述职业卫生监督管理机构的职责。
3. 试述职业病防治法赋予劳动者的权利。
4. 职业病诊断，应当综合分析哪些因素？

附录　职业病防治法

一、总　则

第一条

为了预防、控制和消除职业病危害，防治职业病，保护劳动者健康及其相关权益，促进经济社会发展，根据宪法，制定本法。

第二条

本法适用于中华人民共和国领域内的职业病防治活动。

本法所称职业病，是指企业、事业单位和个体经济组织等用人单位的劳动者在职业活动中，因接触粉尘、放射性物质和其他有毒、有害因素而引起的疾病。

职业病的分类和目录由国务院卫生行政部门会同国务院安全生产监督管理部门、劳动保障行政部门制定、调整并公布。

第三条

职业病防治工作坚持预防为主、防治结合的方针，建立用人单位负责、行政机关监管、行业自律、职工参与和社会监督的机制，实行分类管理、综合治理。

第四条

劳动者依法享有职业卫生保护的权利。

用人单位应当为劳动者创造符合国家职业卫生标准和卫生要求的工作环境和条件，并采取措施保障劳动者获得职业卫生保护。

工会组织依法对职业病防治工作进行监督，维护劳动者的合法权益。用人单位制定或者修改有关职业病防治的规章制度，应当听取工会组织的意见。

第五条

用人单位应当建立、健全职业病防治责任制，加强对职业病防治的管理，提高职业病防治水平，对本单位产生的职业病危害承担责任。

第六条

用人单位的主要负责人对本单位的职业病防治工作全面负责。

第七条

用人单位必须依法参加工伤保险。

国务院和县级以上地方人民政府劳动保障行政部门应当加强对工伤社会保险的监督管理，确保劳动者依法享受工伤社会保险待遇。

第八条

国家鼓励和支持研制、开发、推广、应用有利于职业病防治和保护劳动者健康的新技术、新工艺、新设备、新材料，加强对职业病的机理和发生规律的基础研究，提高职业病防治科学技术水平；积极采用有效的职业病防治技术、工艺、设备、材料；限制使用或者淘汰职业病危害严重的技术、工艺、设备、材料。

国家鼓励和支持职业病医疗康复机构的建设。

第九条

国家实行职业卫生监督制度。

国务院安全生产监督管理部门、卫生行政部门、劳动保障行政部门依照本法和国务院确定的职责，负责全国职业病防治的监督管理工作。国务院有关部门在各自的职责范围内负责职业病防治的有关监督管理工作。

县级以上地方人民政府安全生产监督管理部门、卫生行政部门、劳动保障行政部门依据各自职责，负责本行政区域内职业病防治的监督管理工作。县级以上地方人民政府有关部门在各自的职责范围内负责职业病防治的有关监督管理工作。

县级以上人民政府安全生产监督管理部门、卫生行政部门、劳动保障行政部门（以下统称职业卫生监督管理部门）应当加强沟通，密切配合，按照各自职责分工，依法行使职权，承担责任。

第十条

国务院和县级以上地方人民政府应当制定职业病防治规划，将其纳入国民经济和社会发展计划，并组织实施。

县级以上地方人民政府统一负责、领导、组织、协调本行政区域的职业病防治工作，建立健全职业病防治工作体制、机制，统一领导、指挥职业卫生突发事件应对工作；加强职业病防治能力建设和服务体系建设，完善、落实职业病防治工作责任制。

乡、民族乡、镇的人民政府应当认真执行本法，支持职业卫生监督管理部门依法履行职责。

第十一条

县级以上人民政府职业卫生监督管理部门应当加强对职业病防治的宣传教育，普及职业病防治的知识，增强用人单位的职业病防治观念，提高劳动者的职业健康意识、自我保护意识和行使职业卫生保护权利的能力。

第十二条

有关防治职业病的国家职业卫生标准，由国务院卫生行政部门组织制定并公布。

国务院卫生行政部门应当组织开展重点职业病监测和专项调查，对职业健康风险进行评估，为制定职业卫生标准和职业病防治政策提供科学依据。

县级以上地方人民政府卫生行政部门应当定期对本行政区域的职业病防治情况进行统计和调查分析。

第十三条

任何单位和个人有权对违反本法的行为进行检举和控告。有关部门收到相关的检举和控告后，应当及时处理。

对防治职业病成绩显著的单位和个人，给予奖励。

二、前期预防

第十四条

用人单位应当依照法律、法规要求，严格遵守国家职业卫生标准，落实职业病预防措施，从源头上控制和消除职业病危害。

第十五条

产生职业病危害的用人单位的设立除应当符合法律、行政法规规定的设立条件外，其工作场所还应当符合下列职业卫生要求：

（一）职业病危害因素的强度或者浓度符合国家职业卫生标准；

（二）有与职业病危害防护相适应的设施；

（三）生产布局合理，符合有害与无害作业分开的原则；

（四）有配套的更衣间、洗浴间、孕妇休息间等卫生设施；

（五）设备、工具、用具等设施符合保护劳动者生理、心理健康的要求；

（六）法律、行政法规和国务院卫生行政部门、安全生产监督管理部门关于保护劳动者健康的其他要求。

第十六条

国家建立职业病危害项目申报制度。

用人单位工作场所存在职业病目录所列职业病的危害因素的，应当及时、如实向所在地安全生产监督管理部门申报危害项目，接受监督。

职业病危害因素分类目录由国务院卫生行政部门会同国务院安全生产监督管理部门制定、调整并公布。职业病危害项目申报的具体办法由国务院安全生产监督管理部门制定。

第十七条

新建、扩建、改建建设项目和技术改造、技术引进项目（以下统称建设项目）可能产生职业病危害的，建设单位在可行性论证阶段应当进行职业病危害预评价。

医疗机构建设项目可能产生放射性职业病危害的，建设单位应当向卫生行政部门提交放射性职业病危害预评价报告。卫生行政部门应当自收到预评价报告之日起三十日内，作出审核决定并书面通知建设单位。未提交预评价报告或者预评价报告未经卫生行政部门审核同意的，不得开工建设。

职业病危害预评价报告应当对建设项目可能产生的职业病危害因素及其对工作场所和劳动者健康的影响作出评价，确定危害类别和职业病防护措施。

建设项目职业病危害分类管理办法由国务院安全生产监督管理部门制定。

第十八条

建设项目的职业病防护设施所需费用应当纳入建设项目工程预算，并与主体工程同时设计，同时施工，同时投入生产和使用。

建设项目的职业病防护设施设计应当符合国家职业卫生标准和卫生要求；其中，医疗机构放射性职业病危害严重的建设项目的防护设施设计，应当经卫生行政部门审查同意后，方可施工。

建设项目在竣工验收前，建设单位应当进行职业病危害控制效果评价。

医疗机构可能产生放射性职业病危害的建设项目竣工验收时，其放射性职业病防护设施经卫生行政部门验收合格后，方可投入使用；其他建设项目的职业病防护设施应当由建设单位负责依法组织验收，验收合格后，方可投入生产和使用。安全生产监督管理部门应当加强对建设单位组织的验收活动和验收结果的监督核查。

第十九条

国家对从事放射性、高毒、高危粉尘等作业实行特殊管理。具体管理办法由国务院制定。

三、劳动过程中的防护与管理

第二十条

用人单位应当采取下列职业病防治管理措施：

（一）设置或者指定职业卫生管理机构或者组织，配备专职或者兼职的职业卫生管理人员，负责本单位的职业病防治工作；

（二）制定职业病防治计划和实施方案；

（三）建立、健全职业卫生管理制度和操作规程；

（四）建立、健全职业卫生档案和劳动者健康监护档案；

（五）建立、健全工作场所职业病危害因素监测及评价制度；

（六）建立、健全职业病危害事故应急救援预案。

第二十一条

用人单位应当保障职业病防治所需的资金投入，不得挤占、挪用，并对因资金投入不足导致的后果承担责任。

第二十二条

用人单位必须采用有效的职业病防护设施，并为劳动者提供个人使用的职业病防护用品。

用人单位为劳动者个人提供的职业病防护用品必须符合防治职业病的要求；不符合要求的，不得使用。

第二十三条

用人单位应当优先采用有利于防治职业病和保护劳动者健康的新技术、新工艺、新设备、新材料，逐步替代职业病危害严重的技术、工艺、设备、材料。

第二十四条

产生职业病危害的用人单位，应当在醒目位置设置公告栏，公布有关职业病防治的规章制度、操作规程、职业病危害事故应急救援措施和工作场所职业病危害因素检测结果。

对产生严重职业病危害的作业岗位，应当在其醒目位置，设置警示标识和中文警示说明。警示说明应当载明产生职业病危害的种类、后果、预防以及应急救治措施等内容。

第二十五条

对可能发生急性职业损伤的有毒、有害工作场所，用人单位应当设置报警装置，配置现场急救用品、冲洗设备、应急撤离通道和必要的泄险区。

对放射工作场所和放射性同位素的运输、贮存，用人单位必须配置防护设备和报警装置，保证接触放射线的工作人员佩戴个人剂量计。

对职业病防护设备、应急救援设施和个人使用的职业病防护用品，用人单位应当进行经常性的维护、检修，定期检测其性能和效果，确保其处于正常状态，不得擅自拆除或者停止使用。

第二十六条

用人单位应当实施由专人负责的职业病危害因素日常监测，并确保监测系统处于正常运行状态。

用人单位应当按照国务院安全生产监督管理部门的规定，定期对工作场所进行职业病危害因素检测、评价。检测、评价结果存入用人单位职业卫生档案，定期向所在地安全生产监督管理部门报告并向劳动者公布。

职业病危害因素检测、评价由依法设立的国务院安全生产监督管理部门或者设区的市级以上地方人民政府安全生产监督管理部门按照职责分工给予资质认可的职业卫生技术服务机构进行。职业卫生技术服务机构所作检测、评价应当客观、真实。

发现工作场所职业病危害因素不符合国家职业卫生标准和卫生要求时，用人单位应当立即采取相应治理措施，仍然达不到国家职业卫生标准和卫生要求的，必须停止存在职业病危害因素的作业；职业病危害因素经治理后，符合国家职业卫生标准和卫生要求的，方可重新作业。

第二十七条

职业卫生技术服务机构依法从事职业病危害因素检测、评价工作，接受安全生产监督管理部门的监督检查。安全生产监督管理部门应当依法履行监督职责。

第二十八条

向用人单位提供可能产生职业病危害的设备的，应当提供中文说明书，并在设备的醒目位置设置警示标识和中文警示说明。警示说明应当载明设备性能、可能产生的职业病危害、安全操作和维护注意事项、职业病防护以及应急救治措施等内容。

第二十九条

向用人单位提供可能产生职业病危害的化学品、放射性同位素和含有放射性物质的材料的，应当提供中文说明书。说明书应当载明产品特性、主要成分、存在的有害因素、可能产生的危害后果、安全使用注意事项、职业病防护以及应急救治措施等内容。产品包装应当有醒目的警示标识和中文警示说明。贮存上述材料的场所应当在规定的部位设置危险物品标识或者放射性警示标识。

国内首次使用或者首次进口与职业病危害有关的化学材料，使用单位或者进口单位按照国家规定经国务院有关部门批准后，应当向国务院卫生行政部门、安全生产监督管理部门报送该化学材料的毒性鉴定以及经有关部门登记注册或者批准进口的文件等资料。

进口放射性同位素、射线装置和含有放射性物质的物品的，按照国家有关规定办理。

第三十条

任何单位和个人不得生产、经营、进口和使用国家明令禁止使用的可能产生职业病危害的设备或者材料。

第三十一条

任何单位和个人不得将产生职业病危害的作业转移给不具备职业病防护条件的单位和个人。不具备职业病防护条件的单位和个人不得接受产生职业病危害的作业。

第三十二条

用人单位对采用的技术、工艺、设备、材料，应当知悉其产生的职业病危害，对有职业病危害的技术、工艺、设备、材料隐瞒其危害而采用的，对所造成的职业病危害后果承担责任。

第三十三条

用人单位与劳动者订立劳动合同（含聘用合同，下同）时，应当将工作过程中可能产生的职业病危害及其后果、职业病防护措施和待遇等如实告知劳动者，并在劳动合同中写明，不得隐瞒或者欺骗。

劳动者在已订立劳动合同期间因工作岗位或者工作内容变更，从事与所订立劳动合同中未告知的存在职业病危害的作业时，用人单位应当依照前款规定，向劳动者履行如实告知的义务，并协商变更原劳动合同相关条款。

用人单位违反前两款规定的，劳动者有权拒绝从事存在职业病危害的作业，用人单位不得因此解除与劳动者所订立的劳动合同。

第三十四条

用人单位的主要负责人和职业卫生管理人员应当接受职业卫生培训，遵守职业病防治法律、法规，依法组织本单位的职业病防治工作。

用人单位应当对劳动者进行上岗前的职业卫生培训和在岗期间的定期职业卫生培训，普及职业卫生知识，督促劳动者遵守职业病防治法律、法规、规章和操作规程，指导劳动者正确使用职业病防护设备和个人使用的职业病防护用品。

劳动者应当学习和掌握相关的职业卫生知识，增强职业病防范意识，遵守职业病防治法律、法规、规章和操作规程，正确使用、维护职业病防护设备和个人使用的职业病防护用品，发现职业病危害事故隐患应当及时报告。

劳动者不履行前款规定义务的，用人单位应当对其进行教育。

第三十五条

对从事接触职业病危害的作业的劳动者，用人单位应当按照国务院安全生产监督管理部门、卫生行政部门的规定组织上岗前、在岗期间和离岗时的职业健康检查，并将检查结果书面告知劳动者。职业健康检查费用由用人单位承担。

用人单位不得安排未经上岗前职业健康检查的劳动者从事接触职业病危害的作业；不得安排有职业禁忌的劳动者从事其所禁忌的作业；对在职业健康检查中发现有与所从事的职业相关的健康损害的劳动者，应当调离原工作岗位，并妥善安置；对未进行离岗前职业健康检查的劳动者不得解除或者终止与其订立的劳动合同。

职业健康检查应当由取得《医疗机构执业许可证》的医疗卫生机构承担。卫生行政部门应当加强对职业健康检查工作的规范管理,具体管理办法由国务院卫生行政部门制定。

第三十六条

用人单位应当为劳动者建立职业健康监护档案,并按照规定的期限妥善保存。

职业健康监护档案应当包括劳动者的职业史、职业病危害接触史、职业健康检查结果和职业病诊疗等有关个人健康资料。

劳动者离开用人单位时,有权索取本人职业健康监护档案复印件,用人单位应当如实、无偿提供,并在所提供的复印件上签章。

第三十七条

发生或者可能发生急性职业病危害事故时,用人单位应当立即采取应急救援和控制措施,并及时报告所在地安全生产监督管理部门和有关部门。安全生产监督管理部门接到报告后,应当及时会同有关部门组织调查处理;必要时,可以采取临时控制措施。卫生行政部门应当组织做好医疗救治工作。

对遭受或者可能遭受急性职业病危害的劳动者,用人单位应当及时组织救治、进行健康检查和医学观察,所需费用由用人单位承担。

第三十八条

用人单位不得安排未成年工从事接触职业病危害的作业;不得安排孕期、哺乳期的女职工从事对本人和胎儿、婴儿有危害的作业。

第三十九条

劳动者享有下列职业卫生保护权利:

(一)获得职业卫生教育、培训;

(二)获得职业健康检查、职业病诊疗、康复等职业病防治服务;

(三)了解工作场所产生或者可能产生的职业病危害因素、危害后果和应当采取的职业病防护措施;

(四)要求用人单位提供符合防治职业病要求的职业病防护设施和个人使用的职业病防护用品,改善工作条件;

(五)对违反职业病防治法律、法规以及危及生命健康的行为提出批评、检举和控告;

(六)拒绝违章指挥和强令进行没有职业病防护措施的作业;

(七)参与用人单位职业卫生工作的民主管理,对职业病防治工作提出意见和建议。

用人单位应当保障劳动者行使前款所列权利。因劳动者依法行使正当权利而降低其工资、福利等待遇或者解除、终止与其订立的劳动合同的,其行为无效。

第四十条

工会组织应当督促并协助用人单位开展职业卫生宣传教育和培训,有权对用人单位的职业病防治工作提出意见和建议,依法代表劳动者与用人单位签订劳动安全卫生专项集体合同,与用人单位就劳动者反映的有关职业病防治的问题进行协调并督促解决。

工会组织对用人单位违反职业病防治法律、法规，侵犯劳动者合法权益的行为，有权要求纠正；产生严重职业病危害时，有权要求采取防护措施，或者向政府有关部门建议采取强制性措施；发生职业病危害事故时，有权参与事故调查处理；发现危及劳动者生命健康的情形时，有权向用人单位建议组织劳动者撤离危险现场，用人单位应当立即作出处理。

第四十一条

用人单位按照职业病防治要求，用于预防和治理职业病危害、工作场所卫生检测、健康监护和职业卫生培训等费用，按照国家有关规定，在生产成本中据实列支。

第四十二条

职业卫生监督管理部门应当按照职责分工，加强对用人单位落实职业病防护管理措施情况的监督检查，依法行使职权，承担责任。

四、职业病诊断与职业病病人保障

第四十三条

医疗卫生机构承担职业病诊断，应当经省、自治区、直辖市人民政府卫生行政部门批准。省、自治区、直辖市人民政府卫生行政部门应当向社会公布本行政区域内承担职业病诊断的医疗卫生机构的名单。

承担职业病诊断的医疗卫生机构应当具备下列条件：

（一）持有《医疗机构执业许可证》；

（二）具有与开展职业病诊断相适应的医疗卫生技术人员；

（三）具有与开展职业病诊断相适应的仪器、设备；

（四）具有健全的职业病诊断质量管理制度。

承担职业病诊断的医疗卫生机构不得拒绝劳动者进行职业病诊断的要求。

第四十四条

劳动者可以在用人单位所在地、本人户籍所在地或者经常居住地依法承担职业病诊断的医疗卫生机构进行职业病诊断。

第四十五条

职业病诊断标准和职业病诊断、鉴定办法由国务院卫生行政部门制定。职业病伤残等级的鉴定办法由国务院劳动保障行政部门会同国务院卫生行政部门制定。

第四十六条

职业病诊断，应当综合分析下列因素：

（一）病人的职业史；

（二）职业病危害接触史和工作场所职业病危害因素情况；

（三）临床表现以及辅助检查结果等。

没有证据否定职业病危害因素与病人临床表现之间的必然联系的，应当诊断为职业病。

职业病诊断证明书应当由参与诊断的取得职业病诊断资格的执业医师签署，并经承担职业病诊断的医疗卫生机构审核盖章。

第四十七条

用人单位应当如实提供职业病诊断、鉴定所需的劳动者职业史和职业病危害接触史、工作场所职业病危害因素检测结果等资料；安全生产监督管理部门应当监督检查和督促用人单位提供上述资料；劳动者和有关机构也应当提供与职业病诊断、鉴定有关的资料。

职业病诊断、鉴定机构需要了解工作场所职业病危害因素情况时，可以对工作场所进行现场调查，也可以向安全生产监督管理部门提出，安全生产监督管理部门应当在十日内组织现场调查。用人单位不得拒绝、阻挠。

第四十八条

职业病诊断、鉴定过程中，用人单位不提供工作场所职业病危害因素检测结果等资料的，诊断、鉴定机构应当结合劳动者的临床表现、辅助检查结果和劳动者的职业史、职业病危害接触史，并参考劳动者的自述、安全生产监督管理部门提供的日常监督检查信息等，作出职业病诊断、鉴定结论。

劳动者对用人单位提供的工作场所职业病危害因素检测结果等资料有异议，或者因劳动者的用人单位解散、破产，无用人单位提供上述资料的，诊断、鉴定机构应当提请安全生产监督管理部门进行调查，安全生产监督管理部门应当自接到申请之日起三十日内对存在异议的资料或者工作场所职业病危害因素情况作出判定；有关部门应当配合。

第四十九条

职业病诊断、鉴定过程中，在确认劳动者职业史、职业病危害接触史时，当事人对劳动关系、工种、工作岗位或者在岗时间有争议的，可以向当地的劳动人事争议仲裁委员会申请仲裁；接到申请的劳动人事争议仲裁委员会应当受理，并在三十日内作出裁决。

当事人在仲裁过程中对自己提出的主张，有责任提供证据。劳动者无法提供由用人单位掌握管理的与仲裁主张有关的证据的，仲裁庭应当要求用人单位在指定期限内提供；用人单位在指定期限内不提供的，应当承担不利后果。

劳动者对仲裁裁决不服的，可以依法向人民法院提起诉讼。

用人单位对仲裁裁决不服的，可以在职业病诊断、鉴定程序结束之日起十五日内依法向人民法院提起诉讼；诉讼期间，劳动者的治疗费用按照职业病待遇规定的途径支付。

第五十条

用人单位和医疗卫生机构发现职业病病人或者疑似职业病病人时，应当及时向所在地卫生行政部门和安全生产监督管理部门报告。确诊为职业病的，用人单位还应当向所在地劳动保障行政部门报告。接到报告的部门应当依法作出处理。

第五十一条

县级以上地方人民政府卫生行政部门负责本行政区域内的职业病统计报告的管理工作，并按照规定上报。

第五十二条

当事人对职业病诊断有异议的，可以向作出诊断的医疗卫生机构所在地地方人民政府卫生行政部门申请鉴定。

职业病诊断争议由设区的市级以上地方人民政府卫生行政部门根据当事人的申请，组织职业病诊断鉴定委员会进行鉴定。

当事人对设区的市级职业病诊断鉴定委员会的鉴定结论不服的，可以向省、自治区、直辖市人民政府卫生行政部门申请再鉴定。

第五十三条

职业病诊断鉴定委员会由相关专业的专家组成。

省、自治区、直辖市人民政府卫生行政部门应当设立相关的专家库，需要对职业病争议作出诊断鉴定时，由当事人或者当事人委托有关卫生行政部门从专家库中以随机抽取的方式确定参加诊断鉴定委员会的专家。

职业病诊断鉴定委员会应当按照国务院卫生行政部门颁布的职业病诊断标准和职业病诊断、鉴定办法进行职业病诊断鉴定，向当事人出具职业病诊断鉴定书。职业病诊断、鉴定费用由用人单位承担。

第五十四条

职业病诊断鉴定委员会组成人员应当遵守职业道德，客观、公正地进行诊断鉴定，并承担相应的责任。职业病诊断鉴定委员会组成人员不得私下接触当事人，不得收受当事人的财物或者其他好处，与当事人有利害关系的，应当回避。

人民法院受理有关案件需要进行职业病鉴定时，应当从省、自治区、直辖市人民政府卫生行政部门依法设立的相关的专家库中选取参加鉴定的专家。

第五十五条

医疗卫生机构发现疑似职业病病人时，应当告知劳动者本人并及时通知用人单位。

用人单位应当及时安排对疑似职业病病人进行诊断；在疑似职业病病人诊断或者医学观察期间，不得解除或者终止与其订立的劳动合同。

疑似职业病病人在诊断、医学观察期间的费用，由用人单位承担。

第五十六条

用人单位应当保障职业病病人依法享受国家规定的职业病待遇。

用人单位应当按照国家有关规定，安排职业病病人进行治疗、康复和定期检查。

用人单位对不适宜继续从事原工作的职业病病人，应当调离原岗位，并妥善安置。

用人单位对从事接触职业病危害的作业的劳动者，应当给予适当岗位津贴。

第五十七条

职业病病人的诊疗、康复费用，伤残以及丧失劳动能力的职业病病人的社会保障，按照国家有关工伤保险的规定执行。

第五十八条

职业病病人除依法享有工伤保险外，依照有关民事法律，尚有获得赔偿的权利的，有权向用人单位提出赔偿要求。

第五十九条

劳动者被诊断患有职业病，但用人单位没有依法参加工伤保险的，其医疗和生活保障由该用人单位承担。

第六十条

职业病病人变动工作单位，其依法享有的待遇不变。

用人单位在发生分立、合并、解散、破产等情形时，应当对从事接触职业病危害的作业的劳动者进行健康检查，并按照国家有关规定妥善安置职业病病人。

第六十一条

用人单位已经不存在或者无法确认劳动关系的职业病病人，可以向地方人民政府民政部门申请医疗救助和生活等方面的救助。

地方各级人民政府应当根据本地区的实际情况，采取其他措施，使前款规定的职业病病人获得医疗救治。

五、监督检查

第六十二条

县级以上人民政府职业卫生监督管理部门依照职业病防治法律、法规、国家职业卫生标准和卫生要求，依据职责划分，对职业病防治工作进行监督检查。

第六十三条

安全生产监督管理部门履行监督检查职责时，有权采取下列措施：

（一）进入被检查单位和职业病危害现场，了解情况，调查取证；

（二）查阅或者复制与违反职业病防治法律、法规的行为有关的资料和采集样品；

（三）责令违反职业病防治法律、法规的单位和个人停止违法行为。

第六十四条

发生职业病危害事故或者有证据证明危害状态可能导致职业病危害事故发生时，安全生产监督管理部门可以采取下列临时控制措施：

（一）责令暂停导致职业病危害事故的作业；

（二）封存造成职业病危害事故或者可能导致职业病危害事故发生的材料和设备；

（三）组织控制职业病危害事故现场。

在职业病危害事故或者危害状态得到有效控制后，安全生产监督管理部门应当及时解除控制措施。

第六十五条

职业卫生监督执法人员依法执行职务时，应当出示监督执法证件。

职业卫生监督执法人员应当忠于职守，秉公执法，严格遵守执法规范；涉及用人单位的秘密的，应当为其保密。

第六十六条

职业卫生监督执法人员依法执行职务时，被检查单位应当接受检查并予以支持配合，不得拒绝和阻碍。

第六十七条

卫生行政部门、安全生产监督管理部门及其职业卫生监督执法人员履行职责时，不得有下列行为：

（一）对不符合法定条件的，发给建设项目有关证明文件、资质证明文件或者予以批准；

（二）对已经取得有关证明文件的，不履行监督检查职责；

（三）发现用人单位存在职业病危害的，可能造成职业病危害事故，不及时依法采取控制措施；

（四）其他违反本法的行为。

第六十八条

职业卫生监督执法人员应当依法经过资格认定。

职业卫生监督管理部门应当加强队伍建设，提高职业卫生监督执法人员的政治、业务素质，依照本法和其他有关法律、法规的规定，建立、健全内部监督制度，对其工作人员执行法律、法规和遵守纪律的情况，进行监督检查。

六、法律责任

第六十九条

建设单位违反本法规定，有下列行为之一的，由安全生产监督管理部门和卫生行政部门依据职责分工给予警告，责令限期改正；逾期不改正的，处十万元以上五十万元以下的罚款；情节严重的，责令停止产生职业病危害的作业，或者提请有关人民政府按照国务院规定的权限责令停建、关闭：

（一）未按照规定进行职业病危害预评价的；

（二）医疗机构可能产生放射性职业病危害的建设项目未按照规定提交放射性职业病危害预评价报告，或者放射性职业病危害预评价报告未经卫生行政部门审核同意，开工建设的；

（三）建设项目的职业病防护设施未按照规定与主体工程同时设计、同时施工、同时投入生产和使用的；

（四）建设项目的职业病防护设施设计不符合国家职业卫生标准和卫生要求，或者医疗机构放射性职业病危害严重的建设项目的防护设施设计未经卫生行政部门审查同意擅自施工的；

（五）未按照规定对职业病防护设施进行职业病危害控制效果评价的；

（六）建设项目竣工投入生产和使用前，职业病防护设施未按照规定验收合格的。

第七十条

违反本法规定，有下列行为之一的，由安全生产监督管理部门给予警告，责令限期改正；逾期不改正的，处十万元以下的罚款：

（一）工作场所职业病危害因素检测、评价结果没有存档、上报、公布的；

（二）未采取本法第二十条规定的职业病防治管理措施的；

（三）未按照规定公布有关职业病防治的规章制度、操作规程、职业病危害事故应急救援措施的；

（四）未按照规定组织劳动者进行职业卫生培训，或者未对劳动者个人职业病防护采取指导、督促措施的；

（五）国内首次使用或者首次进口与职业病危害有关的化学材料，未按照规定报送毒性鉴定资料以及经有关部门登记注册或者批准进口的文件的。

第七十一条

用人单位违反本法规定，有下列行为之一的，由安全生产监督管理部门责令限期改正，给予警告，可以并处五万元以上十万元以下的罚款：

（一）未按照规定及时、如实向安全生产监督管理部门申报产生职业病危害的项目的；

（二）未实施由专人负责的职业病危害因素日常监测，或者监测系统不能正常监测的；

（三）订立或者变更劳动合同时，未告知劳动者职业病危害真实情况的；

（四）未按照规定组织职业健康检查、建立职业健康监护档案或者未将检查结果书面告知劳动者的；

（五）未依照本法规定在劳动者离开用人单位时提供职业健康监护档案复印件的。

第七十二条

用人单位违反本法规定，有下列行为之一的，由安全生产监督管理部门给予警告，责令限期改正，逾期不改正的，处五万元以上二十万元以下的罚款；情节严重的，责令停止产生职业病危害的作业，或者提请有关人民政府按照国务院规定的权限责令关闭：

（一）工作场所职业病危害因素的强度或者浓度超过国家职业卫生标准的；

（二）未提供职业病防护设施和个人使用的职业病防护用品，或者提供的职业病防护设施和个人使用的职业病防护用品不符合国家职业卫生标准和卫生要求的；

（三）对职业病防护设备、应急救援设施和个人使用的职业病防护用品未按照规定进行维护、检修、检测，或者不能保持正常运行、使用状态的；

（四）未按照规定对工作场所职业病危害因素进行检测、评价的；

（五）工作场所职业病危害因素经治理仍然达不到国家职业卫生标准和卫生要求时，未停止存在职业病危害因素的作业的；

（六）未按照规定安排职业病病人、疑似职业病病人进行诊治的；

（七）发生或者可能发生急性职业病危害事故时，未立即采取应急救援和控制措施或者未按照规定及时报告的；

（八）未按照规定在产生严重职业病危害的作业岗位醒目位置设置警示标识和中文警示说明的；

（九）拒绝职业卫生监督管理部门监督检查的；

（十）隐瞒、伪造、篡改、毁损职业健康监护档案、工作场所职业病危害因素检测评价结果等相关资料，或者拒不提供职业病诊断、鉴定所需资料的；

（十一）未按照规定承担职业病诊断、鉴定费用和职业病病人的医疗、生活保障费用的。

第七十三条

向用人单位提供可能产生职业病危害的设备、材料，未按照规定提供中文说明书或者设置警示标识和中文警示说明的，由安全生产监督管理部门责令限期改正，给予警告，并处五万元以上二十万元以下的罚款。

第七十四条

用人单位和医疗卫生机构未按照规定报告职业病、疑似职业病的，由有关主管部门依据职责分工责令限期改正，给予警告，可以并处一万元以下的罚款；弄虚作假的，并处二万元以上五万元以下的罚款；对直接负责的主管人员和其他直接责任人员，可以依法给予降级或者撤职的处分。

第七十五条

违反本法规定，有下列情形之一的，由安全生产监督管理部门责令限期治理，并处五万元以上三十万元以下的罚款；情节严重的，责令停止产生职业病危害的作业，或者提请有关人民政府按照国务院规定的权限责令关闭：

（一）隐瞒技术、工艺、设备、材料所产生的职业病危害而采用的；

（二）隐瞒本单位职业卫生真实情况的；

（三）可能发生急性职业损伤的有毒、有害工作场所、放射工作场所或者放射性同位素的运输、贮存不符合本法第二十六规定的；

（四）使用国家明令禁止使用的可能产生职业病危害的设备或者材料的；

（五）将产生职业病危害的作业转移给没有职业病防护条件的单位和个人，或者没有职业病防护条件的单位和个人接受产生职业病危害的作业的；

（六）擅自拆除、停止使用职业病防护设备或者应急救援设施的；

（七）安排未经职业健康检查的劳动者、有职业禁忌的劳动者、未成年工或者孕期、哺乳期女职工从事接触职业病危害的作业或者禁忌作业的；

（八）违章指挥和强令劳动者进行没有职业病防护措施的作业的。

第七十六条

生产、经营或者进口国家明令禁止使用的可能产生职业病危害的设备或者材料的，依照有关法律、行政法规的规定给予处罚。

第七十七条

用人单位违反本法规定，已经对劳动者生命健康造成严重损害的，由安全生产监督管理部门责令停止产生职业病危害的作业，或者提请有关人民政府按照国务院规定的权限责令关闭，并处十万元以上五十万元以下的罚款。

第七十八条

用人单位违反本法规定，造成重大职业病危害事故或者其他严重后果，构成犯罪的，对直接负责的主管人员和其他直接责任人员，依法追究刑事责任。

第七十九条

未取得职业卫生技术服务资质认可擅自从事职业卫生技术服务的，或者医疗卫生机构未经批准擅自从事职业病诊断的，由安全生产监督管理部门和卫生行政部门依据职责分工责令立即停止违法行为，没收违法所得；违法所得五千元以上的，并处违法所得二倍以上十倍以下的罚款；没有违法所得或者违法所得不足五千元的，并处五千元以上五万元以下的罚款；情节严重的，对直接负责的主管人员和其他直接责任人员，依法给予降级、撤职或者开除的处分。

第八十条

从事职业卫生技术服务的机构和承担职业病诊断的医疗卫生机构违反本法规定，有下列行为之一的，由安全生产监督管理部门和卫生行政部门依据职责分工责令立即停止违法行为，给予警告，没收违法所得；违法所得五千元以上的，并处违法所得二倍以上五倍以下的罚款；没有违法所得或者违法所得不足五千元的，并处五千元以上二万元以下的罚款；情节严重的，由原认可或者批准机关取消其相应的资格；对直接负责的主管人员和其他直接责任人员，依法给予降级、撤职或者开除的处分；构成犯罪的，依法追究刑事责任：

（一）超出资质认可或者批准范围从事职业卫生技术服务或者职业病诊断的；

（二）不按照本法规定履行法定职责的；

（三）出具虚假证明文件的。

第八十一条

职业病诊断鉴定委员会组成人员收受职业病诊断争议当事人的财物或者其他好处的，给予警告，没收收受的财物，可以并处三千元以上五万元以下的罚款，取消其担任职业病诊断鉴定委员会组成人员的资格，并从省、自治区、直辖市人民政府卫生行政部门设立的专家库中予以除名。

第八十二条

卫生行政部门、安全生产监督管理部门不按照规定报告职业病和职业病危害事故的，由上一级行政部门责令改正，通报批评，给予警告；虚报、瞒报的，对单位负责人、直接负责的主管人员和其他直接责任人员依法给予降级、撤职或者开除的处分。

第八十三条

县级以上地方人民政府在职业病防治工作中未依照本法履行职责，本行政区域出现重大职业病危害事故、造成严重社会影响的，依法对直接负责的主管人员和其他直接责任人员给予记大过直至开除的处分。

县级以上人民政府职业卫生监督管理部门不履行本法规定的职责，滥用职权、玩忽职守、徇私舞弊，依法对直接负责的主管人员和其他直接责任人员给予记大过或者降级的处分；造成职业病危害事故或者其他严重后果的，依法给予撤职或者开除的处分。

第八十四条

违反本法规定，构成犯罪的，依法追究刑事责任。

七、附则

第八十五条

本法下列用语的含义：

职业病危害，是指对从事职业活动的劳动者可能导致职业病的各种危害。职业病危害因素包括：职业活动中存在的各种有害的化学、物理、生物因素以及在作业过程中产生的其他职业有害因素。

职业禁忌，是指劳动者从事特定职业或者接触特定职业病危害因素时，比一般职业人群更易于遭受职业病危害和罹患职业病或者可能导致原有自身疾病病情加重，或者在从事作业过程中诱发可能导致对他人生命健康构成危险的疾病的个人特殊生理或者病理状态。

第八十六条

本法第二条规定的用人单位以外的单位，产生职业病危害的，其职业病防治活动可以参照本法执行。

劳务派遣用工单位应当履行本法规定的用人单位的义务。

中国人民解放军参照执行本法的办法，由国务院、中央军事委员会制定。

第八十七条

对医疗机构放射性职业病危害控制的监督管理，由卫生行政部门依照本法的规定实施。

第八十八条

本法自 2002 年 5 月 1 日起施行。

参考文献

[1] 中华人民共和国安全生产法，2014 年修订.

[2] 中华人民共和国职业病防治法，2017 年修订.

[3] 职业病分类和目录，2013 年修订.

[4] 建设项目职业病防护设施"三同时"监督管理办法，2017 年修订.

[5] 陈沉江，吴超，吴桂香．职业卫生与防护［M］．北京：机械工业出版社，2012.

[6] 杜翠凤，蒋仲安．职业卫生工程［M］．北京：冶金工业出版社，2017，1.

[7] 周福富，赵艳敏．职业危害因素检测评价技术［M］．北京：化学工业出版社，2016，11.

[8] 杨径．职业危害的个人防护［M］．北京：中国环境科学出版社，2010，3.

[9] 刘定福，陈国华，等．职业病预防［M］．北京：国防工业出版社，2009，1.

[10] 邢娟娟，等．职业危害评价与控制［M］．北京：航空工业出版社，2005，1.

[11] 曾光等．现代流行病学［M］．北京：气象出版社，2002，4.

[12] 梁万年，郝模等．卫生事业管理学［M］．北京：人民卫生出版社，2003，7.

[13] 李怀祖，等．管理研究方法论［M］．西安：西安交通大学出版社，2004，1.

[14] 卫生部卫生法制与监督司编．中华人民共和国职业卫生法规汇编［M］．北京：中国人口出版社，2002.

[15] 卞耀武，张怀西，殷大奎，等．中华人民共和国职业病防治法条文释义［M］．北京：人民卫生出版社，2002.

[16] 姜亢．劳动卫生学［M］．北京：中国劳动出版社，2007.

[17] 曾秀诗，谭利民，张文勇．职业病防治工作存在的问题及原因［J］．职业卫生与病伤，2007，12（22）：4.

[18] 陈卫红，陈镜琼，史廷明．职业危害与职业健康安全管理［M］．北京：化学工业出版社，2006.

[19] 苏志．职业病防治立法思路田［J］．中华劳动卫生职业病杂志，2001，9（5）：323-325.

[20] 朱宝铎，张勇．关于我国职业卫生立法的一些思考［J］．工业卫生与职业病．2000，26（1）：3-6.

[21] 熊敏如.21世纪我国职业卫生展望［J］．中国职业医学，2000，23（4）：41-42.

[22] 袁伟明，冷朋波，周莉芳，等．应用国外两种风险模型评估职业危害的对比研究［J］．环境与职业医学，2012，12（6）：564-566.

[23] 张美辨，邹华，袁伟明，等．职业危害风险评估方法研究进展［J］．中华劳动卫

生职业病杂志，2012，30（12）：972-974.

[24] 纪琴，李宁.LEC评价法在建设项目职业病危害风险评估中的应用［J］.职业卫生与应急救援，2011，29（10）：260-262.

[25] 聂传丽，黄翔.LEC法在某新建项目职业病危害预评价中的应用［J］.实用预防医学，2010，17（5）：926-927.

[26] 林嗣豪，王治明，唐文娟，等.职业危害风险指数评估方法的初步研究［J］.中华劳动卫生职业病杂志，2006，24（12）：769-771.

[27] 袁宇.运用风险指数对噪声作业场所的风险评价［J］.职业与健康，2010，26（11）：1212-1214.

[28] 朱博，王新，孙明伟，等.职业病危害现状评价中风险评估方法的概述［J］.中国卫生工程学，2013，4（12）：147-149.